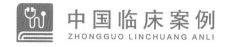
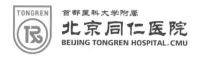

首都医科大学附属
北京同仁医院
BEIJING TONGREN HOSPITAL·CMU

临床实践与教学丛书

总主编　金子兵

青光眼病例精解

主 编　范志刚

上海科学技术文献出版社
Shanghai Scientific and Technological Literature Press

图书在版编目（CIP）数据

青光眼病例精解 / 范志刚主编 . -- 上海：上海科
学技术文献出版社，2024
　（中国临床案例）
　ISBN 978-7-5439-9071-5

　Ⅰ . ①青… Ⅱ . ①范… Ⅲ . ①青光眼—病案—分析
Ⅳ . ① R775

　中国国家版本馆 CIP 数据核字（2024）第 095867 号

策划编辑：张　树
责任编辑：应丽春
封面设计：李　楠

青光眼病例精解

QINGGUANGYAN BINGLI JINGJIE

主　　编：范志刚
出版发行：上海科学技术文献出版社
地　　址：上海市淮海中路 1329 号 4 楼
邮政编码：200031
经　　销：全国新华书店
印　　刷：河北朗祥印刷有限公司
开　　本：787mm × 1092mm　1/16
印　　张：15
版　　次：2024 年 5 月第 1 版　2024 年 5 月第 1 次印刷
书　　号：ISBN 978-7-5439-9071-5
定　　价：218.00 元

http ://www. sstlp. com

《青光眼病例精解》

编委会

主　编

范志刚

副主编

石　砚　余晓伟

编　委

（按姓氏拼音排序）

邓　琳　高　妍　何林辉　何欣悦

李诗洋　林彩霞　梅　凤　裴雪婷

孙珑彦　张　妙　张　烁　张天睿

赵晗雪　钟红钰

注：以上编委会名单人员单位均为首都医科大学附属北京同仁医院

主编简介

范志刚，主任医师，教授，研究员，博士生导师，首都医科大学附属北京同仁医院青光眼二科主任，同仁医院眼科教学行政管理办公室主任。现担任北京眼科学会理事，中国医药教育协会眼科专业委员会常务委员，中国信息协会医疗卫生和健康产业分会医学人工智能学组常委兼副秘书长，中国研究型医院学会眼科分会委员，中国研究型医院学会眼科学与视觉科学专业委员会委员，*British Journal of Ophthalmology*、*Cellular and Molecular Medicine*、*Scientific Report*、*Clinical Ophthalmology*、*Frontiers in Ophthalmology*、*Helyion*、《中华眼科杂志》《眼科》编委或审稿专家。留学哈佛医学院眼科系和免疫学系多年，曾在*Nature Medicine*，*American journal of transplantation*，*Invest Ophthalmol Vis Sci*，*Vis Neurosci*等杂志发表重要论文，主持国家自然科学基金等多项国家级和省部级科研项目。曾参与八年制《眼科学》第4版和《白内障超声乳化手术精解》图书的编写。

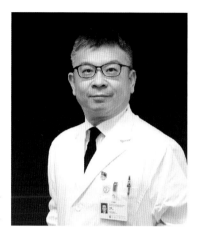

从事眼科学临床、教学、科研工作20余年，目前致力于应用基础研究的工具、方法与路径系统探索青光眼的发病机制与临床瓶颈难题。主要研究方向包括真性小眼球与原发性闭角型青光眼（primary angle-closure glaucoma，PACG）发病机制研究，原发性开角型青光眼（primary open angle glaucoma，POAG）的非眼压发病机制，以及青光眼相关视网膜神经元变性疾病的免疫学机制探索。临床擅长运用前沿理论及新技术个体化治疗各类青光眼，尤其对各种复杂性青光眼，包括真性小眼球、常染色体隐性遗传性卵黄样营养不良（ARB）、恶性青光眼、复杂严重晶状体脱位/悬韧带异常继发闭角型青光眼、多次手术失败的儿童青少年青光眼、葡萄膜炎继发青光眼等进行了系统的临床与科研探索，在科学原理指导下针对发病机制及预后高危因素进行了大量模块化术式改良。

前言

青光眼是眼科学中既古老又年轻的一个亚专科，1622年Richard Bannister医生首先提出了"青光眼是眼压升高相关的一种疾病"，之后数百年来眼科医生和普通民众一直把青光眼与病理性高眼压画上了等号。然而最近20余年，青光眼的定义、分类与核心内涵发生了比较深刻的转变，其核心内涵由"病理性高眼压"转变为视网膜神经节细胞（RGCs）/轴突损害为基础的"特征性视神经病变"。因此，青光眼并不是一类单一的疾病，而是一种以"特征性视神经病变"为特征的临床综合征的总称，既包括眼压绝对/相对升高直接导致RGCs/轴突损害，也包括各种非眼压因素造成的RGCs/轴突损害，而继发性神经免疫炎症有可能是RGCs进行性损害的共同机制。

作为历史最悠久的眼科中心之一，同仁眼科在百年的发展历程中诊治了大量青光眼患者、积累了丰富的青光眼诊断与治疗经验。得益于同仁青光眼科的"招牌效应"，各式各样的典型、非典型、常见、罕见/疑难青光眼病例均在同仁医院汇聚。在我初入临床时便常听到老大夫们的教诲，典型病例是临床认识疾病的出发点，而疑难病例是深入建立临床诊疗思路与积累临床经验的基础，要养成收集典型或疑难病例的习惯，做好和写好临床病例报告。而在我从事眼科临床与基础科研数十年后更是发现，从典型病例/疑难病例出发，发现临床问题并转化为科学问题，寻找临床或基础手段解决科学问题，便有可能为疾病发病机制和诊疗研究提供突破口。因此，在指导研究生时，我常常督促他们收集、整理临床中遇见的有价值的病例，通过撰写临床病例报告来提高对疾病的认识，学会从疾病的病生理学机制本质剖析疾病的临床表现、诊断和治疗；在建立完整、科学的诊治思路的同时，学会"品鉴"病例，从病例中挖掘出有探索价值的临床问题。

本书将我们团队近两年来日常临床工作中积累的"新鲜的"典型及罕见/疑难病例精选成册，希望读者能够对青光眼临床综合征有一个全面的认识，也希望读者能够从中学会拨开迷雾般的变化莫测的临床表现，从疾病的病生理学机制出发理解、分析青光眼本质内涵和临床转归。相信伴随着我们对青光眼临床分型和发病机制研究的不断深化，最终将逐一明确每个患者的个体化发病机制，最终青光眼很可能是几十种甚至数百种不同病因疾病的混合体，我们也将获得基于青光眼病因的疾病细分类体系，真正走向青光眼综合征的个性化诊疗。

本书病例收集工作得到了北京同仁医院青光眼二科、眼科医技科室等同道在病例会诊、患者处理、影像学检查诊断和记录方面给予的热情帮助，在此一并表示衷心的感谢！对所有参编人员所付出的辛勤劳动表示衷心的感谢！

　　本病例精解中提供的内容仅为本研究组的临床经验，如有不足之处，敬请同道指正。

编　者

2023年12月于北京

目录

改良式Ahmed青光眼引流阀植入术治疗原发性闭角型青光眼

一、病历摘要

（一）基本信息

患者男性，70岁，右眼视力下降半年，偶伴右眼胀痛，未重视。现至首都医科大学附属北京同仁医院青光眼科就诊。无全身疾病史，个人史、家族史无特殊。

（二）专科检查

①视力：右眼0.2，左眼1.0；②眼压：右眼20mmHg，左眼12mmHg；③裂隙灯检查：双结膜无充血，角膜透明，KP（－），前房浅，周边前房深度（PACD）＜1/4CT，Tyn（－），虹膜纹理清晰，瞳孔圆，直径3.5mm，光反射（＋），晶状体浑浊C3N4。

（三）辅助检查

1. 眼底立体像检查 双眼视盘各象限盘沿均明显变窄，右眼杯盘比（C/D）0.9，左眼杯盘比（C/D）近0.4（病例1图1）。

2. 前房角镜检查 双眼静态全周窄Ⅳ，右眼动态开放90°，左眼动态全周开放。暗室俯卧试验2小时眼压右眼38mmHg，左眼21mmHg。

3. 超声生物显微镜（UBM）检查 双眼周边虹膜膨隆，部分与房角结构相贴，右眼颞侧及左眼上方、颞侧可见睫状体囊肿（病例1图2）。

4. 眼部光学生物测量 眼轴：右眼23.59mm，左眼23.43mm；晶状体厚度：右眼5.21mm，左眼5.22mm。

5. 眼后节OCT 右眼盘沿全周明显变窄，视神经乳头周围及黄斑周神经纤维层厚度变薄（病例1图3）。

6. Humphrey 24-2视野检查 右眼颞侧视岛，MD-30.76dB，左眼旁中心暗点，鼻侧阶梯，MD-3.83dB（病例1图4）。

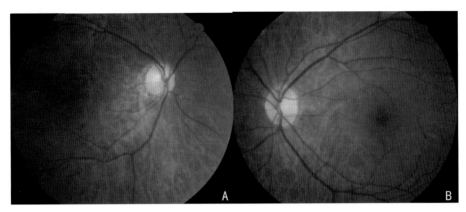

病例1图1　双眼眼底立体像

　　A．右眼屈光间质浑浊，视盘色稍淡，上/下方盘沿变窄，C/D约0.9；B．左眼屈光间质浑浊，隐见盘沿形态如常

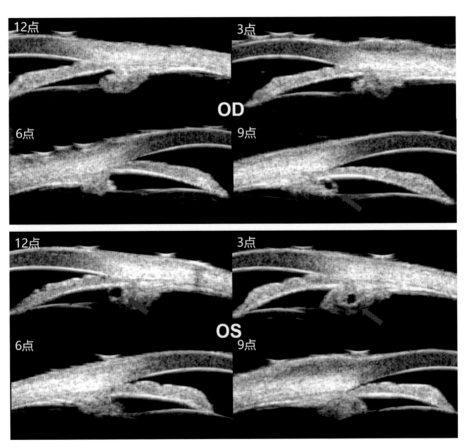

病例1图2　双眼UBM检查

　　显示双眼周边虹膜膨隆，晶状体虹膜隔位置前移，根部虹膜部分遮挡巩膜突，睫状突位置前移与根部虹膜间距离缩短，周边玻璃体可见带状回声，与球壁相连，部分睫状体与巩膜间可见无回声区，右眼鼻下方、左眼颞侧睫状沟可见囊样回声。

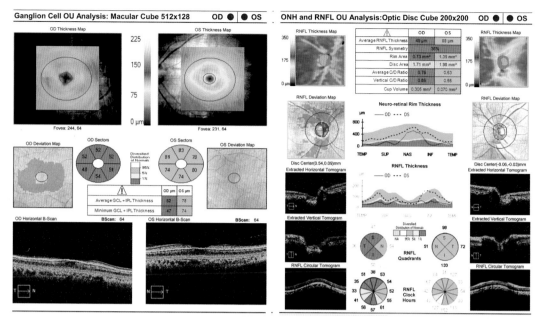

病例1图3　双眼后节OCT检查

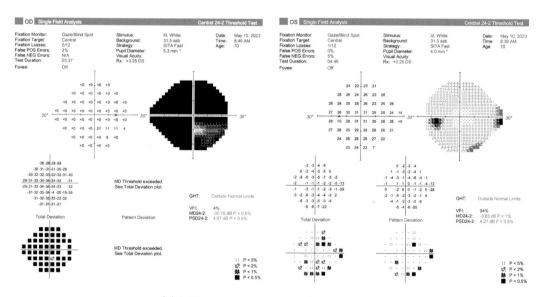

病例1图4　双眼Humphrey 24-2视野检查

（四）诊断

1. 双眼慢性原发性闭角型青光眼（右眼晚期，左眼早期）。

2. 双眼并发性白内障。

（五）治疗经过

右眼局麻下行白内障超声乳化吸除＋人工晶状体植入＋引流阀植入术，1周后左眼局麻下行白内障超声乳化＋人工晶状体植入＋房角分离术。双眼术后1个月，视力：右眼

0.4，左眼1.0；眼压：右眼12mmHg，左眼12mmHg。本患者采用改良式Ahmed青光眼引流阀植入术，简述其术式要点如下[1]。

1. 选取角膜缘后8mm结膜切口入路，结膜下注射2%利多卡因局部麻醉，平行角膜缘剪开结膜及Tenon囊约8mm（病例1图5A），钝性分离并充分暴露颞上象限巩膜（病例1图5B），在Tenon囊下贴巩膜表面向后经单一入口左右钝性分离，扩大巩膜上间隙。

2. 预先使用生理盐水初始化Ahmed引流阀，必须看到水流顺利喷射而出，这个激活步骤起到分离并湿润阀门瓣的作用。将引流盘固定于巩膜表面距离角巩膜缘10mm处，使用6-0多股绞合丝线穿过引流盘前端的固定孔，优先缝合靠近肌肉一侧，控制进针深度约1/2巩膜厚度，注意两条缝线与引流阀前端孔道方向一致，略微向外倾斜（病例1图5C）。

3. 制作以角膜缘为基底4mm×4mm板层巩膜瓣（1/3～1/2巩膜厚度），剥瓣直至角膜缘灰线处，但不跨越灰线（病例1图5D）。用20G锥刀在引流盘前至巩膜瓣起瓣处之间制作4mm巩膜隧道，隧道的深度为1/2巩膜厚度（病例1图5E）。

4. 修剪引流管，使其能够插入前房内2～3mm。将引流管末端剪切为斜面，便于引流管经过针道进入眼内，并使得斜面朝向角膜，用23G注射器针头套在注射器上，在巩膜瓣下经灰线后约0.5～1mm巩膜与虹膜平行刺入前房。将修剪好的引流管插入后部4mm巩膜隧道进入巩膜瓣下，并通过巩膜瓣下的巩膜隧道进入前房，确保其进入前房后与虹膜平行，且尽可能远离角膜而不接触虹膜，在前房内的可见部分为2～3mm为宜（病例1图5F）。

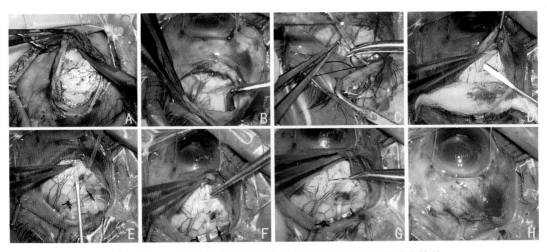

病例1图5　采用自体巩膜瓣联合巩膜隧道覆盖法固定引流管的
Ahmed青光眼引流阀（AGV）植入术

A. 制作角膜缘后8mm结膜切口，暴露颞上象限巩膜；B. 钝性分离扩大后部巩膜上间隙；C. 缝合固定AGV引流盘；D. 制作巩膜瓣；E. 制作巩膜隧道；F. AGV引流管经巩膜隧道及巩膜瓣下穿刺隧道进入前房；G. 缝合巩膜瓣；H. 缝合结膜及Tenon囊。

将巩膜瓣覆盖在引流管上，两端用10-0丝线间断对合巩膜瓣2针（病例1图5G）。引流管进入巩膜隧道前的部分用一针6-0多股绞合丝线将其固定于巩膜表面。8-0可吸收缝线原位缝合Tenon囊与结膜，确保Tenon囊完整对合（病例1图5H），术毕予以妥布霉素地塞米松眼膏涂眼。

二、疾病介绍

原发性闭角型青光眼（primary angle closure glaucoma，PACG）是导致不可逆性失明的主要青光眼类型之一，在40～80岁亚洲人群中患病率达到1.1%，占全球PACG患者的77%[2]。PACG主要表现为由周边虹膜粘连或贴附小梁网所导致的机械性房水引流受阻（房角关闭）、眼压升高和青光眼性视神经病变（glaucomatous optic neuropathy，GON）。在我国，PACG是发病率和致盲率最高的一类青光眼，我国50岁以上人群有20.5%会在十年内发生各种形式的原发性房角关闭（primary angle closure，PAC），其中1.1%已发展为PACG[3]。随着我国人口老龄化，PACG群体将会日益庞大，其临床诊疗的重要性也将日益重大，其术式的合理选择及靶眼压的合理控制及在考虑社会经济效益的前提下最大限度地延缓视神经损害、降低致盲率是重大学科瓶颈难题。

Ahmed青光眼引流阀（Ahmed glaucoma valve，AGV）是一种带单向压力调节阀门瓣的引流装置，可安全有效地控制房水流出，用于稳定地控制青光眼患者的眼压。AGV植入术是一种有效的外滤过性抗青光眼手术，可安全有效地控制房水流出，与其他青光眼手术相比具有良好的疗效和安全性[4]。研究表明，AGV植入术后患者可以长期保持良好的眼压，手术成功率高，术后并发症较少，手术疗效优于小梁切除术[5]。然而在我国由于该手术开展相对较少，对其疗效和并发症的高质量研究并不多，尤其是缺少术式本身的改良与优化，阻碍了其在国内的推广应用。目前在我国，AGV植入术主要作为难治性青光眼，尤其是大多数继发性青光眼的首选术式，但原则上它适用于所有类型的青光眼，尤其对晚期青光眼，理论上可达到12mmHg以下的靶眼压。传统观念认为，晚期闭角型青光眼患者需行滤过性手术，但由于此类患者眼轴相对较短、前房浅，周边房角存在虹膜前粘连，手术并发症多，因此不推荐AGV植入术作为首选滤过性手术，但我们在大量的临床实践中发现，PACG患者行白内障手术后前房明显加深，有足够的空间植入AGV，其对角膜内皮影响较小，引流阀相关并发症的发生率与程度较原发性开角型青光眼患者并无明显差异，且因患者多为老龄，能建立持久稳定的后部引流，因此能在避免小梁切除术的滤过泡并发症的同时显著降低眼压。

三、病例点评

当前青光眼学界越来越倾向这样一种理念：从整个诊疗病程看，首次手术成功对于青光眼患者长远的眼压控制和视觉功能维护至关重要。因此，源于重视青光眼首次手术成功的理念，引流阀植入术作为首选治疗术式也越来越受到关注，并开展了著名的TVT国际多中心临床研究（the tube versus trabeculectomy study）[6~8]。如今越来越多的证据支持AGV作为原发性青光眼的首选术式，如年轻的原发性开角型青光眼（primary open angle glaucoma，POAG）[9]、青少年型开角型青光眼[10, 11]、原发性闭角型青光眼（primary angle closure glaucoma，PACG），以及联合白内障手术的POAG、PACG及各种类型青光眼[12]。美国一项青光眼手术术式选择的调查显示，1995年至2011年，接受小梁切除术的患者减少了74.7%，接受引流阀植入术的患者增加了307.3%[13, 14]。

对于晚期青光眼，成功的AGV植入术理论上可将术后眼压控制在12mmHg以下[15]，因此，也更适合我国初诊晚期青光眼比例较多的独特国情。但如前所述，AGV植入术的手术操作细节本身也影响着手术疗效，既往文献中不同研究者的手术操作存在较大差异，这是导致报道的疗效不一致的重要原因。因此，需要进一步强调：基于AGV植入术的降眼压机制，规范而优化的手术操作和围术期护理是充分发挥其最佳临床降眼压效果的关键，也是我们决定其适应证选择的重要参考因素。

选择角膜缘后8mm结膜切口入路，可更好地分离和暴露后部巩膜上间隙，视野暴露清晰，分离明确，使得引流盘可以简洁、明确地植入这一腔隙，通常引流盘可在缝线尚未固定时自身稳定于巩膜表面而不移动（国内外有些术者推荐术中不做AGV巩膜表面缝合固定），且在绝大多数病例中很容易实现角膜缘后10mm的巩膜表面固定。这样的结膜切口入路设计，避免角膜缘切口入路潜在的盲目分离和植入引流盘时对后部筋膜造成损伤、出血和牵拉，继而加重术后的纤维增殖和引流阀移位。

巩膜瓣及巩膜隧道的设计使得引流管被充分埋于巩膜层间（共8mm以上），有效地降低了术后引流管移位、暴露的可能性。并且自体巩膜瓣覆盖引流管，避免了异体巩膜或人造生物膜可能带来的排斥反应，包裹性好，术后恢复快。

在角膜内皮计数低的人工晶状体眼/无晶状体眼患者，可酌情考虑将引流管植入后房/睫状沟，尽可能避免对角膜内皮产生影响。此时引流管末端斜面应朝侧面，避免前面的虹膜和后面的玻璃体的堵塞。合并视力差、瞳孔散大的患者，可将引流管口暴露于瞳孔区，以确保管口没有堵塞。这种情况下需要初始时预留较长眼内段管，根据植入管口与预计瞳孔大小和瞳孔缘的位置关系再进行修剪。在玻璃体切割术后患者中，甚至可从睫状体平坦部植入前段玻璃体腔，避免虹膜堵塞。术者酌情进行这些方案调整可充分利用引流管的灵活性，避免并发症的发生。

四、延伸阅读

Ahmed青光眼引流阀（AGV）由三部分组成（病例1图6），①引流盘：不同型号的引流阀拥有不同大小的引流盘，由医用级硅胶、聚丙烯或聚乙烯材料构成；②引流管：由医疗级硅胶制成；③阀门装置：由医用级硅胶制成。成人型引流阀（S2/FP7）引流盘面积约为184mm²，儿童型（S3/FP8）引流盘面积约为96mm²。植入引流阀后，眼内的房水自引流管缓慢而连续地流入阀门腔内。当压力达到阈值时，阀门打开，阀门装置的存在保证了眼压波动在8～12mmHg范围内[16]。

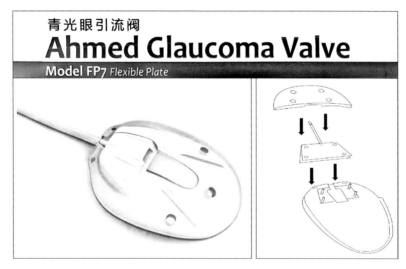

病例1图6　AGV阀体及组成部分示意图

目前，晚期PACG的主要手术方式包括小梁切除术和传统的青白联合式式，即超声乳化白内障摘除术联合小梁切除术。而小梁切除术在临床实践中存在一些问题：①并发症较多，如浅前房、恶性青光眼、滤过泡相关并发症等；②手术创伤大、持续时间长，患者恢复周期长；③医师学习曲线长等。AGV作为一种带单向压力调节阀门瓣的引流装置，与小梁切除术相比，可有效地控制眼压，降低引流通道瘢痕增生狭窄或闭合的可能性，且因无需切除虹膜等组织、对眼内组织扰动少而更具优势；不易形成瘢痕及纤维囊性包裹；以特定眼压值控制单向性阀门开放，在控制眼压不至于过低的同时，保证房水不会反流从而预防眼压的再次升高。

（病例提供者：高　妍　首都医科大学附属北京同仁医院）

（点评专家：范志刚　首都医科大学附属北京同仁医院）

参考文献

[1]葛坚，石砚，范志刚.Ahmed青光眼引流阀植入术的应用及进展[J].中华眼科杂志，2022（1）：8.

[2]Tham YC，Li X，Wong TY，et al.Global prevalence of glaucoma and projections of glaucoma burden through 2040：a systematic review and meta-analysis[J].Ophthalmology，2014（11）：2081-2090.

[3]Wang L，Huang W，Huang S，et al.Ten-year incidence of primary angle closure in elderly Chinese：the liwan eye study[J].Br J Ophthalmol，2019，103（3）：355-360.

[4]Roberti G，Katsanos A，et al.A review of the Ahmed glaucoma valve implant and comparison with other surgical operations[J].Advances in Therapy，2017，（4）：834-847.

[5]张雪翎，李甦雁，张正培，等.青光眼引流阀植入与小梁切除术治疗新生血管性青光眼的疗效比较[J].国际眼科杂志，2014，（2）：349-351.

[6]Gedde SJ，Schiffman JC，Feuer WJ，et al.Treatment outcomes in the tube versus trabeculectomy study after five years of follow-up[J].Am J Ophthalmol，2012，153（5）：789-803.

[7]Gedde SJ，Schiffman JC，Feuer WJ，et al.Tube versus trabeculectomy study group.The tube versus trabeculectomy study：design and baseline characteristics of study patients[J].Am J Ophthalmol，2005，140（2）：275-87.

[8]Gedde SJ.Results from the tube versus trabeculectomy study[J].Middle East African Journal of Ophthalmology，2009，16（3）：107-111.

[9]Molteno，Anthony CB.Long-term results of primary trabeculectomies and molteno implants for primary open-angle glaucoma[J].Archives of Ophthalmology，2011，129（11）：1444-1450.

[10]Sternfeld A，Dotan G，Bohra L，et al.Ahmed valve tube extension in pediatric glaucoma[J].J Glaucoma，2020，（4）：276-279.

[11]Le PH，Nguyen M，Humphrey KA，et al.Ahmed and baerveldt drainage implants in the treatment of juvenile open-angle glaucoma[J].J Glaucoma，2021，30（3）：276-280.

[12]Chung AN，Aung T，Wang JC，et al.Surgical outcomes of combined phacoemulsification and glaucoma drainage implant surgery for asian patients with refractory glaucoma with cataract[J].American Journal of Ophthalmology，2004，137（2）：294-300.

[13]Desai MA，Gedde SJ，Feuer WJ，et al.Practice preferences for glaucoma surgery：a survey of the American glaucoma society in 2008[J].Ophthalmic Surg Lasers Imaging，2011，42（3）：202-208.

[14]Vinod K，Gedde SJ，Feuer WJ，et al.Practice preferences for glaucoma surgery：a survey of the American glaucoma society[J].J Glaucoma，2017，26（8）：687-693.

[15]Ivano R，Gloria R，Francesco O，et al.Ahmed glaucoma valve implant：surgical technique and complications[J].Clinical Ophthalmol，2017，11：357-367.

[16]Riva I，Roberti G，Katsanos A，et al.A review of the Ahmed glaucoma valve implant and comparison with other surgical operations[J].Adv Ther，2017，34（4）：834-847.

改良式小梁切除联合深层巩膜切除术治疗原发性开角型青光眼

一、病历摘要

（一）基本信息

患者：男性，45岁，双眼视力下降半年。

现病史：患者于2年前外院诊断为"双眼原发性开角型青光眼"，予以美开朗（盐酸卡替洛尔滴眼液）、派立明（布林佐胺滴眼液）、阿法舒（酒石酸溴莫尼定滴眼液）、他氟前列素联合治疗，眼压最高右眼43mmHg，左眼23mmHg，未规律用药。

既往史：20年前行LASIK近视激光手术。否认全身疾病病史，个人史、家族史无特殊。

（二）专科检查

①视力：右眼0.6（矫正后1.0），左眼0.1（矫正后0.4）；②眼压：右眼32mmHg，左眼14mmHg；③裂隙灯检查：双眼结膜无充血，角膜透明，KP（－），前房中深，周边前房深度（PACD）>1/3CT，Tyn（－），虹膜纹理清晰，瞳孔圆，直径3mm，光反射（＋），晶状体清。

（三）辅助检查

1. 眼底立体像　双眼视盘苍白，各象限盘沿明显变窄，双眼杯盘比（C/D）约0.8（病例2图1A、B），对比患者10个月前眼底立体像，杯盘比稍增大（病例2图1C、病例2图1D）。

2. 超声生物显微镜（UBM）检查　双眼上方虹膜根部与巩膜突相贴，余房角开放（病例2图2）。

3. 光学生物测量仪测量　眼轴：右眼26.24mm，左眼26.08mm。

4. 眼后节OCT检查　双眼盘沿全周明显变窄，视神经乳头周围及黄斑周神经纤维层厚度变薄（病例2图3），双眼视野检查示颞侧视岛（病例2图4A、病例2图4C）。

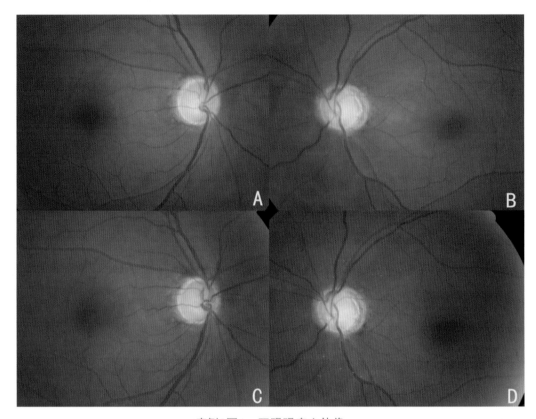

病例2图1 双眼眼底立体像

A．右眼眼底立体像；B．左眼眼底立体像；C．右眼10个月前眼底立体像；D．左眼10个月前眼底立体像

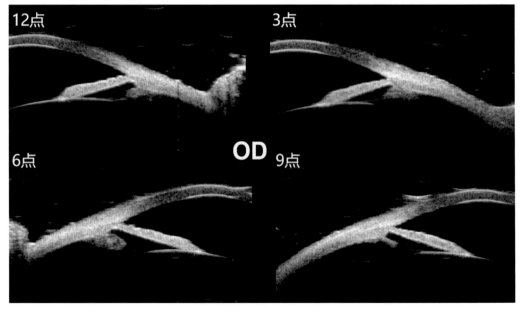

病例2图2 双眼UBM检查

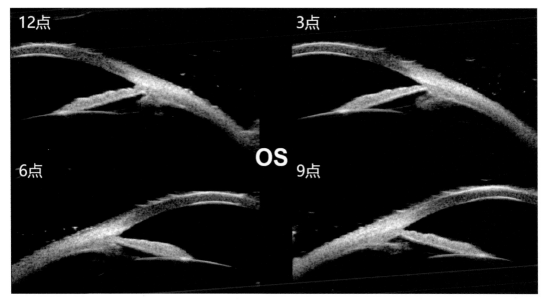

病例2图2　双眼UBM检查（续）

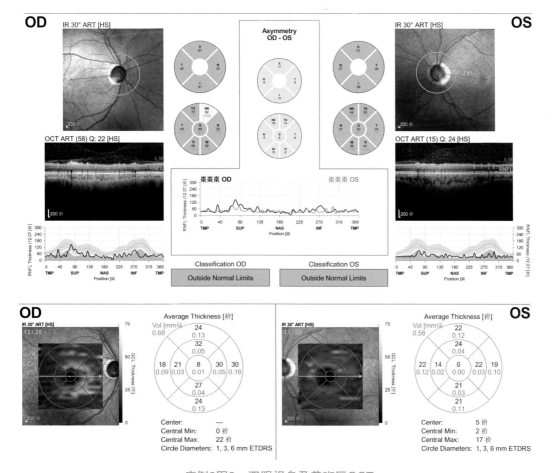

病例2图3　双眼视盘及黄斑区OCT

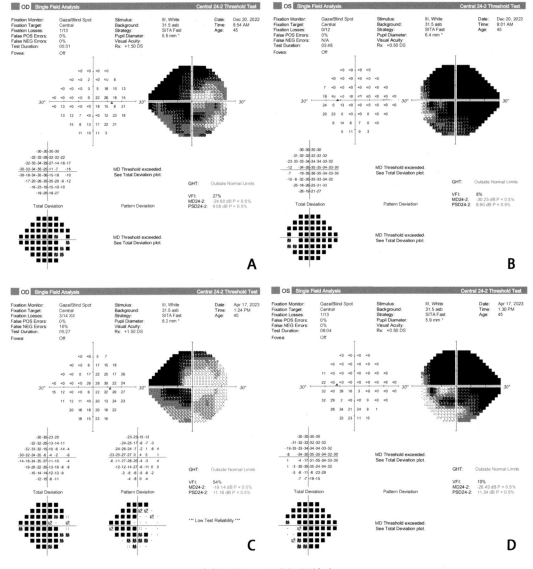

病例2图4　双眼视野检查

A．右眼术前视野；B．右眼术后3个月视野；C．左眼术前视野；D．左眼术后3个月视野

（四）诊断

1．双眼原发性开角型青光眼。

2．双眼屈光不正。

3．双眼LASIK术后。

（五）治疗经过

予以乙酰唑胺口服降眼压治疗，同时完善术前检查，为进一步达到稳定的眼压控制，予以局麻下右眼小梁切除＋深层巩膜切除术，手术过程顺利，术中无并发症发生。

1周后行局麻下左眼小梁切除＋深层巩膜切除术。术后1个月双眼裸眼视力：右眼0.2，左眼0.2；眼压：右眼9mmHg，左眼10mmHg；上方滤过泡均匀弥散（病例2图5）；术后3个月矫正视力：右眼1.0，左眼0.4；眼压：右眼11mmHg，左眼10mmHg；上方滤过泡均匀弥散。视野检查显示视野缺损改善（病例2图4B、病例2图4D）。

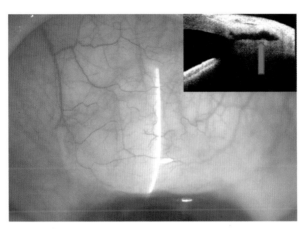

病例2图5　小梁切除联合深层巩膜切除术后1个月

滤过泡弥散，AS-OCT示巩膜池大（蓝色箭头）

二、疾病介绍

青光眼是最常见的不可逆性致盲性眼病之一，人口调查表明，只有10%～50%的青光眼患者知道自己患有青光眼。美国曾有研究表明，80%以上的青光眼病例是开角型青光眼（primary open angle glaucoma，POAG）[1]。作为最常见的青光眼类型，POAG是一种慢性进行性视神经病变，其特征是视网膜神经节细胞（retinal ganglion cells，RGCs）及其轴突的丢失，其危险因素包括眼压升高、高龄、高度近视和青光眼家族史。POAG多于成年发病，病变呈双眼慢性不对称性，前房角开放且外观正常，存在特征性视盘、视网膜神经纤维层或视野的改变。与闭角型青光眼不同，POAG眼压的升高主要因小梁网-Schlemm管系统异常，房水通过小梁网流出的阻力增加导致，脆弱的筛板改变表现为视神经乳头的进行性杯状凹陷，视神经的退行性改变表现为视网膜神经节细胞或其轴突（神经纤维层）的丢失及出现相应的视野损伤[2]。

通过手术造瘘改道或重建房水引流通路，增加房水外流，降低眼压是目前最可靠的青光眼治疗方法[1,3]。小梁切除术作为最经典的外滤过性手术，经过50多年的改良和发展已证明其良好的降眼压效果和安全性[4~6]，即使在微创青光眼手术蓬勃发展的今天，依然不可取代。但其滤过泡相关并发症的问题仍无法避免，且随着抗瘢痕药物的过度使用变得日益突出，因此对其术式的改良仍在继续[7~9]。这些改良各有优缺点，尤其是抗瘢痕药物的使用虽然提高了长远控制眼压的疗效[10, 11]，但也使得滤过泡相关并发症的问题日益突出[12]。根据小梁切除术的降眼压机制及其术式改良的历史与演变，总结既往改良术式的优势，我们提出了一套较为优化的术式——小梁切除联合深层巩膜切除术，作为一种发挥多种引流机制的抗青光眼手术，可从降眼压机制上满足以上需求。由于本例开角型青光眼患者较为年轻，长期药物治疗下视神经损害视野缺损进展明显，考虑需行手术治疗，但行引流阀植入术可能有远期角膜内皮失代偿的风险，结合视野检查为晚期青光眼表现，考虑对其行小梁切除联合深层巩膜切除术，深层巩膜池的存在可在一定限度上降低术后瘢痕增生致滤过泡功能丧失的可能。

　　手术改良的核心在于深层巩膜瓣制作及切除。在角膜缘后4mm×5mm，1/3～1/2厚度长方形浅层巩膜瓣，在浅层巩膜瓣下的巩膜床上3mm×3mm深层巩膜瓣（病例2图6A），巩膜瓣剖至巩膜全层厚度的90%～95%，可透见深层葡萄膜组织，接近角膜缘时巩膜纤维由交错走行转为横行时即接近施氏管外壁（病例2图6B）。打开施氏管外壁后可见透明房水流出，部分患者可见施氏管两侧断端少许血水流出。用显微镊沿根部横行剪除深层巩膜瓣（病例2图6C）。随后于深层巩膜瓣断端前方，浅层巩膜瓣下透明角膜部分切除1mm×2mm的小梁组织。然后用显微剪剪开前唇（病例2图6D），用显微镊轻柔夹持脱出的少许虹膜组织（病例2图6E），牵拉控制脱出适宜大小的虹膜后剪除虹膜组织（病例2图6E）。于浅层巩膜瓣两角，保持巩膜瓣边缘与巩膜床切口间0.25～0.5mm间距，缝合浅层巩膜瓣（病例2图6F）。

三、病例点评

　　小梁切除联合深层巩膜切除术是一种发挥多种引流机制的抗青光眼手术。首先，小梁切除术建立外滤过通路，房水跨过高阻力的小梁网区，直接通过角巩膜/小梁网巩膜切口流经浅层巩膜瓣下，流至结膜滤过泡，通过结膜表面血管/淋巴管吸收回流血液中；其次，深板层巩膜切除可在浅层巩膜瓣下形成房水"蓄液池"，"蓄液池"内的房水一方面可渗透残留的薄层巩膜（不到10%巩膜厚度）进入脉络膜上腔，另一方面可能经暴露的Schlemm管断端走内引流途径引流；再次，由于浅层巩膜瓣上下均为液体，压力也较易平衡，可进一步增加房水通过浅层巩膜瓣，同时不易使房水在结膜下蓄积增加结膜表面张力，因此联合深层巩膜切除术的患者术后滤过泡相对弥散（病例2图5），部分患者的术后眼压可降至10mmHg以下；最后，由于深层巩膜池的存在能减少巩膜瘢痕修复的机会，因此在小梁切除术联合深层巩膜切除术的患者常规术中不使用抗瘢痕药物，从源头上减少了相关并发症特别是薄壁滤过泡的发生，进一步增加了手术安全性。

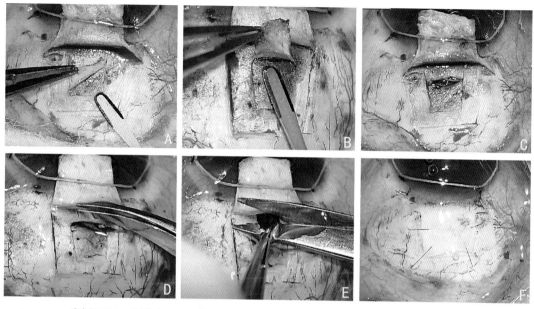

病例2图6 制作深层巩膜瓣、小梁切除及虹膜周切过程（手术显微镜下）

A．在浅层巩膜瓣下的巩膜床上做3mm×3mm深层巩膜瓣；B．巩膜瓣剥至接近施氏管外壁；C．沿根部横行剪除深层巩膜瓣；D．剪开小梁组织前唇；E．虹膜周切；F．浅层巩膜瓣两角仅做对位无张力缝合，于两侧纵行切口上做可调节缝线。

虽然改良式小梁切除术联合深层巩膜切除术的长期疗效及安全性仍需验证，且尚无其与传统小梁切除术的临床对照研究结果，但理论上，任何临床治疗方式的产生和发展都应该是基于对发病机制认识的不断深入及对治疗预后的科学分析和思考产生的。基于小梁切除术的降眼压机制，在总结小梁切除术发展与改良的历史与演变后，该改良式小梁切除联合深层巩膜切除术是一种多机制、安全性高、降眼压幅度大的式样改良，能有效避免滤过泡相关远期并发症，改善患者整体生活质量。此外，本文介绍的每一步操作可标准化、同质化，能提升手术的简易性与容错性，有望缩短年轻医生手术学习曲线，为更好开展、推广和进一步规范这一手术提供可能。

四、延伸阅读

从降眼压机制的角度来看，小梁切除术的发展经历了两个阶段：内引流设计的Cairns小梁切除术[3]和外引流设计的Watson/Barnett小梁切除术[6]。前者根据青光眼发病机制中房水引流途径的阻力部位在小梁网及Schlemm管内壁，设计切除部分施氏管和小梁网组织，以开放施氏管断端，实现房水内引流，又称"施氏管切除术"。而实际研究证明是否形成外引流的滤过泡才是手术成功的关键。后者直接切除全层含巩膜突/小梁网的角巩膜缘组织，又称"角巩膜切除术"，并强调术后维持外引流的滤过泡，也是目前临床上使用最广的"小梁切除术"。此后，如何克服机体与生俱来的生理修复功能，安全有效地维持功能性滤过泡就成为青光眼医生亟待攻克的难题。既往相关的术式改良集中在减少术后早期高滤过相关并发症以提高手术安全性及抑制瘢痕修复提高手术有效性两方面。前者包括可调节缝线的应用[13]、非穿透性术式（如深层巩膜切除术[14, 15]、粘小管切开术[16]）的引入；后者包括各种抗瘢痕药物（如丝裂霉素、5氟尿嘧啶[10, 11]、抗血管内皮生长因子[17, 18]、OlogenTM[19]）的应用。这些改良各有优缺点，尤其是抗瘢痕药物的使用虽然大大提高了长远控制眼压的疗效[20, 21]，但也使得滤过泡相关并发症的问题日益突出[22]。一项回顾性研究显示在239只接受联合丝裂霉素（0.5mg/ml）使用的小梁切除术术眼，术后5年滤过泡瘘的发生率为17.9%[20]。近期的另一项研究则显示，在797只接受联合丝裂霉素［（0.2～0.4）mg/ml］使用的小梁切除术术眼，术后8年滤过泡瘘的发生率为3.4%[21]。另外，薄壁滤过泡除了导致滤过泡渗漏的风险，还会导致眼表损害及影响眼部用药[22, 23]；即使形成非薄壁滤过泡，其隆起度较高的形态对眼表泪膜以及患者生活质量也存在影响[22, 24]。

（病例提供者：高　妍　首都医科大学附属北京同仁医院）

（点评专家：范志刚　首都医科大学附属北京同仁医院）

参考文献

[1]Weinreb RN, Aung T, Medeiros FA.The pathophysiology and treatment of glaucoma：a review[J].JAMA, 2014, 311（18）：1901-1911.

[2]Weinreb RN, Khaw PT.Primary open-angle glaucoma[J].Lancet, 2004, 363（9422）：1711-1720.

[3]Jonas JB, Aung T, Bourne RR, et al.Glaucoma[J].Lancet, 2017, 390（10108）：2183-2193.

[4]Cairns JE.Trabeculectomy：Preliminary report of a new method[J].Am J Ophthalmol, 1968, 66（4）：673-679.

[5]Ridgway AE, Rubinstein K, Smith VH.Trabeculectomy.A study of 86 cases[J].Br J Ophthalmol, 1972, 56（7）：511-516.

[6]Watson PG, Barnett F.Effectiveness of trabeculectomy in glaucoma[J].Am J Ophthalmol, 1975, 79（5）：831-845.

[7]Razeghinejad MR, Havens SJ, Katz LJ.Trabeculectomy bleb-associated infections[J].Surv Ophthalmol, 2017, 62（5）：591-610.

[8]Bochmann F, Azuara-Blanco A.Interventions for late trabeculectomy bleb leak[J].Cochrane Database Syst Rev, 2012, 12（9）：CD006769.

[9]Panday M, Shantha B, George R, et al.Outcomes of bleb excision with free autologous conjunctival

patch grafting for bleb leak and hypotony after glaucoma filtering surgery[J].J Glaucoma，2011，20（6）：392-397.

[10]Green E，Wilkins M，Bunce C，et al.5-Fluorouracil for glaucoma surgery[J].Cochrane Database Syst Rev，2014，（2）：CD001132.

[11]Fraser S.Trabeculectomy and antimetabolites[J].Br J Ophthalmol，2004，88（7）：855-856.

[12]Bell K，de Padua Soares Bezerra B，Mofokeng M，et al.Learning from the past：mitomycin C use in trabeculectomy and its application in bleb-forming minimally invasive glaucoma surgery[J].Surv Ophthalmol，2021，66（1）：109-123.

[13]Shaffer RN，Hetherington J Jr，Hoskins HD Jr.Guarded thermal sclerostomy[J].Am J Ophthalmol，1971，72（4）：769-772.

[14]Ates H，Andac K，Uretmen O.Non-penetrating deep sclerectomy and collagen implant surgery in glaucoma patients with advanced field loss[J].Int Ophthalmol，1999，23（3）：123-128.

[15]Leleu I，Penaud B，Blumen-Ohana E，et al.Central 10-degree visual field change following non-penetrating deep sclerectomy in severe and end-stage glaucoma：preliminary results[J].Graefes Arch Clin Exp Ophthalmol，2018，256（8）：1489-1498.

[16]Stegmann R，Pienaar A，Miller D.Viscocanalostomy for open-angle glaucoma in black African patients[J].J Cataract Refract Surg，1999，25（3）：316-322.

[17]Hase K，Kase S，Kanda A，et al.Expression of vascular endothelial growth factor-C in the trabecular meshwork of patients with neovascular glaucoma and primary open-angle glaucoma[J].J Clin Med，2021，10（13）：2977.

[18]Cheng JW，Cheng SW，Wei RL，et al.Anti-vascular endothelial growth factor for control of wound healing in glaucoma surgery[J].Cochrane Database Syst Rev，2016，1（1）：CD009782.

[19]Chelerkar VJ，Agrawal D，S Kalyani VK，et al.Comparison of bleb morphology by anterior segment optical coherence tomography and clinical outcome after phacotrabeculectomy with mitomycin C or Ologen implant[J].Indian J Ophthalmol，2021，69（10）：2734-2739.

[20]DeBry PW，Perkins TW，Heatley G，et al.Incidence of late-onset bleb-related complications following trabeculectomy with mitomycin[J].Arch Ophthalmol，2002，120（3）：297-300.

[21]Luebke J，Neuburger M，Jordan JF，et al.Bleb-related infections and long-term follow-up after trabeculectomy[J].Int Ophthalmol，2019，39（3）：571-577.

[22]辛晨，王宁利，乔利亚.薄壁滤过泡对青光眼患者泪液中抗坏血酸浓度的影响[J].眼科，2013，（5）：339-343.

[23]乔利亚，梁远波，卢清君，等.薄壁滤过泡对左氧氟沙星滴眼液进入兔眼晶状体的影响[J].眼科，2009，18（1）：42-45.

[24]辛晨，王宁利，乔利亚.滤过泡形态对青光眼患者眼表结构和舒适度的影响[J].眼科，2010，19（1）：19-24.

病例3

青少年型开角型青光眼

一、病历摘要

（一）基本信息

患者男性，24岁，3个月前因右眼视力下降至当地医院就诊，查双眼眼压升高，右眼最高39mmHg，左眼最高44mmHg，予"他氟前列腺素滴眼液、布林佐胺滴眼液、盐酸卡替洛尔滴眼液"治疗后眼压控制可，然视野缺损继续进展，遂至首都医科大学附属北京同仁医院青光眼科寻求进一步诊治。既往双眼高度近视（右眼-7D，左眼-6D），两年前曾行双眼全飞秒近视激光手术。否认其他全身疾病史及家族史。

（二）专科检查

①视力：右眼0.01，矫正后0.1；左眼0.3，矫正后0.5；②眼压：右眼16mmHg，左眼15mmHg（在三种降眼压药物联合应用下）；③裂隙灯检查：双眼结膜无充血，角膜透明，KP（-），前房深，Tyn（-），晶状体透明，右眼杯盘比（C/D）约1.0，左眼杯盘比（C/D）约0.9。

（三）辅助检查

1. 眼底立体像　可见双眼视网膜豹纹状改变，视盘斜入，杯盘比（C/D）增大（病例3图1）。

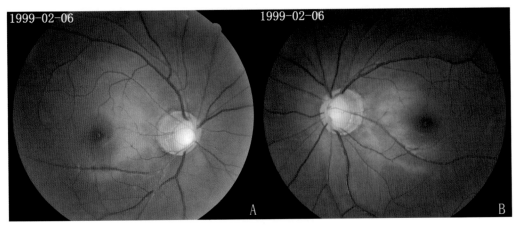

病例3图1　眼底立体像
A. 右眼；B. 左眼

2. 眼后节光学相干断层扫描（OCT）　双眼视盘周围视网膜神经纤维层（RNFL）薄变，全周黄斑区神经节细胞层（GCL）+内丛状层（IPL）薄变（病例3图2）。

3. humphrey视野　双眼周边部视野近乎全部缺损，仅存颞侧视岛，呈晚期青光眼视野改变（病例3图3）。

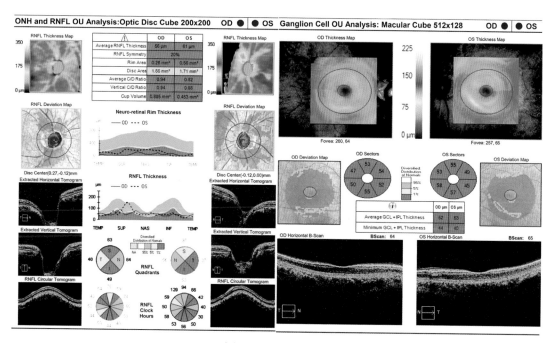

病例3图2　OCT检查

双眼视盘及黄斑区神经纤维层均明显变薄

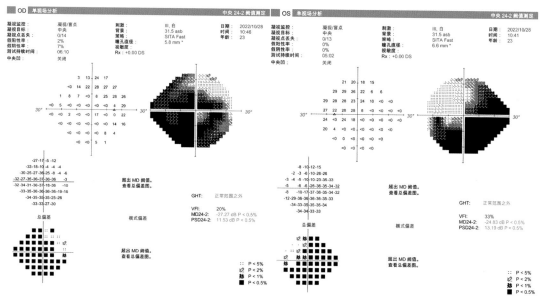

病例3图3　humphrey视野示双眼周边部视野近乎全部缺损，仅存颞侧视岛

（四）诊断

1. 双眼青少年型开角型青光眼。

2. 双眼高度近视。

（五）治疗经过

双眼局麻下行经外路360° 小梁切开联合小梁切除术，术中、术后可见前房积血，无其他并发症。术后1年视力：右眼0.05，矫正后0.1；左眼0.3，矫正后0.5；眼压：右眼12mmHg，左眼12mmHg。双眼眼底视野缺损无进展（病例3图4）。

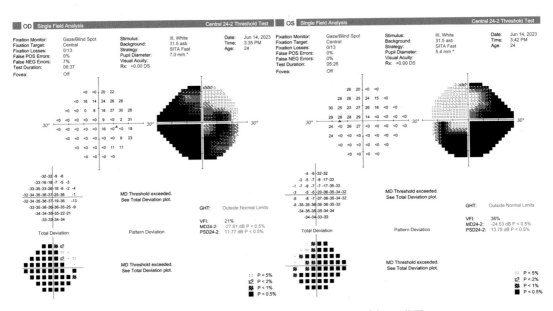

病例3图4　humphrey视野示双眼眼底视野缺损无进展

二、疾病介绍

青少年型开角型青光眼（juvenile open angle glaucoma，JOAG）是一种原发性开角型青光眼的特殊亚型，其特点是患者在年轻时期（通常指在40岁之前）出现高眼压、视神经损伤和视野缺损。本病通常呈慢性进展趋势，由于发病年龄较早，因此这类青光眼的预期致盲率常高于其他类型青光眼。JOAG相对其他类型的青光眼临床较为少见，其流行病学特征仍不完全明了，据统计在不同种族人群中，有0.7%～3.4%新诊断的青光眼患者为JOAG[1]。此外，研究表明，该疾病可能与家族史、种族、性别及近视因素有关。男性、具有青光眼家族史、非洲裔和亚洲裔人群已高度近视者更容易患病。JOAG与遗传因素密切相关，已发现多个基因与其发病有关，包括MYOC、CYP1B1、OPTN、LTBP2、TBK1等[1]。

　　青少年型开角型青光眼的主要发病机制为小梁网–Schlemm管结构的发育异常，导致眼内压升高，损伤视神经，其中脆弱的筛板改变表现为视神经乳头的进行性杯状凹陷，而视神经的退行性改变表现为视网膜神经节细胞或其轴突（神经纤维层）的丢失及出现相应的视野损伤[2]。

　　JOAG的治疗目标是降低眼内压，以减缓青光眼性视神经损伤的进展。治疗方法包括，①药物治疗：包括使用眼药水或口服药物来降低眼内压。②激光治疗：可选择激光小梁成形术或激光小梁滤过术，通过激光来增加房水排出，以降低眼内压。③手术治疗：对于这类较为年轻的开角型患者，大多数可能需要通过手术干预，尤其是对于无法通过药物或激光治疗控制的患者。针对JOAG的青光眼手术主要分为微创青光眼手术和滤过手术。青少年型开角型青光眼的预后取决于早期诊断、积极和及时治疗及终身监测。如果及时治疗，充分控制眼压，可以减缓疾病进展，保持良好的视力和生活质量。然而，如果未得到适当的诊断和治疗，高眼压可能会对视神经造成严重损伤，导致永久性的视力丧失。

　　微导管辅助下的360° 小梁切开术作为微创手术，近十年来广泛应用于各种类型的青光眼患者，主要应用于儿童青光眼、青少年型开角型青光眼及原发性开角型青光眼[3, 4]，其手术切口微小，术后并发症少，然而该手术的局限性在于不能降低房水引流通道的远端阻力，有研究发现晚期原发性开角型青光患者的远端房水流出通道受阻，在微导管辅助下的360° 小梁切开术后降压幅度有限[5]。

　　经外路360° 小梁切开联合小梁切除术，作为微创手术与经典术式的结合与改良，可提升手术成功率，尤其对于中青年晚期青光眼患者来说可作为首选的手术方式。该术式是经结膜及巩膜途径打开Schlemm's管开口，利用穿行的微导管将Schlemm's管内壁360° 切开后行小梁切除术。主要手术步骤如下：①制作角膜切口后注入黏弹剂形成并维持前房；②行周边透明角膜牵引线暴露手术区域；③制作以穹隆为基底的结膜瓣并剪除多余Tenon囊；④制作4mm×5mm浅层巩膜瓣；⑤在浅层巩膜瓣下制作3mm×3mm的深层巩膜瓣并暴露Schlemm管开口；⑥微导管进入Schlemn管并全周切开Schlemn管内壁；⑦剪除深层巩膜瓣与小梁组织后行虹膜周切；⑧缝合浅层巩膜瓣及结膜瓣。

三、病例点评

　　JOAG由于发病隐匿，在出现严重视野缺损之前通常无明显的临床症状，因此在基层眼科较为薄弱、年轻人群眼科体检意识欠缺的我国，往往难以在早期阶段发现JOAG，确诊时疾病已进入中晚期。据报道40岁前发病的POAG首诊时有15%已是双眼盲，9%为低视力[6]。因此，青少年型开角型青光眼是一类严重危害我国视觉健康的青光眼，将给患者家庭及社会造成严重负担，其防控形势已成为眼科临床工作者所面临的紧迫而严峻的任务及挑战[7]。

治疗青少年型开角型青光眼的方法取决于患者的病情、眼内压水平、视野损伤程度及其他个体特征。不同专家和医疗机构可能会采用不同的手术方法，包括单纯的小梁切开术、经典的小梁切除术和近年来流行的各种微创青光眼手术等。小梁切开术（Trabeculotomy）是一种经典的针对小梁网发育异常的手术方式，适用于儿童和青少年患者。传统小梁切开术使用小梁切开刀切开角膜缘处Schlemm管及部分小梁网组织，当今社会随着近十年微创手术的发展，更常应用微导管辅助进行360°环形切开，创伤更小，切开范围更大、更精准。小梁切开术相对温和，可以减少手术风险，但在一些情况下，可能需要多次手术来维持压力控制。小梁切除术（Trabeculectomy）作为经典的青光眼手术方式也被应用于JOAG的手术治疗，但是由于儿童及青少年患者的增生能力强，在JOAG患者中应用小梁切除术时经常可能因为滤过泡瘢痕化而导致手术失败，通常在其他治疗方法无效时考虑并需要密切监测和后续治疗。本例患者为青年晚期青光眼患者，不论出于年龄还是病程的考虑，其都需要更平稳、且更低的靶眼压来达到视野缺损不继续进展的目的。

经外路360°小梁切开联合小梁切除术作为一种多通道引流手术，可以在术后建立房水的Schlemm管内引流、结膜下引流、巩膜池引流及脉络膜上腔引流，多种房水引流通路可以确保患者术后的眼压控制在10～12mmHg，即使患者存在一过性的大量房水分泌，也可经制作的深层巩膜池发挥"蓄水池"的作用，达到减少眼压波动的作用。深层巩膜池的制作还为眼球制造了除筛板以外的另一个"薄弱区"，当眼压产生波动时，可减轻对筛板的压力，从而发挥保护视神经的作用，是针对此类患者的首选手术方式。但是目前上述新型多通道引流手术用于治疗中晚期JOAG的手术疗效分析尚在进行中，该术式的长期有效性和安全性仍有待我们进一步明确。

四、延伸阅读

传统的小梁切除术一直作为青光眼手术的"金标准"，其性价比高，降眼压效果好，然而术后并发症的存在也不容忽视，有时甚至会威胁视力。微创青光眼手术（minimally invasive glaucoma surgery，MIGS）带来了更微创、更安全、更有效的手术方案，在过去的十年中，MIGS的临床运用越来越广泛，手术量大幅增长，根据手术实施途径可分为小梁网途径、脉络膜途径、结膜下途径及睫状体途径等。

1. 小梁网途径　经内路/外路Schlemm管切开术：通过前房途径或结膜巩膜途径，在小梁网上做一个1～2mm切口，将iTrack微导管送入Schlemm's管，并穿行360°利用微导管的剪切力切开小梁网；Schlemm管扩张术：如内路Schlemm's管成形术（ab-interno canaloplasty，ABiC）是通过前房途径，iTrack微导管送入Schlemm's管并穿行360°后，在撤出微导管的同时向Schlemm's管注入黏弹剂，实现对Schlemm's管、集液管及其远端房水流出系统的扩张；Schlemm管引流植入物：如iStent等，称为"引流钉"，经前房途径直接安装于Schlemm管内。

2. 脉络膜途径　Cypass微支架，经前房在睫状体上腔进行一个支架式的微型睫状体分离术，该手术避开了小梁网和巩膜静脉窦等房水流出阻力，能促进房水流入睫状体和脉络膜上腔。

3. 结膜下途径　XEN青光眼引流管，通过注射器经透明角膜切口植入从前房到结膜下的位置，避开小梁网和巩膜使房水从前房流入结膜下间隙达到降低眼压的目的。

4. 睫状体途径　UCP、微脉冲等，将能量作用于睫状体以减弱其分泌房水的功能达到降眼压的目的。

目前研究认为，单一的MIGS手术降眼压幅度不如传统的滤过性手术，所以MIGS手术大多数应用于早中期青光眼患者，晚期青光眼患者的手术效果还有待进一步研究。而大多数MIGS手术都以打开小梁网通路为主，所以大部分适用于开角型青光眼。

（病例提供者：梅　凤　余晓伟　首都医科大学附属北京同仁医院）

（点评专家：范志刚　石　砚　首都医科大学附属北京同仁医院）

参考文献

[1]Selvan H，Gupta S，Wiggs JL，et al.Juvenile-onset open-angle glaucoma-a clinical and genetic update[J].Surv Ophthalmol，2022，67（4）：1099-1117.

[2]Weinreb，Robert N，et al.The pathophysiology and treatment of glaucoma：a review[J].JAMA，2014，311（18）：1901-1911.

[3]Ling L，Ji KB，Li P，et al.Microcatheter-Assisted circumferential trabeculotomy versus conventional trabeculotomy for the treatment of childhood glaucoma：a meta-analysis[J].Biomed Res Int，2020，4：3716859.

[4]Xin C，Wang NL，Wang HZ.Intraocular pressure fluctuation in primary open-angle glaucoma with canaloplasty and microcatheter assisted trabeculotomy[J].Journal of clinical medicine，2022，11（24）：7279.

[5]Hann CR，Vercnocke AJ，Bentley MD，et al.Anatomic changes in Schlemm's canal and collector channels in normal and primary open-angle glaucoma eyes using low and high perfusion pressures[J]. Investigative ophthalmology visual science，2014，55（9）：5834-541.

[6]Gupta V，Ganesan VL，Kumar S，et al.Visual disability among juvenile open-angle glaucoma patients[J].Journal of glaucoma，2018，27（4）：e87-e89.

[7]Cheng CY，Wang N，Wong TY，et al.Prevalence and causes of vision loss in east asia in 2015：magnitude，temporal trends and projections[J].The British journal of ophthalmology，2020，104（5）：616-622.

原发性先天性青光眼

一、病历摘要

（一）基本信息

患者男性，10岁，头晕3年余，于2023年1月至首都医科大学附属北京同仁医院青光眼科就诊。既往双眼眼压最高大于50mmHg，无视力迅速下降史，否认眼睛红肿、胀痛、畏光流泪、恶心呕吐等不适；既往鼻窦炎病史3年余，无全身疾病病史，个人史、家族史无特殊。

（二）专科检查

①视力：右眼0.9，左眼0.3（屈光度数-1.5D），双眼最佳矫正视力均为1.0；②眼压：右眼19mmHg，左眼21mmHg（左眼使用拉坦前列素、布林佐胺噻吗洛尔滴眼液、盐酸卡替洛尔滴眼液三联药物控制眼压；右眼使用拉坦前列素、布林佐胺噻吗洛尔滴眼液二联药物控制眼压，自述近期双眼用药不规律）；③裂隙灯检查：右眼下睑倒睫，结膜无充血，角膜清，下方角膜上皮缺损，前房深，瞳孔圆，直径约4mm，对光反射存在，晶状体清，视盘色淡，杯盘比约为0.7；左眼结膜无充血，角膜清，前房深，瞳孔圆，直径约4mm，对光反射存在，晶状体不均匀浑浊，视盘色苍白，杯盘比（C/D）接近1.0。

（三）辅助检查

1. 眼底立体像检查　可见双眼角膜清，瞳孔扩大，右眼视盘色淡，左眼视盘色苍白，双眼各象限盘沿明显变窄，视网膜纤维层缺损（病例4图1）。

2. 房角镜检查　双眼周边虹膜脱色素，房角虹膜高附止，房角开放。

3. 眼超声生物显微镜（ultrasound biomicroscope，UBM）检查　可见双眼虹膜回声变薄，根部虹膜低于巩膜突，晶状体赤道部距睫状突间距离各方向未见明显差异，睫状体在位（病例4图2）。

4. 眼后节OCT检查　可见双眼盘沿全周明显变窄，右眼视神经乳头周围及黄斑周神经纤维层厚度局限性变薄，右眼视神经乳头周围及黄斑周神经纤维层厚度弥漫性变薄（病例4图3）。

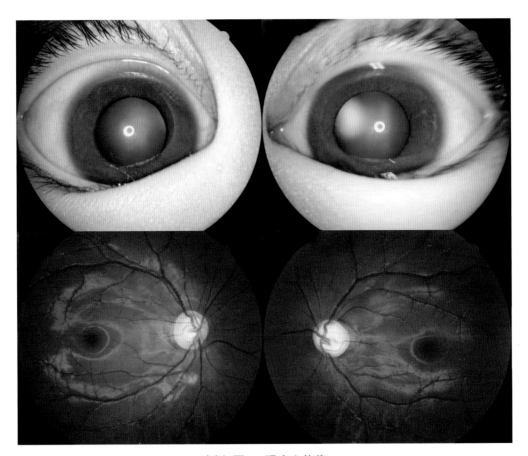

病例4图1　眼底立体像

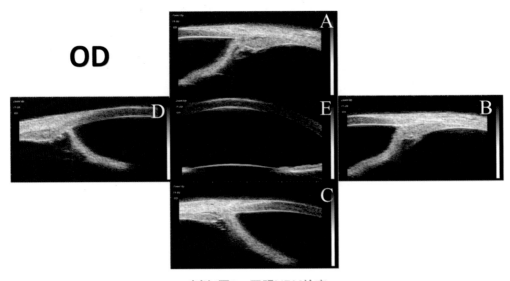

病例4图2　双眼UBM检查

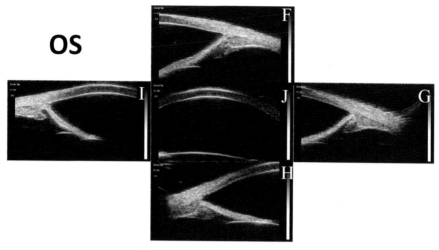

病例4图2　双眼UBM检查（续）

A～E. 右眼上方、鼻侧、下方、颞侧的UBM检查结果图；F～J. 左眼上方、颞侧、下方、鼻侧的UBM检查结果图

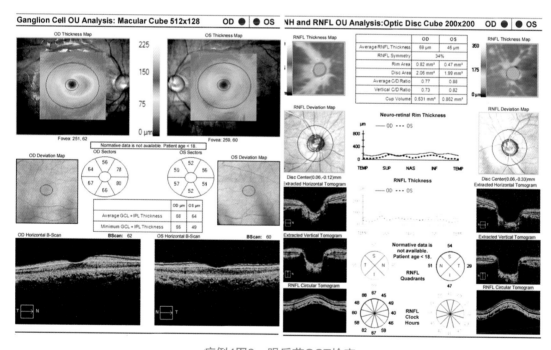

病例4图3　眼后节OCT检查

5. Humphrey 10-2视野检查　右眼局部暗点，MD10-2：-3.64dB；左眼上方弓型视野缺损，颞下点状视野缺损，MD10-2：-9.06dB（病例4图4）。

光学生物测量仪测量示右眼眼轴25.13mm，前房深度4.05mm；左眼眼轴26.11mm，前房深度4.37mm。眼B型超声可见双眼玻璃体内偶见弱点条状回声，不与后极部球壁回声相连。

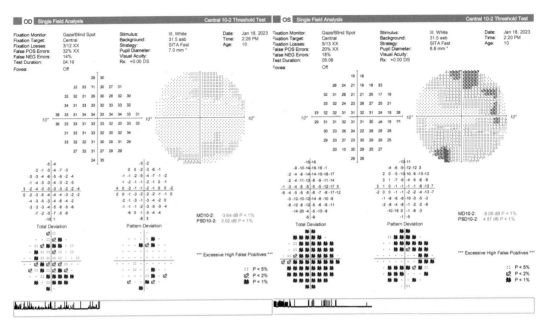

病例4图4　Humphrey 10-2视野检查

（四）诊断

双眼原发性先天性青光眼（迟发儿童期）。

（五）治疗经过

术前准备：患儿现用拉坦前列素、布林佐胺噻吗洛尔滴眼液、盐酸卡替洛尔滴眼液，眼压在正常范围内波动。

双眼全麻下先后行"房角镜辅助的内路360°小梁切开术（GATT）"，双眼房角术中切开范围均为360°，手术过程顺利，无术中及术后严重并发症。术后予2%的毛果芸香碱点眼3个月，防止虹膜小梁网粘连。

术后随访，①术后2周视力：右眼1.0，左眼0.6；眼压：右眼19mmHg，左眼16mmHg；房角镜检查左眼房角开放范围210°，右眼房角开放范围180°；②术后4个月视力：右眼0.9，左眼0.2，双眼最佳矫正视力均为1.0；眼压：右眼22mmHg，左眼17mmHg；③术后7个月视力：右眼0.8，最佳矫正视力为1.2，左眼0.2，最佳矫正视力为1.0；眼压：左眼14mmHg，右眼14mmHg（未用药）。双眼视野有明显改善（病例4图5）。

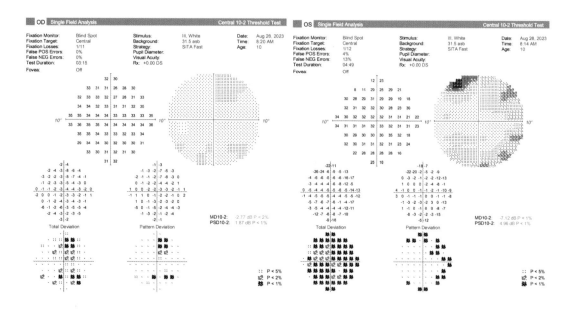

病例4图5　术后7个月视野检查

二、疾病介绍

原发性先天性青光眼（primary congenital glaucoma，PCG）是最常见的儿童青光眼类型，是主要的儿童致盲性眼病之一，占0～6岁低视力和盲人群的6.3%。临床症状和体征主要表现为溢泪、畏光和眼睑痉挛，角膜和眼球扩大，青光眼性视神经损伤，检查可见伴随角膜后弹力层的破裂出现条纹状混浊（Haab纹）。伴随着病程进展，患者可进一步出现视力降低和（或）视野受限，治疗不佳时可发展为失明[1]。PCG常在3岁以内发病，早期阶段两眼之间没有明显的不对称性，且因无明显症状很难在日常生活中被发现和诊断，错过最佳治疗时机。

PCG常表现为常染色体隐性遗传，10%～40%患者有家族史，遗传异质性强，流行病学显示其发病率因地域和人群不同而不同，在近亲结婚习俗的人群中最为常见，在西方国家发病率相对较低（1/10000），我国发病率大致和西方国家相当，但目前缺乏明确的流行病学数据[2]。PCG作为一类难治性青光眼严重危害着患儿的视觉发育，儿童盲意味着终身盲，因此这类青光眼的防治意义重大。本例中患儿目前眼压正常，但既往存在高眼压病史，最高眼压达50mmHg，双眼已出现明显青光眼性视神经损伤，双眼眼轴均增加、角膜扩大（可能与高眼压相关），房角镜及UBM均提示虹膜前插，为PCG（迟发儿童期）典型病例。

目前人们普遍认为PCG的发病机制是胚胎期及发育期内房角发育异常，从而导致房水排出受阻，进而引起眼压升高，最终导致青光眼。由于对正常房角发育，尤其是小梁网和Schlemm管发育的精确过程还不完全清楚，其确切的发病机制尚存在着各种不同的理论。最早于1955年，Barkan首先通过房角镜观察提出，PCG的发生是由于胚胎在发育的过程中残留一层无渗透性的薄膜覆盖在房角的表面，阻碍了房水的外流，导致眼压升高，这也是房角切开术的理论基础。而后陆续有人提出可能的致病机制，包括前房角中胚叶组织分裂不完全或萎缩不完全、胚胎早期前房角细胞在重新排列中中胚层错误地进入正常的小梁网、神经嵴细胞的前房角发育受阻及综合理论。从组织病理上看，PCG的房角发育异常主要为Schlemm管和或集液管未发育，巩膜突发育不良，睫状肌的异常前插，角巩膜小梁网或邻管组织存在致密的结缔组织带。

在正常的房角发育中，胎儿在孕11周时房角逐渐形成，到7~8个月时发育基本成型但睫状肌根部附着在小梁网水平，至婴儿出生后退到巩膜突水平，伴随着虹膜隐窝形成，在儿童4岁的时候房角形态接近成年人状态。基于正常人和PCG患者的房角发育区别，Anderson在1981年提出在正常胎儿眼球发育过程中，由于葡萄膜和角巩膜扩张速率不同，形成了葡萄膜相对角巩膜的后移，从而形成房角。但在PCG患儿眼球发育中发育异常较为致密的小梁网限制了葡萄膜的后移，使得房角后退受阻，表现为睫状体和虹膜与小梁网重叠，临床上这种虹膜前插尤其是伴睫状体前插也是儿童青光眼房角发育异常最常见和最典型的表现。本例患儿双眼虹膜明显前插，有研究表明PCG患儿虹膜睫状体前插程度越严重，患儿表型越严重，且小梁切开术的手术预后更差[3]。

先天性青光眼治疗以手术治疗为主，旨在将升高的眼压降低到保持视觉功能的水平，减缓病程，保护视神经和视网膜，防止视力进一步恶化。针对房角发育异常设计的360°小梁切开术（内部入路或外部入路）是PCG的首选手术方式，理论上这种术式不仅可以直接解除发育异常导致的房水外流阻力，也可改善虹膜和睫状体前插，使虹膜及睫状体能随着房角发育而后退，并开放葡萄膜巩膜引流途径[4]。然而小梁切开术也存在一些并发症，最常见的是术后早期前房积血，此外也存在低眼压、眼压波动、睫状体脱离或后弹力膜脱离的风险[5~7]。在初次手术控制效果不佳或失败后，可考虑采用青光眼引流植入物术。在角膜混浊的情况下，可考虑小梁切除术或青光眼引流植入物术[8]。先天性青光眼的药物治疗多通过减少房水分泌或增加其清除来降低眼压。通过减少房水分泌起作用的药物包括α激动剂、β阻断剂和碳酸酐酶抑制剂。肾上腺素衍生物、拟副交感神经药物和前列腺素类似物，通过增加房水清除作用降眼压。药物治疗多用于手术前控制眼压、术后及在需要重复手术干预的手术间隙中。

三、病例点评

先天性青光眼早期阶段两眼之间没有明显的不对称性，有时可能没有明显的症状或体征，很难在日常生活中被发现，导致早期发现并诊断十分困难。在怀疑先天性青光眼的情况下，一般需要在镇静或全身麻醉下进行紧急眼科检查，以测量IOP和角膜直径，并进行其他青光眼检查[9]。PCG的诊断应综合考虑眼压、视力、角膜直径、角膜透明度、房角构型、杯盘比、视野、眼轴长度等各项指标。迟发儿童期PCG因发病年龄较晚，畏光流泪、眼球扩大等典型临床表现不明显，早期难以被发现，一经诊断常已进展至晚期青光眼，伴随着严重的视功能损害。因此，先天性青光眼的早期诊断和治疗对获得最佳预后至关重要。

由于先天性青光眼的发病机制尚不完全明确，以及对幼龄患者行眼科检查或手术治疗均难度较大，这类青光眼的治疗极具挑战性。几乎所有的先天性青光眼都需要以手术为首选治疗方法，药物干预常作为辅助治疗，且越早诊断、越早手术，患儿预后往往越好。先天性青光眼首选手术方式包括房角切开术和小梁切开术，目前微导管辅助的小梁切开术（内路的GATT或外路的微导管辅助的外路360°小梁切开术）因对Schlemm管定位准确且切开范围更大，已被证明比传统的房角切开术及Harm刀小梁切开术的效果更好。

本例患者双眼角膜清亮，为了不影响患者后期可能行滤过手术，优先选择内路GATT手术，具体需根据术者的经验选择擅长的术式，可考虑内路与外路手术有机结合，以最大限度地切开房角，提高初次手术的成功率。初次手术成功率是长期眼压控制的关键[10]，基于文献和我们的临床经验[11]，我们认为影响GATT手术疗效的因素包括术后小梁网开放的范围、患者本身的房水流出通路发育、既往手术次数、术前眼压、术后IOP Spike发生和持续时间、年龄等。虽然通常认为微创青光眼手术（MIGS）适用于早中期青光眼患者，但我们发现其对于年龄较小的晚期青光眼患者也有较好的手术疗效。

四、延伸阅读

2014年，Grover[12]等人最先描述了一种新型微创青光眼手术——改良的内路小梁切开术，在房角镜辅助下，准确的找到小梁网和Schlemm's管，用一根照明微导管，识别和绕行一周穿过Schlemm's管，然后收紧切开全周小梁网，并将其命名为房角镜辅助的内路360°小梁切开术（gonioscopy assisted transluminal trabeculotomy，GATT）。手术需在鼻上方或鼻下方的透明角膜缘做一个穿刺口，在术眼颞侧透明角膜缘制作另一个切口。通过黏弹剂注入前房使前房维持一定深度，将微导管从鼻侧切口插入前房。通过显微镜和房角镜正确显示房角位置，在鼻侧切口将前房角切开，插入显微手术镊抓取微导管，将微导管的头部通过前房角切开口插入Schlemm's管，并推进，走行360°，颞侧切口抓取微导管前部，在鼻侧切口牵拉微导管的尾端，并收紧达到切开全周小梁网。最终注入25%的黏弹剂填充前房帮助填塞Schlemm's管，生理盐水水密切口。

　　GATT最初用于成人青光眼[12]，后来逐渐扩展至儿童青光眼患者[7, 13]。GATT在原发性先天性青光眼（PCG）中能够达到有效的眼内压控制，约2/3患者在手术后平均一年的随访期内不需要抗青光眼药物[14]。既往研究显示，PCG患者接受GATT手术治疗后，眼压均控制良好，未见术中或术后严重并发症，安全性好[15]。在出现术前前房粘连的患者中，GATT术式同样达到了术后3年余仍旧较好的眼压控制效果，多数患者无需同时使用药物辅助治疗[16]。在本例中，患者通过准确定位Schlemm氏管，识别并增强解剖结构的可见性，成功进行了GATT手术。

（病例提供者：钟红钰　何欣悦　首都医科大学附属北京同仁医院）

（点评专家：石　砚　首都医科大学附属北京同仁医院）

参考文献

[1]Francois J.Congenital glaucoma and its inheritance[J].Ophthalmologica，1972，181：61-73.

[2]Qiao CY，Wang LH，Tang X，et al.Epidemiology of hospitalized pediatric glaucoma patients in Beijing tongren hospital[J].Chin Med J（Engl），2009，122（10）：1162-1166.

[3]Shi Y，Wang H，Han Y，et al.Correlation between trabeculodysgenesis assessed by ultrasound biomicroscopy and surgical outcomes in primary congenital glaucoma[J].Am J Ophthalmol，2018，196：57-64.

[4]Sharaawy T，Bhartiya S.Surgical management of glaucoma：evolving paradigms[J].Indian J Ophthalmol，2011（59）：123-130.

[5]Meyer G，Schwenn O，Pfeiffer N，et al.Trabeculotomy in congenital glaucoma[J].Graefes Arch Clin Exp Ophthalmol，2000，238（3）：207-213.

[6]Vahedian Z，Fakhraie G，Ahmed AH.Viscocanalostomy combined with trabeculotomy for management of refractory primary congenital glaucoma[J].J AAPOS，2022，26（3）：121.e1-121.e6.

[7]Areaux RG Jr，Grajewski AL，Balasubramaniam S，et al.Trabeculotomy Ab interno with the trab360 device for childhood glaucomas[J].Am J Ophthalmol，2020，209：178-186.

[8]Smith R.A new technique for opening the canal of schelmm.Preliminary report[J].Br J Ophthalmol，1960，44（6）：370-373.

[9]Dietlein TS，Jacobi PC，Krieglstein GK.Assessment of diagnostic criteria in management of infantile glaucoma.An analysis of tonometry，optic disc cup，corneal diameter and axial length[J].Int Ophthalmol，1996，20（1-3）：21-27.

[10]Shi Y，Wang H，Oatts J，et al.Ab interno vs ab externo microcatheter-assisted trabeculotomy for primary congenital glaucoma with clear cornea[J].Clin Exp Ophthalmol，2020，48（9）：1201-1209.

[11]Shi Y，Wang H，Yin J，et al.Outcomes of microcatheter-assisted trabeculotomy following failed angle surgeries in primary congenital glaucoma[J].Eye（Lond），2017，31（1）：132-139.

[12]Grover DS，Godfrey DG，Smith O，et al.Gonioscopy-assisted transluminal trabeculotomy，ab interno trabeculotomy：technique report and preliminary results[J].Ophthalmology，2014，121（4）：855-861.

[13]Grover DS，Smith O，Fellman RL，et al.Gonioscopy assisted transluminal trabeculotomy：an ab interno circumferential trabeculotomy for the treatment of primary congenital glaucoma and juvenile open angle glaucoma[J].Br J Ophthalmol，2015，99（8）：1092-1096.

[14]Aktas Z，Ozmen MC，Ozdemir Zeydanli E，et al.Efficacy and Safety of Gonioscopy-Assisted transluminal trabeculotomy for primary congenital glaucoma[J].J Glaucoma，2023，32（6）：497-500.

[15]Aktas Z，Ozmen MC，Ozdemir Zeydanli E，et al.Efficacy and safety of gonioscopy-assisted transluminal trabeculotomy for primary congenital glaucoma[J].J Glaucoma，2023，32（6）：497-500.

[16]Lehmann-Clarke L，Sadeghi Y，Guarnieri A，et al.Gonioscopy-assisted transluminal trabeculotomy using an illuminated catheter for infantile primary congenital glaucoma[J].Am J Ophthalmol Case Rep，2020，19：100733.

病例5

真性小眼球继发闭角型青光眼

一、病历摘要

（一）基本信息

患者男性，34岁，2年前被诊断为"双眼青光眼"，现因右眼视力下降2个月，于2021年5月至首都医科大学附属北京同仁医院青光眼科就诊。既往否认外伤史，无全身疾病病史。患者父亲有相似病史，曾在外院被诊断为"真性小眼球"（具体治疗经过不详），已双眼失明十余年，目前表现为眼球萎缩；患者女儿入院检查后被诊断为"真性小眼球"（病例5图1）。

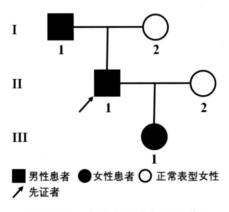

病例5图1 真性小眼球家系系谱图

（二）专科检查

①视力：右眼0.05，最佳矫正视力0.3；左眼光感，光定位不准，无法矫正；②眼压：右眼18mmHg，左眼15mmHg（双眼使用盐酸卡替洛尔滴眼液和布林佐胺滴眼液）；③裂隙灯检查：双眼结膜无充血，角膜透明，KP（－），前房浅，周边前房深度（PACD）<1/4CT，Tyn（－），虹膜纹理清晰，瞳孔圆，直径2mm，光反射（＋），晶状体轻度混浊。

（三）辅助检查

先证者，①眼底立体像：双眼眼底杯盘比（C/D）增大（右眼0.8，左眼0.9），黄斑区右眼散在黄白色斑点，左眼黄斑区可见融合的点片状黄白色斑点；②眼前节光学相干层析成像术（AS-OCT）：可见右眼明显睫状体脱离，左眼轻微睫状体脱离，且均为颞侧更为严重（病例5图2A～H）；③超声生物显微镜（UBM）：同样可见右眼明显睫状体脱离，左眼轻微睫状体脱离，并存在周边玻璃体回声增强的特征（病例5图3A～H）；④前房角镜检查：可见静态下双眼前房角宽度分级为全周窄Ⅳ，动态下右眼仅鼻下方60°开放，左眼仅下方30°开放；⑤光学生物测量仪测量：结果显示患者右眼眼轴为17.45mm，左眼眼轴为17.36mm。

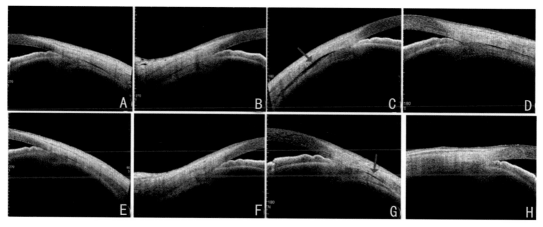

病例5图2   Ⅱ1（先证者的AS-OCT检查结果图）

A～D. 右眼上方、下方、颞侧及鼻侧的眼前节OCT检查结果图；E～H. 左眼上方、下方、颞侧及鼻侧的眼前节OCT检查结果图；眼前节OCT检查可见双眼睫状体脱离（如红色箭头所指）。

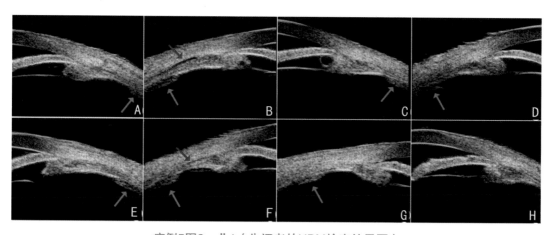

病例5图3   Ⅱ1（先证者的UBM检查结果图）

A～D. 右眼上方、下方、颞侧及鼻侧的UBM检查结果图；E～H. 左眼上方、下方、颞侧及鼻侧的UBM检查结果图；UBM检查可见双眼睫状体脱离、锯齿缘前移（如红色箭头所指）及周边玻璃体回声增强（如蓝色箭头所指）。

患者女儿7岁，光学生物测量仪测量结果显示其眼轴为右眼16.24mm，左眼16.10mm，均明显短于同龄人；房角镜检查可见静态下双眼前房角宽度分级为全周窄

Ⅲ～Ⅳ，动态下双眼上方30°粘连；UBM检查同样可见周边玻璃体回声增强的特征（病例5图4A～H）；眼底照相检查可见双眼眼底杯盘比（C/D）0.1，视盘边缘欠清，血管扩张，后极部眼底存在广泛视网膜白斑（病例5图4I～J）。

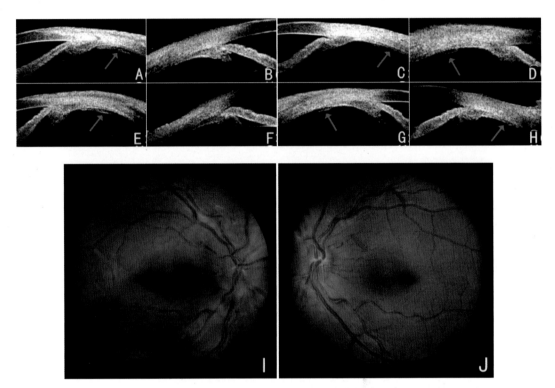

病例5图4　Ⅲ1（先证者女儿）的检查结果图

A～D. 右眼上方、下方、颞侧及鼻侧UBM检查结果图；E～H. 左眼上方、下方、颞侧及鼻侧UBM检查结果图。双眼UBM检查可见周边玻璃体回声增强（如蓝色箭头所指）。I～J. 右眼、左眼眼底照相图，红色箭头示眼底广泛存在的视网膜白斑。

获得该家系成员知情同意后，应用全外显子测序在先证者的第17号染色体中发现TMEM98基因（NM_015544）的一个杂合错义突变（c.602G＞C，p.R201P），并应用Sanger测序证实先证者及女儿均存在真性小眼球致病基因TMEM98基因杂合突变（c.602G＞C，p.R201P），先证者的父亲存在该基因同一位点的纯合突变，而未患病的家系成员均不携带该变异（病例5图5）。根据美国医学遗传及基因组学会指南，该变异判定为临床意义未明。在千人基因组计划和外显子组整合数据库等正常人数据库中未发现该突变，生物信息学蛋白功能综合性预测软件REVEL预测结果为潜在有害，SIFT、PolyPhen_2、MutationTaster、GERP+预测结果分别为有害、有害、有害、有害。综合临床表型和基因检测结果，该先证者及其父亲、女儿均被诊断为真性小眼球。

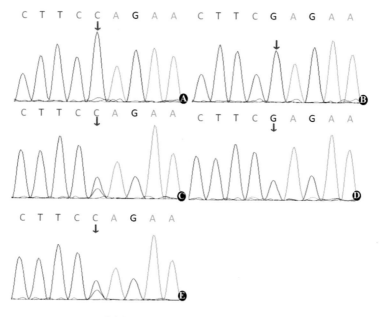

病例5图5　Sanger测序验证结果

A．Ⅰ1（先证者父亲）存在TMEM98基因纯合错义突变（c.602G＞C）；C、E．Ⅱ1（先证者）、Ⅲ1（先证者女儿）均携带了TMEM98基因杂合错义突变（c.602G＞C）。B、D．Ⅰ2（先证者母亲）、Ⅱ2（先证者妻子）均未携带该基因变异。

（四）诊断

1．真性小眼球。

2．继发性闭角型青光眼。

（五）治疗经过

术前予以全身及局部激素抗炎治疗1周。全麻下间隔两周分别行右眼"超声乳化白内障吸除术＋人工晶状体植入术＋虹膜-悬韧带-玻璃体前界膜-前玻璃体复合物切除术（IZHV）＋Ahmed青光眼引流阀植入术＋巩膜开窗术"和左眼"超声乳化白内障吸除术＋人工晶体植入术＋IZHV＋Ahmed青光眼引流阀植入术＋巩膜开窗术"，手术过程顺利，术中和术后无严重并发症发生。

术后一年随访，双眼前房中深，右眼眼压12mmHg，左眼眼压18mmHg（未使用降眼压药物）；右眼最佳矫正视力0.2，左眼手动视力。

二、疾病介绍

真性小眼球是一种由于胚胎发育早期眼球发育迟缓所致的罕见眼病，其临床特征为眼轴长度小于20mm且不伴全身或其他眼部缺陷[1]。真性小眼球以散发病例为主，部分呈常染色体显性或隐性家系遗传，目前已发现6个真性小眼球致病基因[2]，包括MFRP （membrane-type frizzled-related protein）、TMEM98（transmembrane protein 98）、PRSS56（serine protease 56）、CRB1（crumbs homolog）、VMD2/BEST1（bestrophin 1）和MYRF（myelin regulatory factor），不同致病基因突变导致眼轴发育异常的分子学机制尚未被完全探究清晰，仍有待我们进一步深入探索。

真性小眼球患者早期没有特殊临床症状，主要因继发闭角型青光眼就诊，通常30～40岁已发病，具有短眼轴、浅前房、窄房角、晶状体前后径增大、悬韧带异常、晶状体-虹膜隔前移、视网膜神经元发育异常、脉络膜增厚及巩膜增厚等解剖和生理异常[3]。本病例先证者存在短眼轴、浅前房、窄房角、悬韧带异常、晶状体-虹膜隔前移等真性小眼球的典型临床特征，且进一步检查发现其动态房角已经大部分关闭、存在严重的青光眼性视神经损害。基因学检测发现先证者携带TMEM98基因杂合错义突变，家系共分离发现先证者父亲、女儿均携带相同突变且均被诊断为真性小眼球，符合常染色体显性遗传方式。此外，TMEM98基因突变导致的真性小眼球患者眼底检查通常可见特征性的视网膜白斑，而本家系先证者及其女儿均存在视网膜白斑。因此，综合本家系患者临床表现和基因学异常，家系中携带TMEM98基因突变者均可确诊为真性小眼球，而先证者目前已经出现继发性的晚期闭角型青光眼。

真性小眼球继发闭角型青光眼时，可涵盖原发性闭角型青光眼（primary angle-closure glaucoma，PACG）所有临床特征，是PACG的"完全外显、极端表型"，所以它也是最难治的一类闭角型青光眼。本病例先证者房角粘连关闭范围较大，常规降眼压药物和激光治疗均无法完全控制其眼压，为了延缓青光眼性视神经损害，往往需要进一步进行手术治疗。但是临床上针对一般闭角型青光眼的常规手术设计往往难以控制真性小眼球继发的青光眼，而且围术期极易发生脉络膜渗漏、爆发性出血和恶性青光眼等严重并发症[3]，因此真性小眼球继发闭角型青光眼是眼科临床诊疗的重大难题之一。

三、病例点评

既往国内外临床学者主张通过青光眼滤过手术联合巩膜切除术、巩膜开窗术或涡静脉减压术等预防/治疗脉络膜渗漏的手术来治疗这类特殊类型的青光眼，也有学者认为青光眼滤过手术联合晶状体摘除、人工晶状体植入术及玻璃体切除术可以有效加深前房、消除瞳孔阻滞，是较为适宜的预防恶性青光眼、术中治疗的方式[3]。本团队结合既往文献报道和临床经验，围绕真性小眼球继发闭角型青光眼的眼前节组织异常、房角关闭及脉络膜渗漏三大因素，设计了模块化的手术方式治疗这类复杂青光眼。模块一，真性小眼球基本素质的手术治疗：通过超声乳化白内障吸除术＋人工晶状体植入术解决真性小眼球患者前房拥挤问题，术中灌注压设置在较低水平（30mmHg或高于眼内压

5～10mmHg），术中通过各种手段减小眼内压力的波动是预防术中并发症发生的关键。模块二，房角关闭的手术治疗：根据房角功能评估，选择房角分离或滤过性手术（如Ahmed青光眼引流阀植入术）。该患者房角粘连关闭范围大，已进展至晚期青光眼，因而选择了Ahmed青光眼引流阀植入术。模块三，房水逆流与恶性青光眼素质的手术治疗：真性小眼球继发闭角型青光眼患者因长期处于持续高眼压状态下可能会存在玻璃体异常及潜在的房水逆流，通过虹膜-悬韧带-玻璃体前界膜-前玻璃体复合物切除术（irido-zonulo-hyaloid-vitrectomy，IZHV）沟通前后节以预防恶性青光眼。模块四，脉络膜渗漏、高炎症素质的防治：术前5～7天开始全身激素抗炎治疗，眼轴＜18mm或UBM、B超检查发现术前存在脉络膜渗漏征象的患者应当根据严重情况行单象限或多象限巩膜开窗。该患者双眼眼轴均＜18mm，且UBM检查提示其术前存在睫状体脱离，因此我们选择了单象限的巩膜开窗术，术后无脉络膜渗漏综合征等并发症的发生。

四、延伸阅读

TMEM98基因编码一种非经典的分泌蛋白TMEM98，是跨膜蛋白TMEM家族成员之一，在虹膜、睫状体、视网膜色素上皮和巩膜等眼部组织中广泛表达，预示着其可能在细胞形成中发挥了较为基础的功能。目前已有多项研究表明TMEM98基因错义突变可导致真性小眼球的发生。2020年和2021年有两项研究分别在欧裔美国种族和奥地利高加索种族真性小眼球家系中发现了与本病例相同的TMEM98基因错义突变p.Arg201Pro[4, 5]，但是本家系患病人群除了具有已报道的短眼轴（高度远视）、继发性闭角型青光眼和视力减退等临床表型外，还发现了黄斑区黄白色斑点、睫状体脱离及周边玻璃体回声增强等异常表现，提示TMEM98基因错义突变p.Arg201Pro可能在不同种族人群中会导致不同的临床表型，TMEM98基因功能仍待进一步的深入研究。当前虽然已经发现了6个真性小眼球的致病基因，但其确切的基因功能学研究并未探索清晰，不同致病基因、不同致病基因突变类型是否与其严重程度不一的临床表型存在某种关联，能否通过基因学检测带给我们更多疾病进展、预后和转归的信息，仍有待进一步的深入研究去寻找答案。

（病例提供者：余晓伟　首都医科大学附属北京同仁医院）

（点评专家：范志刚　石　砚　首都医科大学附属北京同仁医院）

参考文献

[1]Pc Carricondo，T Andrade，L Prasov，et al.Nanophthalmos：a review of the clinical spectrum and genetics[J].Journal of ophthalmology，2018，2018：2735465.

[2]余晓伟，杨雪，赵珍妮，等.原发性闭角型青光眼发病机制和致病基因探索的新思路[J].眼科，2020，29（4）：246-254.

[3]Yang N，Jin SY，Ma LL，et al.The pathogenesis and treatment of complications in nanophthalmos[J].Journal of Ophthalmology，2020，3：1-8.

[4]Lev P，Bin G，Ehsan U，et al.Novel TMEM98，MFRP，PRSS56 variants in a large united states high hyperopia and nanophthalmos cohort[J].Scientific reports，2020，10（1）：19986.

[5]Martin K，Thomas P，Alexandra F，et al.A novel proline substitution（Arg201Pro）in alpha helix 8 of TMEM98 causes autosomal dominant nanophthalmos-4，closed angle glaucoma and attenuated visual acuity[J].Experimental eye research，2021，205：108497.

真性小眼球继发闭角型青光眼术后脉络膜渗漏的防治

一、病历摘要

（一）基本信息

主诉：患者32岁，女性，左眼抗青术后突发视物遮挡1天。

现病史：患者于1周前因左眼"继发性闭角型青光眼，真性小眼球"行"白内障超声乳化＋人工晶体植入＋Ahmed引流阀（AGV）植入＋虹膜-悬韧带-玻璃体前界膜-前玻璃体复合物切除术（IZHV）＋巩膜开窗术"，术后视力从术前眼前手动提高到眼前指数，眼压控制尚可（12mmHg）。

既往史：患者双眼自幼视物不清，高度远视、弱视。父母近亲结婚，否认家族相似疾病史。

（二）专科检查

①视力：右眼0.1（最佳矫正视力0.6），左眼HM；②眼压：右眼20mmHg，左眼13mmHg；③裂隙灯检查：右眼结膜无充血，角膜透明，KP（－），前房浅，周边前房深度（PACD）＜1/4CT，Tyn（－），虹膜纹理清晰，瞳孔圆，直径3.5mm，光反射（＋），晶状体轻度浑浊。左眼结膜轻充血，角膜轻肿，KP（＋），前房深，Tyn（－），颞上引流阀管口通畅，虹膜纹理清晰，瞳孔欠圆，直径5mm，光反射消失，人工晶状体位正，眼底鼻侧、颞侧可见灰棕色隆起。

（三）辅助检查

第一次入院术前检查：①眼底立体像：双眼视盘各象限盘沿均明显变窄，后极部见大量细小黄白色点状病灶；右眼杯盘比0.9，左眼杯盘比近1.0（病例6图1）；②前房角镜检查：右眼静态全周窄Ⅳ，动态开放90°；左眼全周房角关闭；③超声生物显微镜（UBM）检查：双眼睫状体上腔渗漏，周边玻璃体混浊（病例6图2）；④眼部光学生物测量：眼轴右眼16.81mm，左眼16.45mm；晶状体厚度右眼4.77mm，左眼4.43mm；⑤眼后节OCT：双眼脉络膜增厚，双眼盘沿全周明显变窄，伴视盘周围视网膜神经纤维层（RNFL）厚度变薄（病例6图3）；⑥右眼Humphrey 24-2视野：检查示环形暗点（病例6图4）。

本次入院术前检查：

眼部超声：左眼渗出性视网膜脱离、脉络膜脱离、脉络膜上腔积血。后极部球壁厚度右眼1.78mm，左眼1.87mm（病例6图5）。

全基因组检测：应用全外显子测序在先证者的第11号染色体中发现MFRP基因（NM_031433）的一个纯合无义突变（c.58G＞T，p.Glu20Ter），并应用Sanger测序证实患者存在该纯合无义突变（病例6表1），且其父母均存在该位点的杂合无义突变（病例6图6）。MFRP基因功能结构域位于第100位氨基酸之后，而该患者MFRP基因突变后编码的蛋白仅剩下前20个氨基酸，因此可以认为其MFRP蛋白功能基本完全失活。此外，根据美国医学遗传及基因组学会指南，该变异判定为致病。

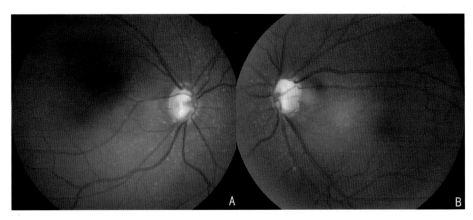

病例6图1　双眼眼底检查

A. 右眼后极部可见大量细小黄白色点状病灶，杯盘比约0.9；B. 左眼后极可见大量细小黄白色点状病灶，杯盘比约1.0。

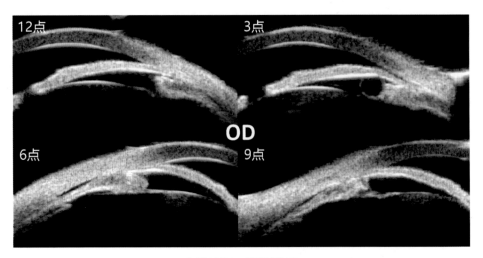

病例6图2　UBM检查

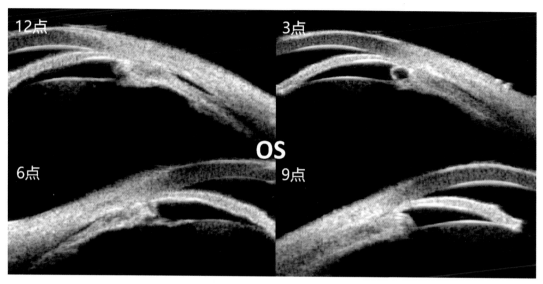

病例6图2　UBM检查（续）

　　显示双眼周边虹膜膨隆，晶状体虹膜隔位置前移，根部虹膜部分遮挡巩膜突，睫状突位置前移与根部虹膜间距离缩短，周边玻璃体可见带状回声，与球壁相连，部分睫状体与巩膜间可见无回声区，右眼鼻下方、左眼颞侧睫状沟可见囊样回声。

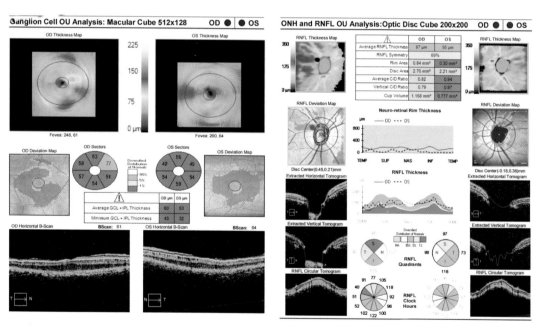

病例6图3　双眼后节OCT检查

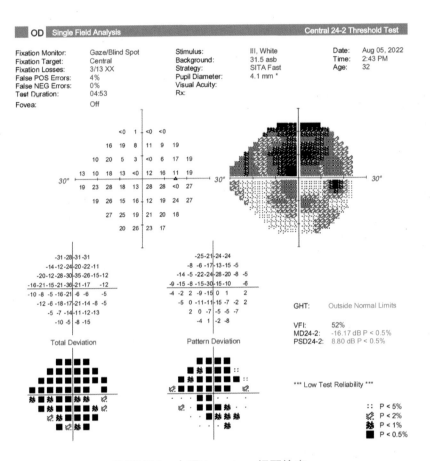

病例6图4　右眼Humphrey视野检查

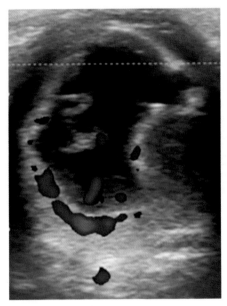

病例6图5　眼部超声显示渗出性视网膜脱离、脉络膜脱离、脉络膜上腔积血

病例6表1　患者全基因组检测

基因	染色体位置	转录本外显子	核苷酸氨基酸	纯合/杂合	正常人频率	预测	ACMG致病性分析	疾病/表型（遗传方式）
MFRP	chr11：119 217081	NM_0314 33.4；exon 2	c.58G＞T （p.Glu20Ter）	hom	－	－	Pathogenic	1. 单纯性小眼畸形5型（AR） 2. 小眼球2型（AR）

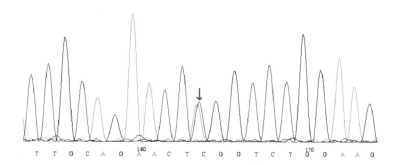

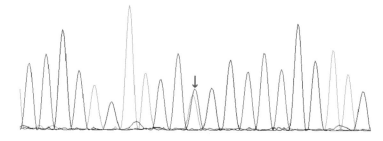

病例6图6　患者父母的基因检测结果

显示患者父母均为MFRP c.58G＞T杂合变异

（四）诊断

1. 左眼渗出性视网膜脱离。

2. 左眼渗出性脉络膜脱离。

3. 双眼真性小眼球。

4. 双眼继发性闭角型青光眼。

（五）治疗经过

予以醋酸泼尼松口服＋甲强龙球旁注射缓解患者眼内高炎症状态。患者焦虑情绪明显，睡眠质量差，1周后渗漏未见明显吸收，予以局麻下左眼睫状体脉络膜上腔放液＋巩膜开窗＋玻璃体腔注药术（雷珠单抗），手术过程顺利，术中无并发症发生。术后第一天视力为光感（LP），眼压13mmHg。眼底视网膜及脉络膜仍存在轻度脱离；术后1个月左眼视力为手动（HM），眼压15mmHg，仅黄斑区可见渗出性视网膜浅脱离；术后半年左眼视力HM，眼压18mmHg，视网膜、脉络膜平复。右眼于左眼术后3个月行相同手术治疗，术后1周同样发生脉络膜渗漏，经相同治疗后半年病情稳定，视力0.1，眼压16mmHg，眼底视网膜、脉络膜平复。

二、疾病介绍

真性小眼球是一种由于胚胎发育早期眼球发育迟缓所致的罕见眼病，葡萄膜渗漏综合征（uveal effusion syndrome，UES）在真性小眼球中最常发生，常累及双眼，是一种以脉络膜积液伴浆液性脉络膜和（或）视网膜脱离为特征的疾病，严重影响真性小眼球患者的视力预后。本例患者存在真性小眼球典型眼部解剖特征，且基因学检测发现患者携带真性小眼球致病基因MFRP（membrane-type frizzled-related protein）纯合错义突变，术后并发脉络膜渗漏，此例复杂患者的诊疗为我们防治真性小眼球继发闭角型青光眼术后脉络膜渗漏积累了经验。

1. 真性小眼球渗漏的发病机制学说　　UES的病理生理学机制主要有4种假说，包括涡静脉引流不畅、巩膜对大分子物质通透性降低、低眼压和脉络膜血管通透性增高[1]等，其中前两种为目前主流的假说。真性小眼球患者巩膜最厚部位的厚度在2.1～3.2mm[2]，而在正常人群中为0.94mm[3]，增厚的巩膜阻碍了涡静脉内血液的流出，液体自结构疏松的毛细血管内漏出并积聚在脉络膜上腔，导致脉络膜脱离[4]。除厚度增加外，其巩膜结构也发生改变，压迫了涡静脉，还使得巩膜对大分子物质的通透性降低，白蛋白积聚在脉络膜上腔，导致脉络膜积液和脱离。此外，真性小眼球继发闭角型青光眼患者行青光眼引流阀植入、深层巩膜切除等滤过性手术及术后使用降眼压药物也有较大概率出现脉络膜脱离这一并发症[5, 6]，其机制为青光眼术后滤过过强，脉络膜间质内压力下降，液体积聚于脉络膜上腔。虽已有研究证实真性小眼球并发UES患者脉络膜血管存在扩张，但其具体机制尚待进一步探索验证。

2. 真性小眼球渗漏的治疗　　手术治疗是目前真性小眼球并发UES患者的主要治疗方式，相比于药物治疗，其效果更加明显，方式主要包括板层巩膜切除与全层切开术。板层巩膜切除术常在颞下侧和鼻下象限行4mm×4mm大小的2/3厚度巩膜切除，这种方式可以加快脉络膜积液的消除，缩短恢复时间[7]。此外还可进行板层巩膜切除联合巩膜切开/开窗术，在巩膜瓣下再切除剩余巩膜，面积为2mm×2mm，巩膜切口边缘灼烧以防止瘢痕组织粘连，其具体的巩膜切除范围、深度及切除部位也还在不断地探索和改进中。巩膜全层切开术常在距离角巩膜缘6～8mm处的眼直肌之间，做一个前后长2～3mm，水平长5～6mm，形状类似于"["的三边形开口，在两个直角处用线松散缝合，切口厚度为巩膜全层，切口数量可调整。这个手术不仅可以直接引流脉络膜上腔积液，还可以通过降低巩膜张力来减轻对涡静脉的压迫[2]。

三、病例点评

真性小眼球的治疗一直是眼科最具挑战的困难之一。临床上真性小眼球常继发闭角型青光眼，任何降眼压治疗，尤其是青光眼手术本身，都易因为眼压降低和外引流的存在导致顽固性渗漏，严重影响患者预后。因此针对脉络膜渗漏的预防及治疗是真性小眼球继发闭角型青光眼手术治疗的重要模块之一。

1. 真性小眼球患者渗漏高危因素分析　研究表明，真性小眼球本身眼轴越短，行白内障手术的并发症发生概率就越高，当眼轴<19.0mm时，手术并发症发生率高出21倍[8]。而一旦继发闭角型青光眼后，高眼压、房角粘连关闭、晚期视神经损伤等使得患者要面临的手术风险和医生面临的治疗挑战都更高。同时，真性小眼球患者由于其发病急、进展快、手术风险高，多伴有明显的紧张、焦虑，甚至对预后产生消极情绪，这些情绪因素可能进一步增加其渗漏的风险及减慢发生渗漏后积液的吸收速度。因此建立完善的围术期心理疏导方案或许是真性小眼球继发闭角型青光眼患者精细化治疗中的重要一环。

2. 围术期管理及麻醉方式的选择　常推荐全身麻醉，可更有效地避免术中疼痛或情绪性刺激带来的血压及眼压升高。在体位上，推荐患者采用头高脚低体位，以降低巩膜上静脉压。该患者术前即有脉络膜渗漏征象，根据其病情评估进行预防性巩膜开窗术，但术后仍然出现顽固性脉络膜渗漏难以自行缓解，可能与患者未选择全身麻醉且出现较重的焦虑情绪有关。

3. 术中维持前房及眼压稳定是术中避免渗漏的关键　真性小眼球患者术前应进行充分的降眼压治疗为手术提供良好的眼部状态。术中，稳定的前房有赖于术者细致的操作、稳定的眼内压维持系统及合适的超声乳化参数设定。对于真性小眼球患者，术中灌注压设置在较低水平（30mmHg或高于眼内压5～10mmHg），术中通过各种手段（如黏弹剂维持前房、主控液流系统等）减小眼内压力的波动是预防术中并发症发生的关键。同时，有别于普通白内障超乳手术的高灌注压设定，小眼球患者宜选取20～30mmHg或略高于患眼术前眼压水平的灌注压，将手术带来的眼内压波动降至最低。

4. IZHV对玻璃体减容及青光眼外滤过手术是促发顽固性渗漏的原因，需更积极预防　绝大多数真性小眼球的白内障手术需联合玻璃体切除（IZHV）才能有效避免术后恶性青光眼，且对于存在中重度视神经损害的患者需要将术后靶眼压控制在较低水平。但玻璃体减容与滤过性手术均可促发顽固性渗漏，因此对渗漏高危患者建议行小范围少量玻切，如果出现恶性青光眼可行二次玻切或激光治疗。因患者早期多有炎症或术前已存在渗漏，早期眼压一般不高，无需外引流，对于植入引流阀的患者可早期结扎引流管限流，等到术后眼压升高时，再二期开放AGV引流，有效避免早期渗漏的发生。

5. 巩膜开窗位置选择　由于渗漏往往是从睫状体上腔和视网膜周边部开始，对于术前无渗漏的患者预防性开窗可选择在角膜缘后4～6mm的位置，无需做后巩膜开窗，如术后发生渗漏可根据渗漏部位选择适宜位置行后巩膜开窗（一般为赤道部前1～2mm）。

四、延伸阅读

根据Uyama等人的研究，葡萄膜渗漏综合征（UES）可分为三型，1型：真性小眼球性UES，这类患者具有明显的真性小眼球特征，即眼轴长度<19mm，伴有高度远视，巩膜较厚且质地坚硬，相比于其他类型UES，该类型手术治疗预后较好；2型：无真性小眼球但伴有巩膜异常性UES，这类UES患者没有明显的短眼轴和屈光不正，只是巩膜较正常人更厚且质地坚硬；3型：特发性UES，眼球尺寸与巩膜厚度均正常，即眼球形态与正常人无异，但依然出现UES，其中临床上以1型最常见。

UES最典型的两种表现是脉络膜渗漏和浆液性视网膜脱离（retinal detachment，RD）。浆液性RD通常发生在正常眼压和无明显炎症的情况下，需与其他导致浆液性RD的疾病相鉴别。在浆液性RD缓解的脉络膜积液患者中，在脱离较长时间的视网膜区域和视网膜下出现弥漫性点状色素沉着，这种色素沉着被描述为豹纹斑、豹纹和假性视网膜色素炎[9]。如果这些变化影响黄斑，则可能导致永久性视力损害。特发性UES显著的特征是脉络膜隆起、视网膜下积液和继发性视网膜色素上皮（RPE）改变，通常表现为豹纹状眼底，其脉络膜增厚的程度差异大，且特征性地始于周边部，在临床上可能不明显，需进行仔细的周边眼底检查或眼部超声检查。

（病例提供者：高　妍　余晓伟　首都医科大学附属北京同仁医院）

（点评专家：范志刚　石　砚　首都医科大学附属北京同仁医院）

参考文献

[1]Uyama M，Takahashi K，Kozaki J，et al.Uveal effusion syndrome：clinical features，surgical treatment，histologic examination of the sclera，and pathophysiology[J].Ophthalmology，2000，107（3）：441-449.

[2]Kong M，Kim JH，Kim SJ，et al.Full-thickness sclerotomy for uveal effusion syndrome[J].Korean J

Ophthalmol，2013，27（4）：294-298.

[3]Vurgese S，Panda-Jonas S，Jonas JB.Scleral thickness in human eyes[J].PLoS One，2012，7（1）：e29692.

[4]Calhoun FP Jr.The management of glaucoma in nanophthalmos[J].Trans Am Ophthalmol Soc，1975，73：97-122.

[5]Diep MQ，Madigan MC.Choroidal detachments：what do optometrists need to know？[J]Clin Exp Optom，2019，（2）：116-125.

[6]Schrieber C，Liu Y.Choroidal effusions after glaucoma surgery[J].Curr Opin Ophthalmol，2015，26（2）：134-142.

[7]Mansour A，Stewart MW，Shields CL，et al.Extensive circumferential partial-thickness sclerectomy in eyes with extreme nanophthalmos and spontaneous uveal effusion[J].Br J Ophthalmol，2019，103（12）：1862-1867.

[8]Day AC，MacLaren RE，Bunce C，et al.Outcomes of phacoemulsification and intraocular lens implantation in microphthalmos and nanophthalmos[J].J Cataract Refract Surg，2013，39（1）：87-96.

[9]Elagouz M，Stanescu-Segall D，Jackson TL.Uveal effusion syndrome[J].Surv Ophthalmol，2010，55（2）：134-145.

先天性小角膜合并葡萄膜缺损

一、病历摘要

（一）基本信息

患者男性，34岁，自幼双眼视力差，2个月前因视物模糊至当地医院就诊，发现左眼眼压最高达28mmHg，予他氟前列腺素滴眼液、布林佐胺滴眼液、盐酸卡替洛尔滴眼液治疗后眼压不降，遂至首都医科大学附属北京同仁医院青光眼科寻求进一步诊治。1年前于外院诊断为"右眼视网膜脱离"，未治疗。否认其他全身疾病病史及家族史。

（二）专科检查

①视力：右眼手动/5cm，矫正无提高；左眼0.05，矫正后0.2；②眼压：右眼7mmHg，左眼34mmHg；③裂隙灯检查：双眼结膜无充血，角膜透明，KP（−），前房浅，Tyn（−），可见鼻下方虹膜缺损，晶状体混浊。

（三）辅助检查

1. 眼前节照相　双眼角膜直径约9mm，前房极浅，鼻下方虹膜缺损，晶状体混浊（病例7图1）。

2. 眼底立体像　左眼下方脉络膜视网膜缺损，后极部脉络膜萎缩灶，杯盘比（C/D）约0.8；右眼底窥不清（病例7图1）。

3. Humphrey视野　左眼颞上方视野缺损（病例7图2）；右眼视力差，无法配合测量。

4. 光学生物测量仪测量　右眼眼轴27.59mm，前房深度1.54mm，晶状体厚度未测出，角膜K1 40.49D，角膜K2 42.34D；左眼眼轴30.19mm，前房深度2.59mm，晶状体厚度4.70mm，角膜K1 42.04D，角膜K2 43.20D。

5. 超声生物显微镜（UBM）　可见左眼虹膜附止点靠前，鼻下方部分虹膜缺损（病例7图3）。

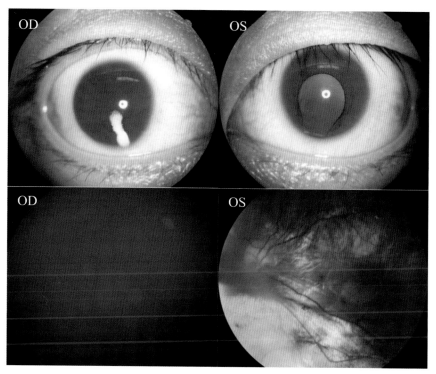

病例7图1　双眼眼前节照相和眼底立体相

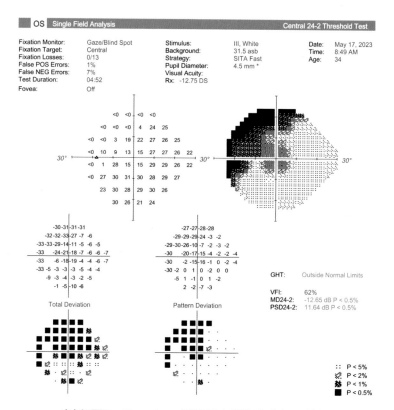

病例7图2　Humphrey视野示左眼颞上方视野缺损

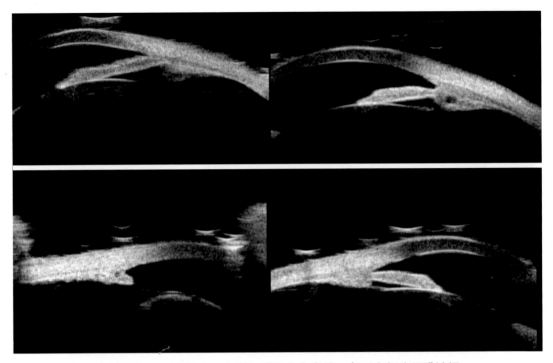

病例7图3　UBM检查：左眼虹膜附止点靠前，鼻下方部分虹膜缺损

（四）诊断

1. 双眼先天性小角膜。

2. 双眼葡萄膜缺损。

3. 左眼继发性青光眼。

4. 双眼并发性白内障。

5. 右眼视网膜脱离。

（五）治疗经过

左眼全麻下行白内障超声乳化吸除＋人工晶状体植入＋囊袋张力环植入＋瞳孔成形＋Ahmed引流阀植入术，术中、术后无并发症。术后1个月查左眼视力0.05，最佳矫正视力0.2，眼压12mmHg，前房深、瞳孔圆（病例7图4）。

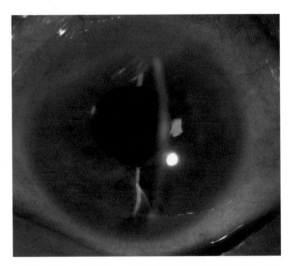

病例7图4　术后1个月眼前节图像示前房深、瞳孔圆

二、疾病介绍

先天性小角膜合并葡萄膜缺损是一类罕见的眼部疾病，属于眼先天性异常，具有遗传倾向，可能与致病基因突变导致眼球发育异常有关，如CRYAA、CRYBB1、CRYBA4、PAX6、GJAI、GJA8等基因[1]，也有部分研究表明与环境因素有关。其遗传机制尚不清楚，偶见家族性病例的报道，支持其可能具有遗传性，但更常见的是散发性病例。该病主要表现为小角膜、浅前房伴或不伴有房角关闭、虹膜缺损、晶状体混浊，眼底脉络膜及视网膜缺损可透见白色的巩膜，部分可见囊肿。

小角膜：直径<10mm的角膜称为小角膜，常合并虹膜缺损、脉络膜缺损、先天性白内障等。在胚胎发育期角膜乃至整个眼前段结构生长发育迟缓，而角膜弧度发育未受影响。小角膜患者由于眼前段结构拥挤，眼球直肌附着点异常前移，角膜弧度增加，造成角膜屈光率增加而呈近视状态，但部分患者可由于眼轴短，导致整体屈光度为正视甚至有可能为远视。约20%病例因眼前段结构拥挤可发展为青光眼。单纯性小角膜需与小眼球进行鉴别，可通过超声波测定眼轴辨别。小角膜如无其他并发症的则无需治疗。如合并青光眼，传统的滤过性手术效果往往不佳。

葡萄膜缺损：在眼的先天异常中，葡萄膜发育畸形并不少见，其中又以葡萄膜缺损较多。因胚裂生长发育紊乱并处于胚裂特定位置的眼组织缺损，也被称为眼的典型性缺损。与胚裂有关的组织结构全部受累者称为完全性缺损，这些组织包括视盘、视网膜和脉络膜、睫状体、虹膜，甚至影响到晶状体，即胚裂全程闭合障碍。葡萄膜缺损的患病率为0.05%～0.26%，约占全世界儿童致盲性疾病的10%。报道的病例主要是散发性的，没有明显的家族聚集现象。

正常的眼睛发育过程中，神经外胚层接近表面外胚层并形成视泡。视泡内陷在背侧和近端形成视杯，在腹侧和远侧形成胚裂。囊泡的最近端部分形成视柄。胚裂的边缘向彼此生长，直到融合，为玻璃体动脉留下一个小开口，即视盘。胚裂在胚胎发育的第五周开始闭合，大约在第七周完成。胚裂部分或完全闭合失败会导致葡萄膜缺损。由于胚裂最后在腹侧闭合，缺损的位置通常在腹侧。缺损引起的视力损害程度从无症状到完全丧失视力不等，取决于缺损的大小和位置。目前有初步研究提出缺损的各种环境危险因素，例如近亲结婚、孕期母体维生素A缺乏或接触药物等[2]。主要为对症治疗，对于葡萄膜缺损的患者根据缺损的部位、程度、并发症的不同针对性的进行相应的手术治疗，如白内障摘除术、瞳孔成形术、斜视矫正术、玻璃体切除联合视网膜复位术等，治疗的目标是改善视力、纠正屈光不正和处理相关并发症。

三、病例点评

此类患者病情复杂，手术设计时应充分考虑患者特点，针对不同的难点进行相应处理，逐个击破。由于患者虹膜组织功能缺失，术中存在小瞳孔术野暴露困难的问题，所以在术前充分散瞳后可在术中应用虹膜拉钩暴露术野。患者晶状体混浊明显，前房注入黏弹剂后可使用胎盘蓝/吲哚染色辅助撕囊（建议黏弹剂下染色，避免染色剂进入玻璃体）。由于患者下方悬韧带也存在部分缺失，超乳前可根据情况使用囊袋拉钩维持囊袋张力，超乳后使用囊袋张力环保持晶状体的稳定性。尽管患者前房结构拥挤，但是术中灌注压仍应设置在较低水平（30mmHg或高于眼内压5～10mmHg），过高的灌注压容易因为悬韧带缺损发生房水逆流造成术中前房逐渐变浅，使用低灌注压的同时在撤出灌注前左手补充黏弹剂均有助于维持前房和眼压稳定，避免术源性视网膜脱离。虹膜缺损可导致畏光、视觉扭曲和复视，有时在美观上也可能是不可接受的，所以在评估虹膜条件之后进行瞳孔成形将提升患者术后的满意度，然此类患者虹膜张力大，在评估虹膜条件之后可行对侧虹膜剪开以方便瞳孔成形。

四、延伸阅读

葡萄膜缺损是一种先天性缺陷，由胚胎发育第5～7周期间胚裂闭合错误引起，通常具有特征性眼底外观，表现为鼻下部视网膜色素上皮（RPE）和脉络膜缺失，可透见变薄、拉伸和异常的巩膜，有时表现为白瞳。葡萄膜缺损继发的视网膜脱离（RD）是导致视功能严重损害的重要并发症，并发脉络膜缺损的机制通常被认为是孔源性的。组织病理学研究已阐明脉络膜视网膜从缺损边缘到内部的变化。随着SS-OCT的发展，已有研究关注缺损的视网膜变化，特别是从边缘到中心，视网膜最终变成单层萎缩神经元和神经胶质结构[3]。此类疾病对于眼底医生来说十分棘手，近年来有文献报告了一名患有双侧葡萄膜缺损并伴有孔源性视网膜脱离的年轻女孩采用了玻璃体切割术（PPV）结合缺损区域周围的激光光凝、缺损区域内的经巩膜冷冻疗法及硅油填充术，术后获得了完全成功，这可能是此类复杂网脱的有效方案[4]。

（病例提供者：梅　凤　首都医科大学附属北京同仁医院）

（点评专家：范志刚　石　砚　首都医科大学附属北京同仁医院）

参考文献

[1]Patel A，Sowden JC.Genes and pathways in optic fissure closure[J].Seminars in Cell & Developmental Biology，2019，91：55-65.

[2]Selzer EB，Blain D，Hufnagel RB，et al.Review of evidence for environmental causes of uveal coloboma[J].Survey of Ophthalmology，2022，67（4）：1031-1047.

[3]Tanaka S，Yokoi T，Katagiri S，et al.Structure of the retinal margin and presumed mechanism of retinal detachment in choroidal coloboma[J].Ophthalmology Retina，2021，5（7）：702-710.

[4]Huang ZJ，Yi JS，Chen WQ.Bilateral congenital uveal coloboma concurrent with retinal detachment[J].International Journal of Ophthalmology，2022，15（2）：364.

BEST卵黄样黄斑营养不良（BVMD）继发闭角型青光眼

一、病历摘要

（一）基本信息

患者男性，25岁，双眼视力下降、眼压升高数月，最高达30mmHg，于当地医院诊断为"双眼青光眼"，予盐酸卡替洛尔和布林佐胺滴眼液降眼压治疗。现为寻求进一步诊治至首都医科大学附属北京同仁医院青光眼科就诊。曾有肋骨摔伤病史，否认全身疾病病史。父亲视力欠佳（具体不详）。

（二）专科检查

①视力：右眼0.2，最佳矫正视力0.4；左眼0.1，最佳矫正视力0.4；②眼压：右眼13mmHg，左眼12mmHg（双眼规范使用盐酸卡替洛尔及布林佐胺滴眼液）；③裂隙灯检查：双眼结膜无充血，角膜透明，KP（–），中央前房稍浅约2CT，周边前房约1/2CT，Tyn（–），虹膜纹理清，瞳孔圆，直径3mm，光反射（＋），晶状体清；④前房角镜检查：静态下双眼房角宽度分级为全周窄Ⅳ，动态下右眼7～11点位关闭，左眼12～15点位关闭。

（三）辅助检查

1. 眼底立体像检查　双眼眼底杯盘比（C/D）增大（双眼0.9），上下方盘沿均变窄，相应处可见视网膜神经纤维层缺损，黄斑区可见黄色囊样病变（病例8图1）。

2. 光学相干成像（OCT）检查　双眼黄斑区视网膜浅脱离（病例8图2）。

3. 超声生物显微镜（UBM）检查　双眼前房角关闭，晶状体向鼻上方脱位（病例8图3）。

4. 光学生物测量仪测量　结果显示该患者眼轴为右眼21.87mm，左眼21.57mm。

5. 荧光素眼底血管造影（FFA）检查　静脉期：双眼视盘界清，视网膜动脉充盈略延迟，可见动脉前锋，视网膜静脉充盈无明显延迟，拱环下方可见点簇状高荧光，黄斑下方可见斑驳高荧光，随时间推移无明显渗漏（病例8图4A-B、D-E）；晚期：拱环下方高荧光（病例8图4C、病例8图4F）。

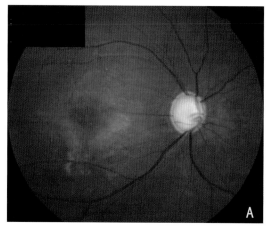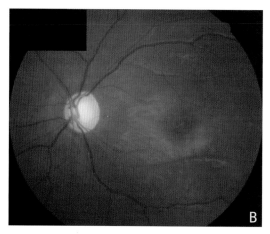

病例8图1　眼底检查
A. 右眼；B. 左眼

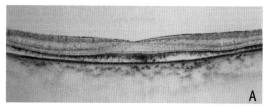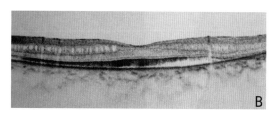

病例8图2　OCT检查
A. 右眼；B. 左眼

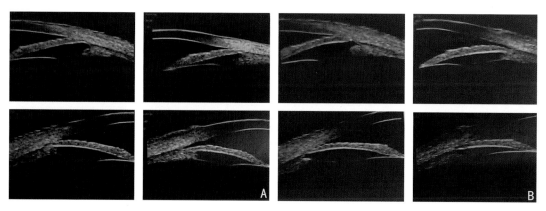

病例8图3　UBM检查
A. 右眼；B. 左眼

6. 眼底吲哚菁绿血管造影（ICGA）　早期：双眼黄斑下方可见脉络膜血管显影增强（病例8图5A～B、病例8图5D～E）；晚期：后极部背景荧光增强，黄斑中央可见不规则片状低荧光（病例8图5C、病例8图5F）。

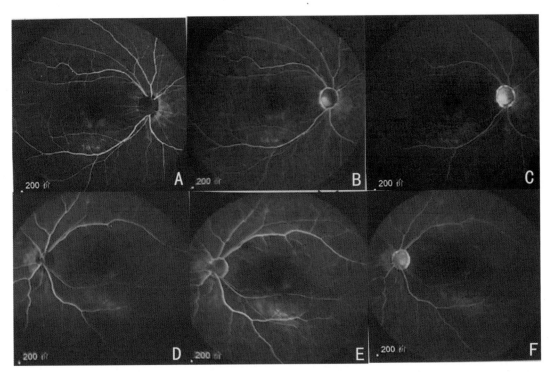

病例8图4　FFA造影检查结果

A、B、C：右眼；D、E、F：左眼

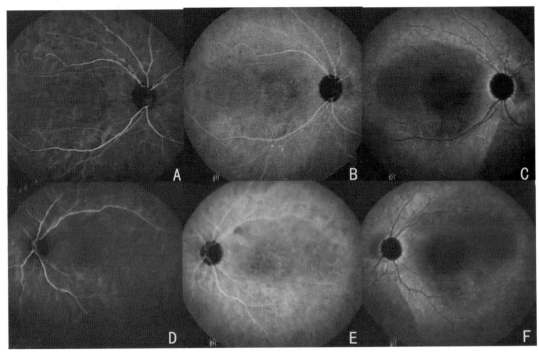

病例8图5　ICGA造影检查结果

A、B、C：右眼；D、E、F：左眼

7. 视网膜电图检查　提示双眼F-ERG视杆、视锥和最大反应振幅重度降低（锥反应改变更明显）（病例8图6A）。

8. 眼电图（EOG）检查　可见双眼Arden比显著降低（病例8图6B～D）。

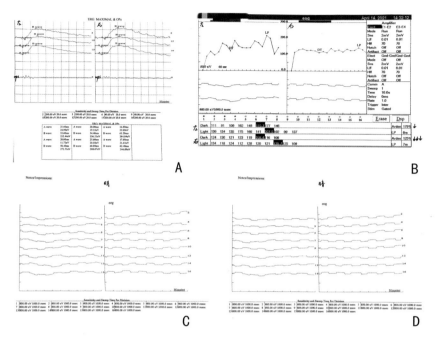

病例8图6　ERG及EOG检查

A. ERG检查结果图；B～D. EOG检查结果图

获得该家系成员知情同意后，应用全外显子测序在先证者的第11号染色体中发现BEST1基因有一个杂合错义突变（c.77G＞A，p.G26D），并应用Sanger测序证实先证者及父亲均存在BEST病致病基因BEST1基因杂合突变（c.77G＞A，p.G26D，而其母亲不携带该变异（病例8图7）。根据美国医学遗传及基因组学会指南，该变异判定为疑似致病性变异（likely pathogenic）。综合临床表型和基因检测结果，该先证者及其父亲均被诊断为BEST卵黄样黄斑营养不良。

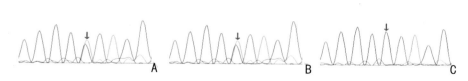

病例8图7　Sanger测序验证结果

A、B分别示先证者父亲及先证者存在BEST1基因杂合错义突变（c.77G＞A）；C示先证者母亲未携带该基因变异。

（三）诊断

1. 双眼BEST卵黄样黄斑营养不良（BVMD）。

2. 双眼继发性闭角型青光眼。

3. 双眼晶状体半脱位。

4. 双眼黄斑区视网膜脱离。

（四）治疗经过

对于本例患者，我们对其缩瞳前（病例8图8A～B）、缩瞳后（病例8图8C～D）及散瞳后（病例8图8E～F）分别进行UBM扫描，发现缩瞳后前房较缩瞳前变浅，部分根部虹膜与前房角结构相贴，并遮挡巩膜突，而散瞳后前房明显加深且房角开放，提示晶状体位置异常是其房角关闭的主要机制。因此，予以双眼行白内障超声乳化联合人工晶状体植入联合虹膜–悬韧带–玻璃体前界膜–前玻璃体复合物切除术（IZHV）联合Ahmed青光眼引流阀植入术。术后患者双眼眼压波动在10mmHg左右，裂隙灯检查及眼前节光学相干层析成像术（AS-OCT）检查均可见前房较术前明显加深（病例8图9A～D），可见引流阀管口位于颞上方，虹膜周切口畅，人工晶状体位正（病例8图9C）。OCT检查可见双眼黄斑区视网膜脱离较前明显好转（病例8图10）。

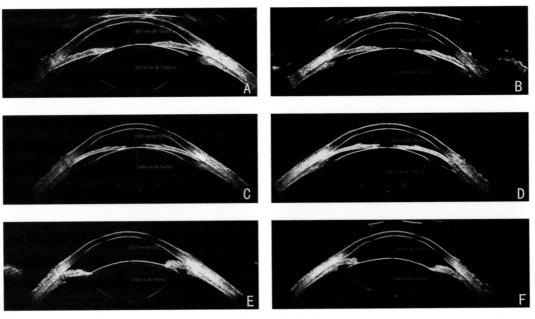

病例8图8　UBM扫描

A～B. 右眼及左眼缩瞳前UBM扫描，双眼前房深度分别为右眼ACD＝1.825mm，左眼ACD＝1.760mm；C～D. 右眼及左眼缩瞳后UBM扫描，双眼前房深度分别为右眼ACD＝1.665mm，左眼ACD＝1.619mm；E～F. 右眼及左眼散瞳后UBM扫描，双眼前房深度分别为右眼ACD＝2.227mm，左眼ACD＝2.249mm。

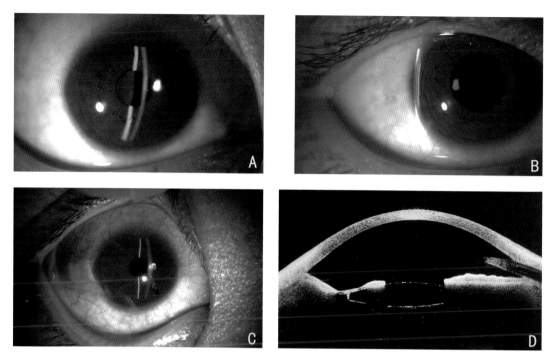

病例8图9　眼前节照相和AS–OCT检查

A～B：右眼术前前节裂隙灯照相；C：右眼术后1个月前节裂隙灯照相；D：右眼术后1个月 AS-OCT检查图

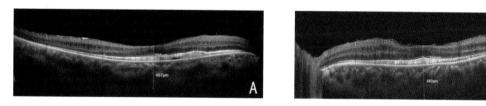

病例8图10　OCT检查结果

A．右眼术后2个月OCT检查；B．左眼术后1个月OCT检查

二、疾病介绍

BEST卵黄样黄斑营养不良（best vitelliform macular dystrophy，BVMD）是BEST1基因相关眼病中的一种，为常染色显性遗传，目前发现超过100个突变，92%的突变是位于蛋白质N端的错义突变[1, 2]。1905年由Best首先报告，故本病又称Best病。常于儿童期或青少年期发病，双眼发病，早期视力正常，后以中心视力下降和视物变形为主要表现，周边视力不受影响。常有轻至重度远视，也可伴有畏光、视物变形、夜盲等症状[3]。1967年Francois等又将卵黄样黄斑变性分为四期。0期：眼电图（EOG）异常；Ⅰ期：黄斑区视网膜色素上皮（retinal pigment epithelium，RPE）轻度异常；Ⅱ期：黄斑区典型卵黄样病损；Ⅲ期：黄斑区呈"假性前房积脓样"外观，病变可有液平面；Ⅳ期：RPE萎缩、瘢

痕或产生脉络膜新生血管（choroidal neovascularization，CNV）。EOG的Arden比低于1.55是诊断BVMD的必要条件，基因检测为可靠证据[4]。眼部特征：发病初期色素上皮下可见界限清晰的圆形或卵圆形卵黄样渗出物，呈浅黄或橘红色隆起约1~2D；后期渗出逐渐被吸收，进入假性积脓期和卵黄破裂期，开始出现视力波动，最终发展为后极部视网膜色素上皮萎缩，遗留下圆形瘢痕；继发性脉络膜新生血管形成和视网膜下出血，表现为视力减退或正常，偶有中心暗点。

三、病例点评

既往一项回顾性自我对照病例研究证实玻璃体可能在BEST病继发闭角型青光眼患者中发挥了重要作用[5]。该研究对5例（10眼）患者均行单眼小梁切除术，另一眼行晶状体摘除联合小梁切除联合前部玻璃体切除术，并于术后平均随访64.0个月。结果显示，所有单独行小梁切除术的5眼均在术后发生恶性青光眼，而行联合手术的5眼术后均未发生并发症，且前房深度加深、稳定，术后眼压波动在16mmHg左右。结合上述研究结果和既往诊治BEST病继发闭角型青光眼的经验，我们猜测，这类患者较易发生恶性青光眼主要与其玻璃体过于致密，容积相对较大有关。在本病例中，较为致密、容积异常增大的玻璃体可能导致其出现反复的玻璃体腔压力升高、顶压房角导致其关闭、眼压升高，在这过程中悬韧带可能出现继发性损伤而导致晶状体半脱位，而这又会进一步加剧房角关闭和眼压升高。此外，患者眼底黄斑区视网膜脱离也可能与致密的玻璃体反复前后移动牵拉相关。

基于我们提出的跨晶状体–悬韧带–睫状体–前部玻璃体复合体压力梯度的概念，本例患者因悬韧带和前部玻璃体的异常而存在异常增大的跨复合体压力差，因此对此例患者我们联合应用了IZHV，切穿复合体，将复合体前后组织贯通，使得跨复合体压力差恢复平衡。对于这类患者，应在术中切除较大范围的前部玻璃体以彻底解决其玻璃体异常的问题。需要注意的是，这类患者往往炎症反应较重，术后IZHV切口极易长入渗出膜，应当及时应用激光治疗以避免IZHV切口玻璃体疝的形成。术后本例患者眼底黄斑区视网膜脱离有所减轻，这可能与IZHV切除小部分前部玻璃体后，解除了玻璃体对黄斑部的牵拉相关。此外，患者双眼术后均未出现严重恶性青光眼，表明IZHV可以有效解决这类患者的悬韧带、玻璃体等复合体异常。

四、延伸阅读

BEST1基因中发现了250多种与多种表型相关的突变疾病，包括黄斑部营养不良（BVMD）、成人卵黄样黄斑营养不良（AVMD）、常染色体显性遗传的玻璃体视网膜脉络膜病（ADVIRC）、MRCS（微角膜、杆锥营养不良、白内障、后葡萄肿）综合征、视网膜色素变性和常染色体隐性遗传性黄斑变性（ARB）[6]。在BEST1等位基因上至少有2个致病突变位点，基因突变导致bestrophin-1蛋白功能完全缺失，通过影响电压依赖性钙离子通道、钙离子激活的氯通道、GABA、调节基因OTX2、MITF以及CRX，引起眼球发育异常、上皮细胞转运和液体稳态被破坏、RPE吞噬能力下降、RPE萎缩等[7]。由于基因突变导致眼球发育异常，此类患者早期多因弱视导致视力下降，其中约50%患者出现屈光不正（多表现为远视）、短眼轴、闭角型青光眼及眼底改变[4]。

脉络膜新生血管是BVMD的常见眼底改变[8]。研究表明，在疾病早期，玻璃体腔内注射贝伐单抗是治疗BVMD卵黄样渗出期脉络膜新生血管的有效方法。而对于晚期患者，目前暂无相关临床试验。对于儿童患者而言，应每年进行眼科检查，以预防弱视的发展。此外，研究发现戒烟可有助于防止视网膜新生血管的形成。

（病例提供者：张　烁　石　砚　首都医科大学附属北京同仁医院）

（点评专家：石　砚　范志刚　首都医科大学附属北京同仁医院）

参考文献

[1]Grewal SS，Smith JJ，Amanda-Jayne FC.Bestrophinopathies：perspectives on clinical disease，Bestrophin-1 function and developing therapies[J].Ther Adv Ophthalmol，2021，13：2515841421997191.

[2]Xuan Y，Zhang Y，Zong Y，et al.The Clinical features and genetic spectrum of a large cohort of Chinese patients with vitelliform macular dystrophies[J].Am J Ophthalmol，2020，216：69-79.

[3]Boon CJ，Klevering BJ，Leroy BP，et al.The spectrum of ocular phenotypes caused by mutations in the BEST1 gene[J].Prog Retin Eye Res，2009，28（3）：187-205.

[4]Tsang S，Sharma T.Best vitelliform macular dystrophy[J].Adv Exp Med Biol，2018，1085：157-158.

[5]Fang YX，Duan XM，Chen L，et al.Combination of trabeculectomy and primary pars plana vitrectomy in the successful treatment of Angle-Closure glaucoma with BEST1 mutations：self-controlled case series[J].Ophthalmol Ther，2022，11（6）：2271-2284.

[6]Petrukhin K，Koisti MJ，Bakall B，et al.Identification of the gene responsible for best macular dystrophy[J].Nat Genet，1998，19（3）：241-247.

[7]Burgess R，Millar ID，Leroy BP，et al.Biallelic mutation of BEST1 causes a distinct retinopathy in humans[J].Am J Hum Genet，2008，82（1）：19-31.

[8]Jarc-Vidmar M，Sega R，Jaki-Mekjavic P.Intravitreal bevacizumab treatment for exudative choroidal neovascularisation in best vitelliform macular dystrophy[J].Eur J Ophthalmol，2021，13：11206721211057684.

病例9

常染色体隐性遗传性卵黄样营养不良（ARB）继发闭角型青光眼

一、病历摘要

（一）基本信息

患者女性，26岁，因"双眼视物模糊3个月余，加重1个月余"就诊于当地医院，测眼压为右眼49mmHg、左眼52mmHg，诊断为"双眼青光眼"，未予治疗。次日就诊于首都医科大学附属北京同仁医院青光眼科门诊，测眼压为右眼50mmHg，左眼49mmHg，予降眼压药物治疗后双眼眼压波动在30mmHg左右。10岁左右发现双眼弱视，未正规治疗。既往否认外伤史，无全身疾病病史。

（二）专科检查

①视力：右眼视力指数/10cm，仅存鼻侧光感；左眼0.03；②眼压：右眼28mmHg，左眼31mmHg（双眼使用布林佐胺、酒石酸溴莫尼定、卡替洛尔、拉坦前列素滴眼液）；③裂隙灯检查：双眼结膜无充血，角膜清，KP（－），中央前房浅，周边前房深度<1/4CT，Tyn（－），瞳孔圆，直径3mm，对光反射灵敏，晶状体轻度混浊；④前房角镜检查：动态下右眼10～12点位开放，其余关闭；动态下左眼4～9点位开放，其余关闭。

（三）辅助检查

1. 眼底立体像　双眼杯盘比增大（双眼1.0），各象限盘沿均变窄，可见视网膜神经纤维层缺损（RNFLD），黄斑中心反光未见，色素紊乱，大量黄白色点状病灶，双眼黄斑部色素改变（病例9图1）。

2. 光学相干断层扫描（OCT）　可见双眼黄斑（病例9图2A-B）。

3. 超声生物显微镜（UBM）检查　可见双眼周边虹膜膨隆，前房角关闭，测得前房深度分别右眼2.64mm，左眼2.77mm（病例9图3）。

4. 光学生物测量仪测量　双眼眼轴为21.88mm。

5. 荧光素眼底血管造影（FFA）检查　双眼早期视网膜后极部散在点状高荧光，晚期可见视网膜周围毛细血管明显渗漏（病例9图4）。眼底自发荧光检查双眼后极部自发荧光与荧光素眼底血管造影相符，黄斑区可见低荧光（病例9图5）。

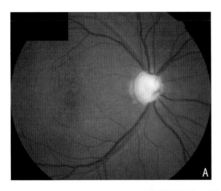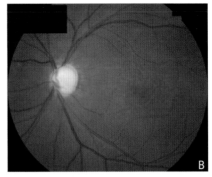

病例9图1　眼底立体像检查

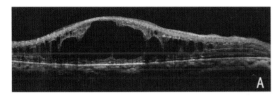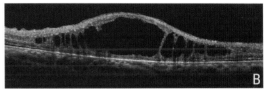

病例9图2　双眼OCT检查
A. 右眼；B. 左眼

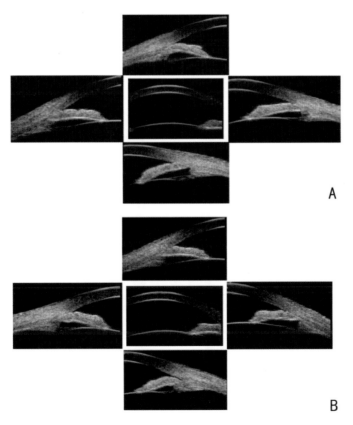

病例9图3　双眼UBM检查
A. 右眼；B. 左眼

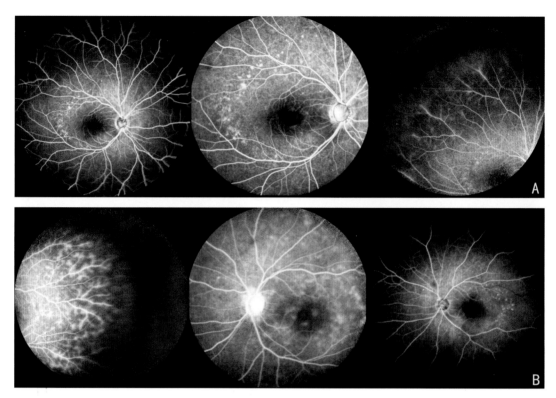

病例9图4　双眼FFA检查

　　A. 右眼的时间分别为0：45.97s、2：41.00s和4：11.62s；B. 左眼的时间分别为0：23.23s、1：51.67s和10：21.34s

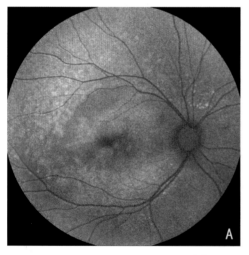 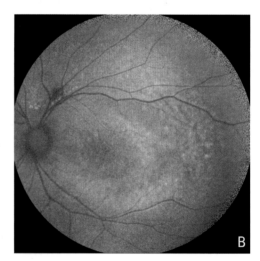

病例9图5　双眼自发荧光检查
A. 右眼；B. 左眼

　　6. 闪光视网膜电图（f-ERG）检查　30Hz闪光时，视杆光感受器最大反应幅度减小，视锥光感受器反应幅度无明显变化。

7. 基因检测　获得该家系成员知情同意后，应用全外显子测序在先证者的第11号染色体中发现BEST1基因（NM_004183）的一个纯合错义突变（c.1A＞G，p.M1V），并应用Sanger测序证实先证者的父亲及母亲均存在致病基因BEST1基因杂合突变（c.1A＞G，p.M1V）（病例9图6）。根据美国医学遗传及基因组学会指南，该变异初步判定为疑似致病性变异。

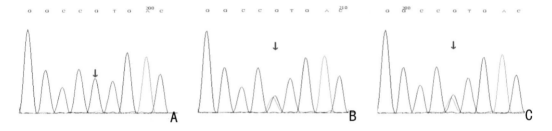

病例9图6　Sanger测序验证结果

A. 患者为纯合错义突变（c.1A＞G，p.M1V）；B～C. 先患者父亲及母亲BEST1基因杂合错义突变（c.1A＞G，p.M1V）

（四）诊断

1. 双眼常染色体隐性遗传性黄斑变性（ARB）。

2. 双眼继发性青光眼。

3. 双眼并发性白内障。

4. 双眼黄斑劈裂。

（五）治疗经过

对于本例患者，我们首先予以左眼晶状体摘除联合人工晶状体植入联合房角分离手术，但患者术后眼压仍波动在30mmHg左右，前房深度为2.54mm，与术前无异。基于前期的临床经验，予行下方（120°）10个点的小剂量睫状体光凝术。光凝术后1天，术眼眼压为25mmHg，前房无明显改变；术后4天，术眼眼压为17mmHg，前房明显加深，且前部玻璃体明显液化；术后2周，术眼眼压为15mmHg，前房深度达3.2mm（病例9图7）。

与左眼情况类似，在右眼行白内障超声乳化联合人工晶状体植入术后第一天，患者右眼眼压甚至超过了术前水平，高达50mmHg；术后第3天在应用4种降眼压药后，眼压为16mmHg；术后第5天，眼压再次升高至32mmHg。遂行鼻侧120°小剂量睫状体光凝，术后1周，眼压降至15mmHg；术后2周眼压维持在14mmHg，且前房加深至2.96mm；至右眼术后第30天、左眼术后第35天，前房深度分别为3.56mm和3.43mm（病例9图8）。

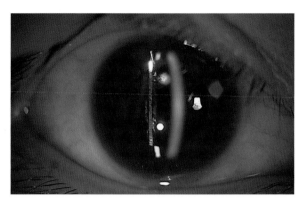

病例9图7　左眼小剂量睫状体光凝术后2周前房裂隙灯照相

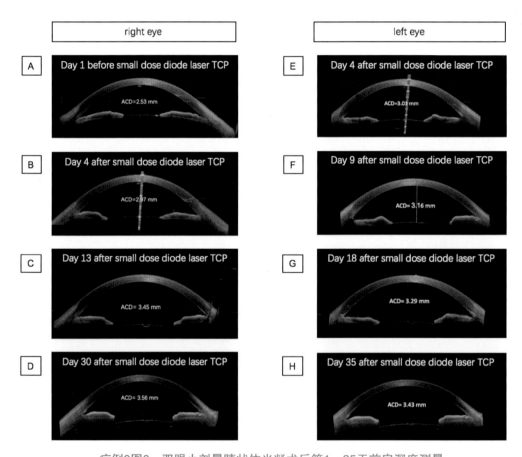

病例9图8　双眼小剂量睫状体光凝术后第1～35天前房深度测量

此外，我们惊喜地发现，患者双眼黄斑区视网膜劈裂较术前明显好转（病例9图9）。双眼UBM检查提示双眼房角开放范围与术前一致，但睫状体前旋明显改善、睫状沟明显增宽，且虹膜根部肥厚也明显改善（病例9图10）。

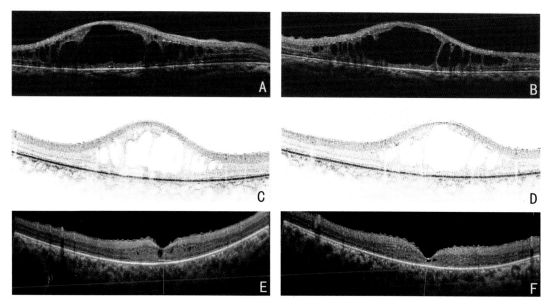

病例9图9　OCT检查

　　A ~ B．双眼术前OCT检查；C ~ D．右眼术前、左眼P+I术后，眼压未降低时OCT检查；E ~ F．双眼睫状体光凝术后2周，前房加深，眼压恢复至正常值时OCT。

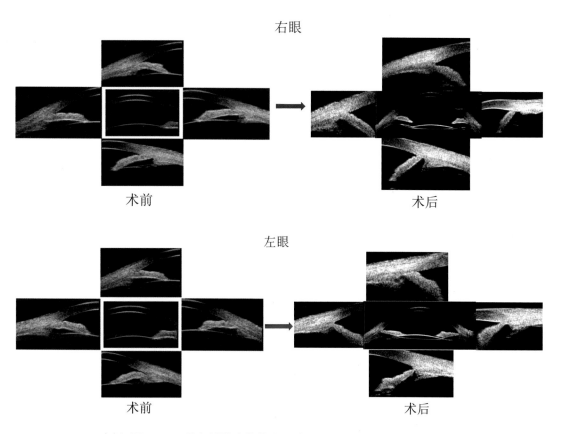

病例9图10　双眼小剂量睫状体光凝术前术后UBM前房角形态检查

　　患者于术后7个月及15个月复查，视力均有提高，眼压也得到较好控制，但仍存在双眼黄斑劈裂。术后27个月复查时，双眼眼压在应用降眼压药物（布林佐胺滴眼液）时可维持在16mmHg，视力为右眼0.03、左眼0.05，黄斑劈裂显著（病例9图11A、病例9图11B）、前房角关闭（病例9图11C、病例9图11D）。故再次行双眼小剂量睫状体光凝术，术后4天眼压控制为右眼12mmHg、左眼13mmHg，视力较前提高（右眼0.1、左眼0.03），同时黄斑劈裂显著好转（病例9图12A、病例9图12B）、前房角开放（病例9图12C、病例9图12D）。

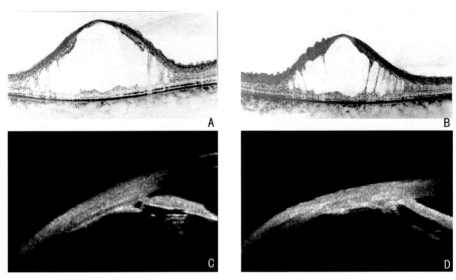

病例9图11　再次小剂量睫状体光凝术前检查

　　A～B. 右眼及左眼再次小剂量睫状体光凝术前OCT检查；C～D. 右眼及左眼再次小剂量睫状体光凝术前UBM检查

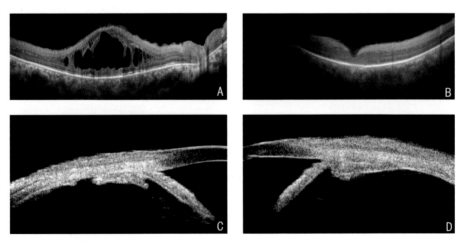

病例9图12　再次小剂量睫状体光凝术后检查

　　A～B. 右眼及左眼再次小剂量睫状体光凝术后OCT检查；C～D. 右眼及左眼再次小剂量睫状体光凝术后UBM检查

二、疾病介绍

常染色体隐性遗传性黄斑变性（autosomal recessive bestrophinopathy，ARB）是BEST1基因相关眼病中的一种，为常染色体隐性遗传，由BEST1基因纯合或复合杂合突变引起，常可继发难治性闭角型青光眼。BEST1基因位于染色体11q12，跨越15kb，包含11个外显子，目前报道超过250种突变编码[1]。其编码的Bestrophin-1蛋白是一种Ca^{2+}依赖性Cl^-通道，对其他分子具有高度渗透性，如HCO_3^-、谷氨酸和γ氨基丁酸（GABA），该通道可能起到pH传感器/调节剂并参与神经递质释放[2, 3]。BEST1基因突变改变了视网膜色素上皮层微绒毛与光感受器外段间的离子和液体运输，可引起类视黄醇转运受阻、上皮离子转运和液体稳态破坏-液体累积、光感受器外段吞噬作用受阻-含有有毒的维甲酸衍生脂褐素前体，表现为自发荧光低荧光、眼底可见卵黄状物质等[4]。

该病常于4~40岁发病，青少年多见。查体可见黄斑区及中周部视网膜黄白色视网膜下沉积物，黄斑区视网膜水肿及伴有视网膜下积液的视网膜脱离。患者常表现为远视眼，查体可见前房较浅，同时闭角型青光眼发生率很高。OCT可示视网膜色素上皮（retinal pigment epithelium，RPE）异常、光感受器外段拉长和增厚。眼电图（electro-oculogram，EOG）及ERG异常[5, 6]。

该病需与原发性闭角型青光眼、原发性开角型青光眼进行鉴别。由于ARB患者常具有浅前房及黄白色视网膜下沉积物、黄斑水肿劈裂等特征性改变，故一般不难诊断，当眼底改变不明显时可能需要借助基因检测辅助诊断。

目前ARB尚无特殊治疗。由于外显率低、表型多样及部分患者相对轻微的临床症状，使得对治疗对象及治疗时机的选择相对困难。而针对因其导致的继发性闭角型青光眼，可根据眼压及视神经损伤程度选择降眼压药物、预防性激光周边虹膜切除、周边虹膜切除术及晶状体摘除联合人工晶状体植入术等治疗方案[5]。

三、病例点评

既往针对ARB继发闭角型青光眼，由于其多为较年轻时便发病，晶状体透明，因此很多专家将其视为常规闭角型青光眼病例，仅采取滤过性手术如小梁切除术治疗，但术后均发生恶性青光眼或药物无法缓解的持续性浅前房。有研究报道，对8例（15眼）合并闭角型青光眼的ARB患者行小梁切除术，术后15眼均出现浅前房，3眼发生术后眼压升高，前房深度从术前的（2.19±0.29）mm，降至（0.62±0.27）mm。应用睫状肌麻痹剂、糖皮质激素均不能缓解浅前房，且术后随访发现患者均出现杯盘比增加、青光眼进展。因此，对于伴有闭角型青光眼的ARB患者，应慎重选择滤过手术[7]。

著名的EAGLE Study发现[8]，对于原发性房角关闭及原发性闭角型青光眼患者而言，透明晶状体摘除手术可有效缓解前房拥挤状态。ARB继发闭角型青光眼患者通常眼轴较短，前房较浅，因此我们团队选择先行白内障手术，理论上可解除眼前段拥挤，但术后前房并无加深。而在术后行小剂量睫状体光凝后发现该患者房角关闭相关的房角形态特征均得到改善，且经过两次光凝后黄斑劈裂也得到了明显的好转。我们团队基于前期睫状体光凝对周边玻璃体及悬韧带损伤的动物实验发现，提出跨晶体-悬韧带-睫状体-前部玻璃体复合体压力梯度的概念[9]。我们认为，小剂量的睫状体平坦部光凝，可能可以破坏玻璃体前界膜及局部后组悬韧带，使得复合体前后得到贯通，前房及玻璃体内压力平衡，虹膜晶状体隔后移，原本动态开放的房角开放加宽，眼压得到控制。且随着光凝后玻璃体的不断液化，玻璃体腔内压力可进一步降低，玻璃体对黄斑部的牵拉也得到了解除，而这可能可以解释睫状体光凝术后黄斑劈裂得到有效缓解的现象。随访至术后27个月时，患者再次出现双眼黄斑劈裂，猜测这可能是由于晶状体囊袋收缩及光凝区域瘢痕的形成，悬韧带、玻璃体前界膜及周边玻璃体再次形成牵拉力，对黄斑区产生牵拉作用，从而导致黄斑劈裂复发。基于上述理解，我们再次予以小剂量睫状体光凝，又一次破坏了复合体的完整性以解除牵拉，而黄斑区视网膜也再次成功复位。

综上，针对本例特殊病例的诊治，我们发现解除异常的跨晶体-悬韧带-睫状体-前部玻璃体复合体压力梯度可能是治疗ARB继发闭角型青光眼这类复杂青光眼的关键。除了小剂量睫状体光凝外，术中联合应用虹膜-悬韧带-玻璃体前界膜-前玻璃体复合物切除术（Irido-zonulo-hyaloid-vitrectomy，IZHV）也可有效沟通前后节，解除异常的跨复合体压力梯度。

四、延伸阅读

Kaufman PL教授通过对11只恒河猴和12名人类受试者进行超声生物显微镜检查、内镜检查和眼内结构成像检查发现[10]，在调节过程中睫状肌可向前移动约1.0mm，将脉络膜、视网膜、玻璃体悬韧带及与玻璃体悬韧带相连的相邻玻璃体向前拉，而中央玻璃体则向后移动，虹膜向后弯曲，后房塌陷，房水反向流动。眼调节过程中，睫状肌和脉络膜在功能上形成了一个弹性网络，从睫状肌及其周边组织（包括小梁网）延伸到眼后部，并最终连接到包围视神经的弹性纤维环和视神经通过的筛板。眼调节时，睫状肌向前向内运动，促使睫状肌-脉络膜弹性网络整体向前运动，此时肌肉的收缩力可从睫状肌传导至视神经筛板处。随年龄增长，睫状肌和脉络膜组成的弹性网络会逐渐失去弹性，其在调节过程中的向前运动受到严重限制，更多的肌肉收缩力传导至视神经筛板处，导致其更易受损，而这可能与中老年人筛板对眼压变化的耐受力下降有关。

另一方面，上述眼调节过程中玻璃体悬韧带-玻璃体-视网膜-脉络膜等组织的联动性移动提示我们可将这些组织视为一个完整的复合体看待。ARB继发闭角型青光眼患者往往较为年轻，且眼轴较短，玻璃体更为致密，复合体前后压力不均衡。而本例患者通过睫状体光凝可能可以破坏玻璃体前界膜及局部后组悬韧带，使得复合体完整性破坏，前后得到贯通，前房及玻璃体内压力平衡，虹膜晶体隔后移，显著改善拥挤的前房构型[11]。

此外，一项美国的研究发现[6]，通过腺相关病毒（adeno-associated virus，AAV）的基因增强，BEST1显性和隐性突变都可以得到相似的修复效果，这为治疗绝大多数遗传性黄斑变性提供了新思路。

（病例提供者：张　烁　石　砚　首都医科大学附属北京同仁医院）

（点评专家：石　砚　范志刚　首都医科大学附属北京同仁医院）

参考文献

[1]Ji CY，Li Y，Kittredge A，et al.Investigation and restoration of BEST1 activity in patient-derived RPEs with dominant mutations[J].Sci Rep，2019，9（1）：19026.

[2]Burgess R，Millar ID，Leroy BP，et al.Biallelic mutation of BEST1 causes a distinct retinopathy in humans[J].Am J Hum Genet，2008，82（1）：19-31.

[3]Grewal SS，Smith JJ，F Carr AJ.Bestrophinopathies：perspectives on clinical disease，Bestrophin-1 function and developing therapies[J].Ther Adv Ophthalmol，2021，13：2515841421997191.

[4]Petrukhin K，Koisti MJ，Bakall B，et al.Identification of the gene responsible for Best macular dystrophy[J].Nat Genet，1998，19（3）：241-247.

[5]Boon JFC，Klevering BJ，Leroy BP，et al.The spectrum of ocular phenotypes caused by mutations in the BEST1 gene[J].Prog Retin Eye Res，2009，28（3）：187-205.

[6]Boon JFC，Born VD，Visser IL，et al.Autosomal recessive bestrophinopathy：differential diagnosis and treatment options[J].Ophthalmology，2013，120（4）：809-820.

[7]Zhong YM，Guo XX，Xiao H，et al.Flat anterior chamber after trabeculectomy in secondary angle-closure glaucoma with BEST1 gene mutation：case series[J].PLoS One，2017，12（1）：e0169395.

[8]Azura-Blanco A，Burr J，Ramsay C，et al.Effectiveness of early lens extraction for the treatment of primary angle-closure glaucoma（EAGLE）：a randomised controlled trial[J].Lancet，2016，388（10052）：1389-1397.

[9]Shi Y，Tian JX，Han Y，et al.Pathogenic role of the vitreous in angle-closure glaucoma with autosomal recessive bestrophinopathy：a case report[J].BMC Ophthalmol，2020，20（1）：271.

[10]Croft MA，Nork TM，McDonald JP，et al.Accommodative movements of the vitreous membrane，

choroid, and sclera in young and presbyopic human and nonhuman primate eyes[J].Invest Ophthalmol Vis Sci, 2013, 54（7）: 5049-5058.

[11]Kaufman PL, Drecoll EL, Croft MA.Presbyopia and glaucoma: two diseases, one pathophysiology? The 2017 Friedenwald Lecture[J].Invest Ophthalmol Vis Sci, 2019, 60（5）: 1801-1812.

色素性青光眼

一、病历摘要

（一）基本信息

主诉：患者女性，47岁，当地省级医院诊断为双眼"色素性青光眼"1周余，为寻求进一步诊治至首都医科大学附属北京同仁医院青光眼科就诊。

现病史：患者自诉1个月前出现畏光、视物模糊、视物倾斜等症状，当地市级医院诊断为双眼"葡萄膜炎"，予消炎、降眼压药物治疗，效果不佳；转至当地省级医院确诊为双眼"色素性青光眼"，行双眼"激光虹膜周切术"，术后当天眼压最高升至48mmHg，予甘露醇降眼压，眼压降至正常，继续使用盐酸卡替洛尔、溴莫尼定、布林佐胺等降眼压药物治疗。

既往史：患者自述18年前曾行"准分子激光术"，术前双眼屈光度约−5D，术后右眼视力0.6，左眼0.8，之后无明显变化。其余个人史、家族史无特殊。

（二）专科检查

①视力：右眼0.5，左眼0.15；②眼压：右眼13mmHg，左眼11mmHg（已停用降眼压药物1周）；③裂隙灯检查：双眼角膜透明，左眼可见梭形棕褐色角膜后沉着（病例10图1B）；前房深，房水清；双眼瞳孔不规则散大，瞳孔欠圆，直径4~5mm，可见虹膜表面色素沉积，周围部后凹（病例10图1C、病例10图1D），双眼晶状体轻度混浊、前囊可见散在色素颗粒（病例10图1E、病例10图1F）；未见虹膜边缘辐条状透照缺损（病例10图1G、病例10图1H）。

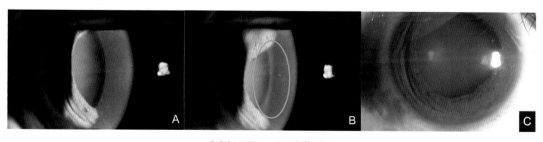

病例10图1　眼前节检查

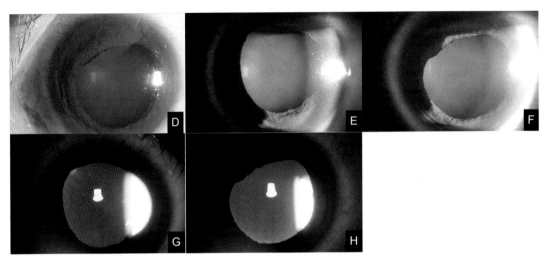

病例10图1　眼前节检查（续）

A、C、E、G为右眼；B、D、F、H为左眼

（三）辅助检查

1. 前置镜检查　可见杯盘比右眼0.4，左眼0.6。

2. 房角镜检查　可见双眼小梁网上均匀分布的色素颗粒（Sheie Ⅳ级）（如病例10图2绿色箭头所示）。

3. 超声生物显微镜（UBM）检查　双眼房角开放，虹膜后凹，虹膜与晶状体接触距离增大，晶状体赤道部距睫状突间距离各方向未见显著差异，睫状体未见异常回声，周边玻璃体可见点条状回声（病例10图3）。

4. 眼后节OCT检查　双眼盘沿全周明显变窄，视神经乳头周围及黄斑周神经纤维层厚度局限性变薄（病例10图4）。

5. Humphrey 24-2视野检查　双眼均可见环形暗点，右眼VFI 84%，MD -9.73dB；左眼VFI 78%，MD -11.52dB（病例10图5）。

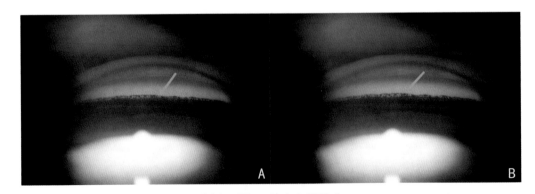

病例10图2　前房角镜检查

A. 右眼；B. 左眼。绿色箭头示双眼小梁网上均匀分布的色素颗粒（SheieⅣ级）

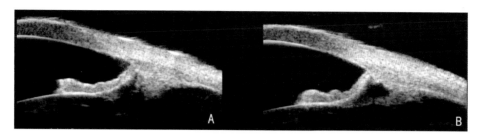

病例10图3　UBM检查

A．右眼；B．左眼

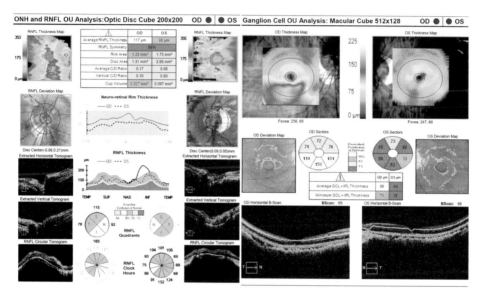

病例10图4　双眼视神经乳头和黄斑区域神经纤维层分析

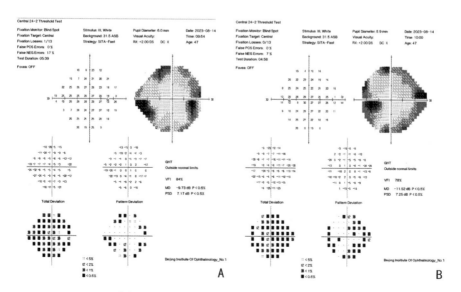

病例10图5　双眼Humphrey 24-2视野检查

A．右眼；B．左眼

（四）诊断

双眼继发性开角型青光眼（色素性青光眼）。

（五）治疗经过

患者双眼行"激光虹膜周切术"后在停用降眼压药物治疗的情况下眼压仍维持在较低水平（右眼13mmHg，左眼11mmHg），既往研究表明激光虹膜周切术对于解除色素性青光眼的反向瞳孔阻滞效果较好，但对于长期控制青光眼性视神经损伤进展的作用尚无明确定论。考虑到该患者视野缺损已进展至中期，且色素性青光眼患者往往眼压波动较大，故嘱其定期随访复查，密切关注眼压变化和视神经损伤进展情况，一旦发现眼压波动性升高或视神经损伤出现进展，则应考虑及时行滤过性手术治疗。

二、疾病介绍

（一）概述

色素播散综合征（pigment dispersion syndrome，PDS）是指由于虹膜后部色素上皮细胞内的色素颗粒大量脱离并弥漫于眼前节的一类疾病。游离出的色素颗粒常随着房水的流动沉积于小梁网致使房水流出受阻，进而眼压升高，引起继发性青光眼，称为色素性青光眼（pigmentary glaucoma，PG）。PDS好发于20～40岁青壮年，发病年龄较其他类型青光眼提前，白种人较其他有色人种发病率更高，且男性略高于女性，近视者多见[1]。据美国相关统计显示，有5%～10%的患者在确诊PDS五年后进展为PG，15%的患者在15年后进展为PG，国内比例更高，5年进展率高达75%。PDS常表现为角膜内皮表面色素沉着（Krukenberg梭）、虹膜辐条状透照缺损、小梁网色素沉着、虹膜后凹、虹膜震颤、晶状体表面色素沉着、Weiger韧带色素沉着等症状[2]。本例患者左眼可见角膜后棕褐色梭形色素沉着，双眼虹膜后凹，双眼晶状体表面色素沉着、小梁网均匀一致的色素颗粒等典型征象，故诊断为色素性青光眼。

在PDS患者的病理切片中可以看到部分晶状体悬韧带插入晶状体前囊，而出现透照缺损的虹膜正好与之相对应，加之观察到虹膜后凹，推断该病的病生理机制为：后凹的虹膜在收缩和扩张过程中后部与晶状体悬韧带摩擦，导致虹膜色素上皮细胞膜受损，细胞内的色素颗粒溢出于眼前节内，长期摩擦也使得对应部位的虹膜受损，出现"透照缺损"[3]。溢出的色素颗粒沉积于悬韧带、晶状体后囊膜、虹膜表面、角膜内皮，由于房水的流动形成竖直、棕褐色的Krukenberg梭形斑，角膜内皮细胞会逐渐吞噬部分颗粒；其余部分颗粒随房水流入小梁网并沉积其内，或由于小梁内皮细胞吞噬而潴留其中，久而久之导致房水流出受阻，引起眼压升高，最终导致青光眼视神经损害[4]。

本患者后节OCT检查可见视乳头处视网膜变性与脱离，导致盘沿厚度与RNFL厚度测量结果出现偏差（病例10图4）。在PDS患者中，出现视网膜格子样变性的比率远高于正常人，与孔源性视网膜脱离关系密切。其原因可能为次级玻璃体发育过程中，形成Druault边缘束，随着发育，晶状体赤道部的Druault束逐渐形成悬韧带，连接玻璃体与内界膜的部分形成玻璃体基底部，PG患者由于未能正常分离导致视网膜受到牵拉，形成格子样变性[5]。

虽然色素性青光眼的病理生理机制较为清晰，但其病因并不明确，虹膜为什么会脱色素及脱下来的色素如何阻塞小梁网甚至是远端房水引流通道等问题都尚未被完全探究清楚。部分PDS/PG病例具有家族聚集性，有研究称CPAMD8基因的缺陷可能会影响虹膜发育，导致其容易脱色素，进一步深入的分子机制仍有待深入研究[6]。

（二）治疗

色素性青光眼的治疗与原发性开角型青光眼相类似，主要包括药物治疗、激光治疗和手术治疗。

1. 药物治疗

（1）改变虹膜构型：①毛果芸香碱曾被认为是改变虹膜构型最理想的药物，通过收缩瞳孔，使后凹的虹膜外周部远离悬韧带，同时扩大房角间隙，增强房水引流。但会出现调节痉挛、引起近视患者视网膜脱离等不良反应；②α受体拮抗药，如莫西赛利、达哌唑，通过抑制虹膜收缩改变后凹结构，但相关药物临床应用较少。

（2）抑制房水生成：β受体阻滞药和碳酸酐酶抑制药，如噻吗洛尔、乙酰唑胺等，为常规降眼压药物，并不专门针对PDS/PG患者。

（3）增加房水流出：前列腺素衍生物，如拉坦前列素，可增加房水经葡萄膜-巩膜途径流出，对PG患者降眼压效果较好，目前为一线用药[1-3]。

2. 激光治疗

（1）激光小梁成形术：包括氩激光小梁成形术（argon laser trabeculoplasty，ALT）和选择性激光小梁成形术（selective laser trabeculoplasty，SLT），其降眼压的原理目前存在争议，包括，①机械学说：被激光照射的小梁网会收缩、形成瘢痕，使未被治疗的小梁网间隙扩大；②细胞学说：促进小梁网细胞分化和再生；③生化学说：受刺激细胞通过释放白介素-8、肿瘤坏死因子、聚集巨噬细胞等方式"改造"细胞外基质从而促进房水引流。但ALT患者术后成功率随时间推移而逐渐降低，这与小梁细胞的继发性损伤和瘢痕化有关，SLT对于色素性小梁细胞更有针对性，可减少损伤范围，但仍有术后眼压升高的报道，因此激光治疗效果并不确定。

（2）激光周边虹膜切除术（laser peripheral iridotomy，LPI）：通过在虹膜周边部打孔，沟通前后房压力差使房水流通，解除反向瞳孔阻滞，虹膜变平，减少与悬韧带之间的摩擦。但对于小梁网已出现永久性损害的PG患者来说，LPI并不能有效降低眼压，它更适合作为PDS患者避免发展成PG的预防措施。本病例在行LPI术后当天眼压急性升高，考虑为LPI破坏了切口处虹膜色素细胞，导致色素颗粒大量释放，小梁网阻塞加重，这也是LPI治疗PDS常见的不良反应。

3. 手术治疗

当药物治疗、激光治疗都无法控制疾病进展时，以小梁切除术为代表的滤过性手术可以有效降低PG患者眼压。该方法可作为PG患者的初始手术治疗，安全性较高且术后长期效果更好[7]。

三、病例点评

色素性青光眼患者急性高眼压发作时可出现视力下降、眼压升高、结膜充血、前房闪辉、小梁网色素颗粒沉积等症状。而本例患者最初于外院诊断为"双眼葡萄膜炎"，前葡萄膜炎（虹膜睫状体炎）可表现为视力下降、眼压升高、结膜充血、前房闪辉，羊脂状、粉尘状角膜后沉着物、小梁网色素颗粒沉积等相似症状，故两者容易混淆。但青光眼急性发作一般无前房炎症细胞，且虹膜睫状体炎导致的小梁网色素沉积为散在分布，PG是均匀分布[2-3]。另外，PG还应与假性剥脱综合征，虹膜睫状体囊肿、肿瘤，外伤、激光和手术后眼前段色素播散等鉴别。

国外色素播散综合征诊断标准为：①Krukenberg色素梭；②中周部放射状虹膜透照缺损；③小梁网色素沉积。但对于中国人来说，由于虹膜基质层有大量色素且颜色较深，因此色素上皮层的色素丢失并不能引起虹膜透照缺损，加之早期临床表现不典型，如果教条地按照国外指南诊治，患者很容易被误诊、漏诊。有研究显示我国的PDS发病率不像国外指南所言的那么低。我国人的虹膜厚度于白人和黑人之间，一方面不如黑种人虹膜质硬，不易发生后凹；一方面发生色素播散时由于色素颗粒较白种人多，进展会更为迅速，这也是为什么上文提到我国人PDS进展为PG的概率远高于白人。2015年，针对中国人的PDS筛查标准建议出炉，具有下列体征之一者应作为疑似患者进行筛查：①角膜后色素性沉着物（不一定是垂直梭形分布）；②近视眼合并中周部虹膜后凹、反向瞳孔阻滞；③浅色虹膜表面发现弥漫性色素性颗粒；④晶状体前、后囊膜色素颗粒沉附；⑤房角镜检查发现小梁网均匀一致性色素颗粒沉积（程度≥Sheie Ⅲ级）；⑥散大瞳孔后可见晶状体悬韧带色素颗粒沉积或玻璃体前界膜韧带附着部位色素颗粒沉积[8, 9]。对于中国人群而言，同时具备以下两项者可诊断为PDS：小梁网均匀一致性色素颗粒沉积、晶状体悬韧带色素颗粒沉积、玻璃体前界膜韧带附着部位色素颗粒沉积及角膜后垂直梭形色素颗粒沉积。

此外，由于中国人群PDS进展为PG率高，且这类患者眼压波动较大，致盲率亦较高，因此在治疗方法上也应采用更为激进的措施：PG早期阶段应当尽快行激光治疗，必要时辅以降眼压药物治疗，而当进展至中晚期时则推荐采用小梁切除术或青光眼引流阀手术等滤过性手术治疗。

四、延伸阅读

根据上文所提到的PDS和PG的病理生理机制，其源头与虹膜后凹有关，那么引起虹膜后凹的原因又是什么？前-后房之间的压力差或许是一个答案。眨眼与调节反射是PDS/PG的危险因素，前者通过挤压角膜，使前房变浅，形成压力波传导至虹膜，虹膜发生形变，即凹向悬韧带，虹膜的形变是由周围至中央，促使房水从后房流入前房，前房由于房水的充盈而压力升高，阻碍虹膜回位，凹陷的虹膜形成了一个"单向阀"，只允许房水从后向前单向流出，这也被称为"反向瞳孔阻滞"[10]；后者则是在视近物时由于晶状体前后径变长，前房变浅从而导致压力升高、虹膜弯曲；年轻人由于调节能力强，色素播散会更加严重，因而PG相较于其他类型青光眼起病更早。随着年龄增长，晶状体前后径变长，将虹膜"推"向前房，周围部与悬韧带间距增大，同时瞳孔变小，与晶状体接触面增大，出现相对的"瞳孔阻滞"，使虹膜膨隆，两者都会减少摩擦，在这段时间，患者下方房角沉积的色素颗粒减少，眼压甚至降至正常，这是PG特征性的"燃尽期（burn-out phase）"。运动也是一个危险因素，运动后脉络膜血管搏动增强，迫使房水经"单向阀"流向前房，前房角开大，使得虹膜后凹，这在近视眼中尤为明显[11-12]。

然而值得注意的是，上述的瞬目、调节、运动后虹膜后凹都是生理现象，正常人虹膜结构可以快速恢复而PDS/PG患者则不会，目前推测这与虹膜的异常解剖结构有关：①PDS患者虹膜根部更为靠后；②虹膜背面有放射状的schwalbe收缩褶和结构褶，他们像排水管一样引导房水流动，PDS患者可能出现相关结构障碍[5]。小梁内皮细胞具有活跃的吞噬作用，在PDS患者中可观察到大量色素颗粒被其吞噬，但小梁结构和功能并没有受到破坏；而在PG患者中，则观察到小梁内皮细胞的崩解、小梁网结构的损坏，而这似乎并不只是因色素阻塞引起，因此小梁网内皮细胞吞噬功能的异常也可能在PG进展中具有关键作用。

综上，虹膜为什么会脱色素及脱下来的色素如何阻塞并破坏小梁网结构功能是PG发病机制的关键问题，但目前并没有明确的答案，仍有待我们的进一步探索。

（病例提供者：张天睿　余晓伟　首都医科大学附属北京同仁医院）

（点评专家：裴雪婷　范志刚　首都医科大学附属北京同仁医院）

参考文献

[1]Okafor K，Vinod K，Gedde SJ.Update on pigment dispersion syndrome and pigmentary glaucoma[J]. Curr Opin Ophthalmol，2017，28（2）：154-160.

[2]卿国平，王宁利.色素播散综合征和色素性青光眼[J].眼科，2013，（1）：4.

[3]Sokol J，Stegman Z，Liebmann JM，et al.Location of the iris insertion in pigment dispersion syndrome[J].Ophthalmology，1996，103（2）：289-293.

[4]Niyadurupola N，Broadway DC.Pigment dispersion syndrome and pigmentary glaucoma-a major review[J].Clin Exp Ophthalmol，2008，36（9）：868-882.

[5]Ritch R.A unification hypothesis of pigment dispersion syndrome[J].Trans Am Ophthalmol Soc，1996，94：381-405；discussion 405-409.

[6]Tan J，Zeng L，Wang Y，et al.Compound heterozygous variants of the CPAMD8 gene Co-Segregating in two Chinese pedigrees with pigment dispersion syndrome/pigmentary glaucoma[J]. Front Genet，2022，13：845081.

[7]Qing GP，Wang NL，Wang T，et al.Long-term efficacy of trabeculectomy on Chinese patients with pigmentary glaucoma：a prospective case series observational study[J].Chin Med J（Engl），2016，129（11）：1268-1272.

[8]Qing G，Wang N，Tang X，et al.Clinical characteristics of pigment dispersion syndrome in Chinese patients[J].Eye（Lond），2009，23（8）：1641-1646.

[9]佚名.中国人色素播散综合征诊断标准探讨[J].中华眼科杂志，2015，51（4）：255-256.

[10]Karickhoff JR.Pigmentary dispersion syndrome and pigmentary glaucoma：a new mechanism concept，a new treatment，and a new technique[J].Ophthalmic Surg，1992，23（4）：269-277.

[11]Campbell DG.Pigmentary dispersion and glaucoma.A new theory.Arch Ophthalmol，1979，97（9）：1667-1672.

[12]Campbell DG，Schertzer RM.Pathophysiology of pigment dispersion syndrome and pigmentary glaucoma[J].Curr Opin Ophthalmol，1995，6（2）：96-101.

家族渗出性玻璃体视网膜病继发闭角型青光眼

一、病历摘要

（一）基本信息

患儿男性，12岁，因"双眼胀痛3个月"于2022年7月至首都医科大学附属北京同仁医院青光眼科就诊。患儿既往于外院被诊断为"右眼先天性青光眼和双眼高度近视"（右眼−11D，左眼−13D），并在1周岁时行右眼抗青光眼手术治疗（具体治疗不详）。

患儿为足月顺产，否认出生时吸氧史及外伤史，无全身疾病，骨骼等全身检查未见异常。父亲曾因左眼晶状体脱位行Phaco＋IOL植入术。

（二）专科检查

①视力：右眼FC/20cm，矫正视力无提高；左眼0.02，最佳矫正视力0.2；②眼压：右眼39mmHg，左眼16mmHg；③裂隙灯检查：右眼角膜下方带状变性，前房浅，周边前房深度<1/4CT，瞳孔直径约3mm，晶状体后囊浑浊。左眼未见明显异常。

（三）辅助检查

眼底立体像：右眼因角膜下方带状变性，晶状体后囊混浊，眼底不入；左眼眼底呈现高度近视性豹纹状眼底，杯盘比（C/D）约0.8，视网膜神经纤维层不清，其余未见明显异常（病例11图1）。

眼B超：可见双眼弱点条带状回声，提示双眼玻璃体混浊，右眼回声与球壁回声相连，而左眼不与球壁回声相连（病例11图2）。

超声生物显微镜（UBM）：可见右眼全周房角关闭、晶状体鼻上方脱位；左眼房角全周开放；双眼周边玻璃体存在异常征象（病例11图3）。

光学生物测量仪测量：右眼眼轴20.71mm，前房深度1.09mm，晶状体厚度4.40mm，角膜平均屈光度46.21D；左眼眼轴27.34mm，前房深度2.30mm，晶状体厚度3.68mm，角膜平均屈光度42.30D。

全外显子测序：FZD4基因（NM_012193）存在一个新的杂合无义突变（c.956G＞A，p.Trp319Ter）、ADAMTSL4基因（NM_019032）存在一个复合杂合突变（c.1130C＞T，p.Ala377Val；c.2341C＞T，p.Arg781Cys）（病例11图4）。

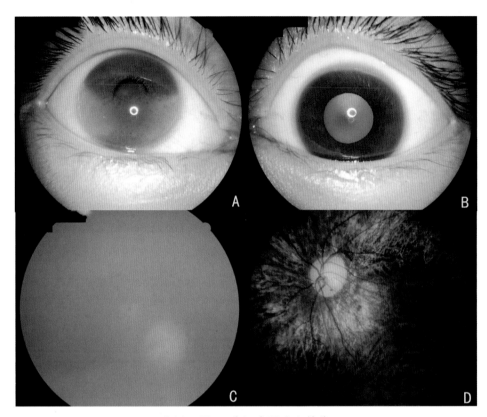

病例11图1　先证者眼底立体像

A、C：右眼角膜下方带状变性，眼底窥见不清；B、D：左眼眼底呈现高度近视性豹纹状眼底，杯盘比约0.8，其余未见明显异常。

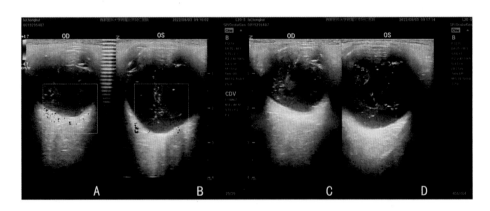

	K1	K2	ACD	Lens	AXL
Right	44.55D	48.00D	1.57mm	4.40mm	20.71mm
Left	40.49D	44.29D	2.90mm	3.68mm	27.34mm

病例11图2　先证者眼B超检查

A、C：右眼玻璃体混浊与球壁相连，眼轴为20.71mm；B、D：左眼玻璃体混浊不与球壁相连，眼轴为27.34mm

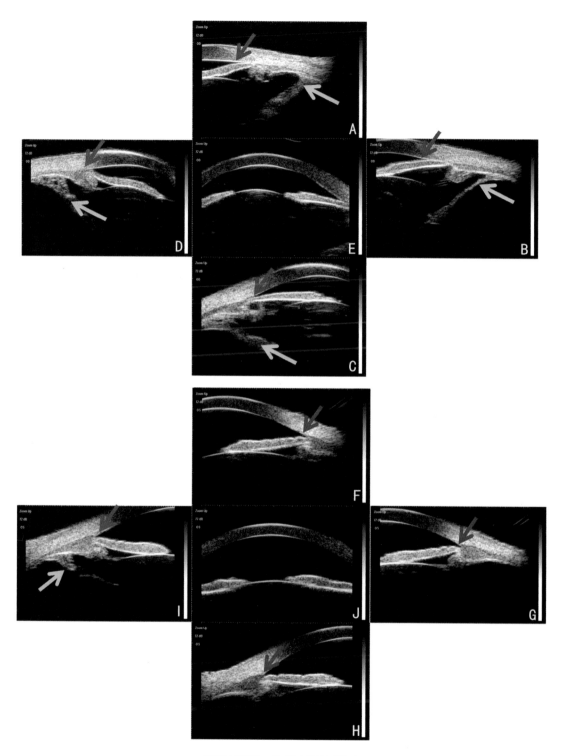

病例11图3　先证者UBM检查

　　A~E：右眼上方、鼻侧、下方、颞侧UBM检查，可见右房角全部关闭（红色箭头），全周周围玻璃体有条索状混浊（绿色箭头）。F~J：左眼上方、颞侧、下方、鼻侧UBM检查，可见左眼房角全部开放（红色箭头），鼻侧周围玻璃体有条索状混浊（绿色箭头）。

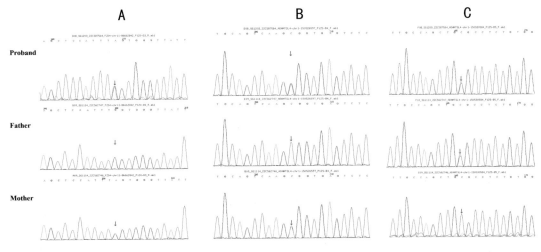

病例11图4　Sanger测序结果

A．先证者和母亲存在FZD4基因杂合突变（c.956G＞A，p.Trp319Ter）；B．ADAMTSL4基因杂合突变（c.1130C＞T，p.Ala377Val）；C：先证者和父亲存在ADAMTSL4基因杂合突变（c.2341C＞T，p.Arg781Cys）。

（四）诊断

1．右眼继发性闭角型青光眼。

2．右眼晶状体不全脱位。

3．右眼角膜带状变性。

4．双眼家族性渗出性视网膜病变。

（五）治疗经过

术前先予患儿布林佐胺噻吗洛尔滴眼液（派立噻）、阿法舒（酒石酸溴莫尼定滴眼液）、他氟前列素滴眼液将眼压降至正常，后右眼眼压再次升高，在上述三联降眼压药物的基础上，联合泼尼松（30mg×14天）、2%毛果芸香碱、20%甘露醇降眼压治疗。眼压控制后，在全麻下行右眼白内障超声乳化＋人工晶状体植入＋引流阀植入术，术中和术后无严重并发症发生。

术后2个月复诊，右眼眼压9mmHg，右眼最佳矫正视力0.05。嘱患儿进一步转至眼底专科评估眼底情况。

二、疾病介绍

家族性渗出性玻璃体视网膜病变（familial exudative vitreoretinopathy，FEVR）是一种罕见的遗传性视网膜血管发育异常的疾病[1]，其遗传方式包括常染色体显性遗传、常染色体隐性遗传和X连锁隐性遗传三种方式。

据报道，FEVR现有10个相关的致病基因[2]：NDP、FZD4、LRP5、TSPAN12、ZNF408、KIF11、CTNNB1、G1、CTNNA1、CTNND1[3]，这些基因主要通过Norrin/Wnt信号通路影响玻璃体血管退化和视网膜血管发育的过程[4]。

FZD4基因位于人类第11号染色体上，是卷曲基因家族的成员之一，其编码含537个氨基酸残基的G蛋白偶联通道受体蛋白可作为Norrin/Wnt信号通路的受体，参与细胞信号转导、细胞增生和细胞死亡，调节玻璃体血管退化和视网膜血管发育，对玻璃体和视网膜血管系统的发育至关重要[5]。FZD4基因突变可能会导致玻璃体和视网膜血管的退化不完全。DAMTSL4基因编码一种分泌型糖蛋白，在人眼组织中分布广泛，可促进纤维蛋白-1的沉积，提示在悬韧带的形成或维持中具有潜在作用[6]。ADAMTSL4基因突变可导致常染色体隐性遗传性孤立性异位晶状体和异位瞳孔，发病年龄早，常可导致严重的眼部表现，其临床表现包括晶状体异位、高度近视、白内障、视网膜脱离、瞳孔膜存留[7, 8]。

FEVR的临床表现以视网膜血管发育不全和异常的新生血管为特征，可以继发新生血管渗漏、视网膜渗出或脱离、黄斑牵拉、青光眼、玻璃体血管残留、晶状体后纤维增生症等疾病[4]。FEVR的不同基因变异-临床表型相关性十分复杂，且即使在同一个体的双眼之间，其临床表型也可能不对称[9]，而FZD4基因突变可能导致多样化和不对称的眼部表型[10]。

患儿右眼全周的周边玻璃体异常和左眼鼻侧半周的周边玻璃体异常可能与FZD4基因突变导致玻璃体血管退化不完全相关，且双眼受影响的程度存在较明显的不对称性。患儿全外显子测序提示FZD4基因杂合突变，突变基因来自母亲，因此考虑诊断为FEVR。另外，患儿携带DAMTSL4基因突变可导致瞳孔晶状体异位，其临床表现可包括晶状体异位、高度近视、白内障、视网膜脱离、瞳孔膜存留。大多携带ADAMTSL4基因致病突变的患者可表现为较严重的近视，屈光度常常超过-5D[11]。本病例报道的先证者携带有FEVR致病基因FZD4的杂合无义突变和晶状体脱位致病基因ADAMTLS4的复合杂合突变，同时伴随眼轴发育异常，双眼的临床表现也呈现不对称性。

临床上，对FEVR的眼底治疗是基于广域眼底血管造影检查的周边视网膜无血管区、新生血管情况及是否继发视网膜脱离来制订。该患儿双眼均无视网膜脱离，右眼因屈光间质混浊，眼底窥不清，且右眼因继发闭角型青光眼导致眼压升高，因此目前治疗的核心应是降眼压及摘除混浊的晶状体，以便更好地评估眼底情况。

在临床上，闭角型青光眼不是FEVR常见的并发症，对其研究报道较少见，但有研究认为青光眼是FEVR的严重并发症[12]。FEVR继发青光眼主要以闭角型为主，在发病机制上可分为新生血管[13]或非新生血管[14]两种机制。在前者中，视网膜缺血可促使虹膜和房角的新生血管形成，形成拉链式房角闭合，继而发生新生血管性青光眼；后者被认为是

"推进型"，由于大量视网膜下渗出或出血导致晶状体-虹膜隔向前移动促使房角关闭，在晚期时可因晶状体混浊或膨胀而加重房角闭合程度。该患者右眼眼底无灌注及新生血管情况不明确，虹膜并无明显新生血管，房角关闭可能与其短眼轴导致的眼前节拥挤及晶状体不全脱位相关。左眼发展为长眼轴后房角开放，也进一步说明眼轴与房角开放和关闭之间存在着非常密切的联系。

FEVR继发性青光眼的治疗研究目前不多，有相关研究指出对于新生血管性青光眼的治疗需找到病因并对其进行适当治疗，及时给予抗VEGF药物和对周边视网膜无血管区进行激光光凝治疗；对于非新生血管型患者，给予晶状体切除及抗青光眼药物治疗，必要时联合青光眼滤过手术[15]。该患儿右眼继发闭角型青光眼眼压高，伴有青光眼视神经损害（右眼MD24-2：-28.05dB，左眼MD24-2：-9.58dB），屈光间质混浊，因此我们选择在全麻下行右眼白内障超声乳化＋人工晶状体植入＋引流阀植入术。

三、病例点评

患儿双眼眼轴存在明显差异（右眼20.71mm，左眼27.34mm），长度相差6.63mm，既往报道发现部分FEVR患者的眼轴长度可出现不对称的表现，但是其背后的眼轴发育机制还有待探索[16]。2021年Pradeep Venkatesh提出玻璃体胶原与视网膜内界膜（ILM）胶原的相互作用可能会影响眼轴发育的假说[17]。FEVR是一种玻璃体视网膜交界性疾病，可能会对玻璃体后皮质和内界膜的粘连、玻璃体胶原成熟等产生影响，从而影响眼轴的延长。可从UBM中看到右眼全周的周边玻璃体内均有团条状回声与球壁相连，而左眼仅有鼻侧半周的周边玻璃体内可见团条状回声与球壁相连，这些结果表明其存在玻璃体视网膜交界面的异常，且右眼更为严重。

除FZD4基因突变外，患儿还存在ADAMTSL4基因复合杂合突变。大多携带ADAMTSL4基因致病突变的患者可表现为较严重的近视[11]。推测ADAMTSL4基因突变可导致眼轴不断延长，右眼全周的周边玻璃体异常则显著限制了眼轴的延长，而左眼小范围的周边玻璃体异常却无法限制眼轴延长的趋势，故而患者出现双眼眼轴长度显著不对等的表现，但眼轴不对等的病理生理学机制仍需深入研究。

患儿右眼继发闭角型青光眼与短眼轴和晶状体脱位相关，类似于真性小眼球的发病机制[18]，左眼则因眼轴长而表现为前房深和房角开放，与临床上大多数高度近视患者一致。基于该病例，我们认为对早发性闭角型青光眼及高度近视的防治实际上是一体两面，均应该回归到眼轴发育调控的研究上，该病例的遗传背景及相应的玻璃体改变均可能为我们研究眼轴调控提供思路。

四、延伸阅读

1. Kashani分期（基于广域眼底血管造影检查）　①1期：视网膜周边存在无血管区，可伴有视网膜内血管异常（A. 无渗出或渗漏；B. 有渗出或渗漏）；②2期：视网膜周边存在无血管区，伴有视网膜外新生血管（A. 无渗出或渗漏；B. 有渗出或渗漏）；③3期：黄斑以外的不全视网膜脱离（A. 无渗出或渗漏；B. 有渗出或渗漏）；④4期：黄斑受累的不全视网膜脱离（A. 无渗出或渗漏；B. 有渗出或渗漏）；⑤5期：完全性视网膜脱离（A. 开放漏斗型；B. 闭合漏斗型）。

2. 治疗

（1）激光治疗：主要原理是利用脉络膜与视网膜中黑色素、血红蛋白等对激光的吸收作用，破坏外层视网膜的色素上皮细胞及感光细胞，使其瘢痕化，从而改善氧代谢，减少血管内皮生长因子（vascular endothelial growth factor，VEGF）等的产生，达到封闭异常血管渗漏，促进新生血管退化的目的，对于控制早期病变和辅助手术治疗有积极意义。

（2）冷凝治疗：其原理是通过经巩膜的局限性低温作用使视网膜与脉络膜发生粘连，从而破坏视网膜屏障，促进新生血管退化，预防视网膜脱离。

（3）抗血管内皮生长因子药物治疗：VEGF表达的上调提示病变处于活动期，而活动性病变中玻璃体组织的纤维化一方面可引起牵拉性视网膜脱离，另一方面机械性牵拉也可提高血管内皮细胞对VEGF的敏感性，诱发新生血管，形成恶性循环。抗VEGF药物玻璃体注射有利于抑制新生血管形成、减少渗漏，降低视网膜脱离的风险。

（4）手术治疗：严重的FEVR病例在10岁前即可出现完全性失明，因此3期以上患儿应当尽早采取巩膜扣带术或玻璃体手术，手术主要目的为解除玻璃体牵拉，促进视网膜复位。

（病例提供者：余晓伟　钟红钰　首都医科大学附属北京同仁医院）

（点评专家：石　砚　范志刚　首都医科大学附属北京同仁医院）

参考文献

[1]Criswick VG，Schepens CL.Familial exudative vitreoretinopathy[J].Am J Ophthalmol，1969，68（4）：578-594.

[2]Huang L，Lu J，Zhang L，et al.Whole-Gene deletions of FZD4 cause familial exudative vitreoretinopathy[J].Genes（Basel），2021，12（7）：980.

[3]Yang M，Li S，Huang L，et al.CTNND1 variants cause familial exudative vitreoretinopathy through the Wnt/cadherin axis[J].JCI Insight，2022，7（14）：e158428.

[4]Wang Z，Liu CH，Huang S，et al.Wnt signaling in vascular eye diseases[J].Prog Retin Eye Res，2019，70：110-133.

[5]Seemab S，Pervaiz N，Zehra R，et al.Molecular evolutionary and structural analysis of familial exudative vitreoretinopathy associated FZD4 gene[J].BMC Evol Biol，2019，19（1）：72.

[6]Gabriel LA，Wang LW，Bader H，et al.ADAMTSL4，a secreted glycoprotein widely distributed in the eye，binds fibrillin-1 microfibrils and accelerates microfibril biogenesis[J].Invest Ophthalmol Vis Sci，2012，53（1）：461-469.

[7]Chandra A，Aragon-Martin JA，Hughes K，et al.A genotype-phenotype comparison of ADAMTSL4 and FBN1 in isolated ectopia lentis[J].Invest Ophthalmol Vis Sci，2012，53（8）：4889-4896.

[8]Chandra A，Jones M，Cottrill P，et al.Gene expression and protein distribution of ADAMTSL-4 in human iris，choroid and retina[J].Br J Ophthalmol，2013，97（9）：1208-1212.

[9]Van Nouhuys CE.Dominant exudative vitreoretinopathy and other vascular developmental disorders of the peripheral retina[J].Doc Ophthalmol，1982，54（1-4）：1-414.

[10]Wang S，Zhang X，Hu Y，et al.Clinical and genetical features of probands and affected family members with familial exudative vitreoretinopathy in a large Chinese cohort[J].Br J Ophthalmol，2021，105（1）：83-86.

[11]Neuhann TM，Stegerer A，Riess A，et al.ADAMTSL4-associated isolated ectopia lentis：further patients，novel mutations and a detailed phenotype description[J].Am J Med Genet A，2015，167A（10）：2376-2381.

[12]Selvan H，Swamy DR，Temkar S，et al.Familial exudative vitreoretinopathy and glaucoma：observations，insights，and management strategies[J/OL].J Glaucoma，2018，27（1）：e1-6[2018-01-01].

[13]Fei P，Yang WJ，Zhang Q，et al.Surgical management of advanced familial exudative vitreoretinopathy with complications[J].Retina，2016，36（8）：1480-1485.

[14]Boldrey EE，Egbert P，Gass JD，et al.The histopathology of familial exudative vitreoretinopathy：a report of two cases[J].Arch Ophthalmol，1985，103（2）：238-241.

[15]Azuara-Blanco A，Pesin SR，Katz LZ，et al.Familial exudative vitreoretinopathy associated with nonneovascular chronic angle-closure glaucoma[J].J Glaucoma，1997，6（1）：47-49.

[16]Li Y，Peng J，Li J，et al.The characteristics of digenic familial exudative vitreoretinopathy[J].Graefes Arch Clin Exp Ophthalmol，2018，256（11）：2149-2156.

[17]Venkatesh P.Vitreous collagen cross-linking and maturation and interactions with internal limiting membrane（ILM）collagen may have a potential role in modulating postnatal growth of the eyeball[J].Med Hypotheses，2021，148：110519.

[18]Guo C，Zhao Z，Zhang D，et al.Anterior segment features in nanophthalmos with secondary chronic angle closure glaucoma：an ultrasound biomicroscopy study[J].Invest Ophthalmol Vis Sci，2019，60（6）：2248-2256.

视网膜色素变性合并闭角型青光眼

一、病历摘要

（一）基本信息

患者女性，63岁，1个月前因"双眼视力持续性下降1年，右眼胀痛数日"就诊于首都医科大学附属北京同仁医院白内障科，诊断为右眼"急性闭角型青光眼，并发性白内障"转诊至青光眼科寻求进一步诊治。8年前被诊断为双眼视网膜色素变性（retinitis pigmentosa，RP），双眼1年前因"眼压升高（具体数值不详）"于外院行激光周边虹膜切开术，未用药，未规律监测眼压。否认外伤史，无全身性疾病。患者外祖母、母亲、姨母、舅舅、弟弟及侄女均于外院确诊为视网膜色素变性（病例12图1）。

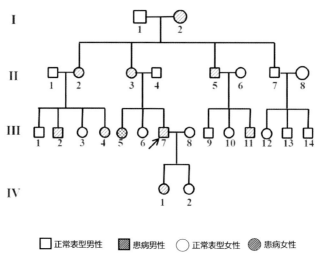

病例12图1　视网膜色素变性家系系谱图

（二）专科检查

①视力：右眼0.1（最佳矫正视力0.15）；左眼0.2（最佳矫正视力0.3）；②眼压：右眼20mmHg，左眼15mmHg（右眼使用布林佐胺噻吗洛尔滴眼液和酒石酸溴莫尼定滴眼液，近1个月右眼最高眼压达50mmHg）；③裂隙灯检查：双眼结膜无充血，角膜透明，KP（-），前房浅，Tyn（-），周边前房深度（PACD）约1/3CT，虹膜纹理清晰，瞳孔

圆，直径2mm，光反射（+），晶状体混浊。

（三）辅助检查

前房角镜检查：右眼静态全周窄Ⅳ，动态开放90°，9点位可见虹膜根部缺损；左眼静态全周窄Ⅳ，动态开放210°，3点位可见虹膜根部缺损。

眼底立体像检查：可见双眼眼底骨细胞样色素沉着、视网膜血管缩窄和视盘蜡样苍白（病例12图2）。

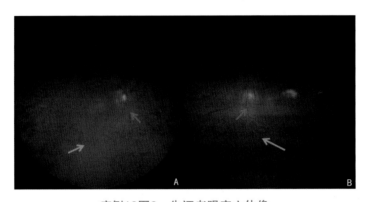

病例12图2　先证者眼底立体像

双眼视网膜周边骨细胞样色素沉着（蓝色箭头所指）及视网膜血管缩窄（红色箭头所示）

A．右眼；B．左眼

Humphery视野检查：显示视野呈管状缺损（病例12图3）。

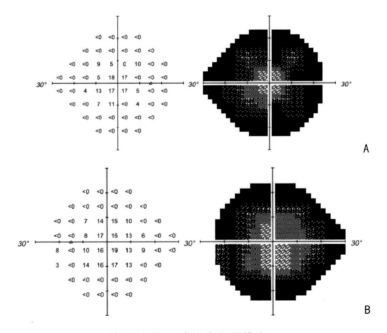

病例12图3　先证者视野检查

A．右眼；B．左眼。可见双眼视野呈管状缺损

光学相干断层扫描（OCT）：显示双眼视网膜色素上皮细胞（RPE）明显萎缩及黄斑前膜（病例12图4）。

后节OCT检查：显示双眼视网膜神经纤维层轻度变薄。

超声生物显微镜（UBM）检查：可见双眼浅前房（右眼1.41mm，左眼1.93mm），颞下方根部虹膜回声缺如，大部分方位虹膜根部与房角结构相贴，房角关闭（病例12图5）。

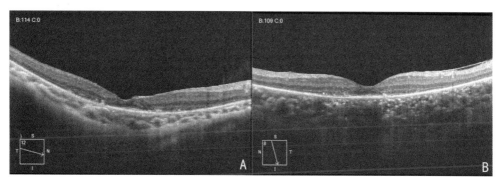

病例12图4　先证者OCT检查

A. 右眼；B. 左眼

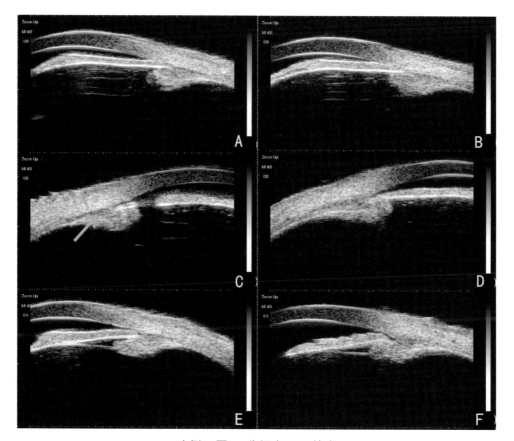

病例12图5　先证者UBM检查

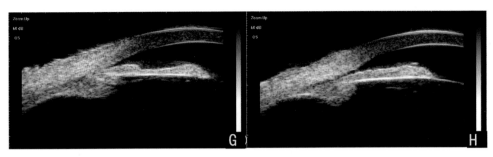

病例12图5　先证者UBM检查（续）

A～D：右眼上方、下方、颞侧及鼻侧UBM检查；E～H：左眼上方、下方、颞侧及鼻侧UBM检查；检查可见双眼睫状体脱离、锯齿缘前移（如蓝色箭头所指）。

　　获得该家系成员知情同意后，应用全外显子测序在先证者的第3号染色体中发现RHO基因（NM_0005）的一个杂合错义突变（c.1033G＞C，p.Val345Leu）（病例12表1），并应用Sanger测序证实先证者、先证者母亲、先证者弟弟及先证者侄女均存在视网膜色素变性致病基因RHO基因杂合突变（c.1033G＞C，p.Val345Leu），而未患病的家系成员均不携带该变异。根据美国医学遗传及基因组学会指南，该变异初步判定为致病性变异。综合该家族成员临床表型和基因检测结果，该先证者及其母亲、弟弟、侄女均被诊断为视网膜色素变性，先证者进一步被诊断为双眼并发性白内障和闭角型青光眼。

病例12表1　先证者全外显子测序结果

基因	染色体位置	转录本外显子	核苷酸氨基酸	纯合/杂合	正常人频率	预测	ACMG致病性分析	疾病/表型（遗传方式）	变异来源
RHO	chr3：129252547	NM_000539.3；exon 5	c.1033G＞C（p.Val345Leu）	het	－	U	Pathogenic	①视网膜色素变性 4 型（AD，AR）②洛伯病（AD，AR）③先天性静止性夜盲症 1 型（AD）	母亲

（四）诊断

1. 双眼闭角型青光眼。

2. 双眼并发性白内障。

3. 双眼激光虹膜周切术后。

4. 双眼视网膜色素变性。

5. 双眼黄斑前膜。

（五）治疗经过

患者于局麻下行右眼"超声乳化白内障吸除术＋人工晶状体植入术＋虹膜–悬韧带–玻璃体前界膜–前玻璃体复合物切除术（Irido–zonulo–hyaloid–vitrectomy，IZHV）＋Ahmed青光眼引流阀植入术"，2周后局麻下行左眼"超声乳化白内障吸除术＋人工晶状体植入术＋房角分离＋IZHV"，手术过程顺利，术中和术后无严重并发症发生。术后3个月右眼矫正视力0.3，左眼矫正视力0.4；右眼眼压12mmHg，左眼眼压13mmHg。

二、疾病介绍

视网膜色素变性又称色素性视网膜炎（retinitis pigmentosa，RP），是一种罕见的遗传性视网膜神经退行性疾病，由感光细胞死亡和视网膜色素上皮萎缩引起[1]。RP具有高度的遗传异质性，遗传模式有常染色体显性遗传（ADRP，15%～25%），常染色体隐性遗传（ARRP，5%～20%），X连锁遗传（XLRP，10%～15%），以及较为少见的双基因遗传模式和线粒体模式。目前已发现87个RP致病基因（https：//sph.uth.edu/retnet/），而我国以CYP4V2（CYP4 subfamily V member 2）、RHO（rhodopsin）、USH2A（usher syndrome type ⅡA）、RPGR（RP GTPase regulator）、CRB1（crumbs homolog）、RP2（retinitis pigmentosa 2）和CHM（choroideremia）这7个基因突变导致的RP为主[2]。此外，根据是否表现眼外症状，RP可分为综合征型和非综合征型。

非综合征型色素性视网膜炎（70%～80%）仅累及眼部。本病早期的生理特征为感光细胞应激及感光细胞外节缩短，表现为轻度夜盲，眼底检查正常或接近正常，但在视网膜赤道部有时可观察到早期毯层视网膜变性。随着疾病进展，外周视野渐进性缺损，中央凹视锥细胞外节逐渐缺失，视网膜周边区域感光细胞广泛死亡，出现管状视野，直至完全失明。疾病晚期可出现色觉障碍。眼底可出现骨细胞样色素沉着、视网膜血管缩窄和视盘蜡样苍白三联征的特征性病变[3]。常染色体显性遗传模式的RP往往于20～30岁发病，亦有报道病例于50岁后发病，临床症状较轻。

本例患者存在管状视野、眼底三联征等视网膜色素变性典型临床特征，基因学检测发现该患者携带RHO基因杂合错义突变，家系共分离发现该患者、患者母亲、患者弟弟、患者侄女均携带相同突变且均被诊断为RP，符合常染色体显性遗传方式。综合本家系患者临床表现和基因学异常，家系中携带RHO基因突变者均可确诊为RP。此外，本例患者目前已出现双眼并发性白内障和闭角型青光眼。

色素性视网膜炎可合并有白内障、近视、青光眼及黄斑囊样变性等眼部病变，其中RP合并青光眼较罕见（2%～12%）[4]，统计学结果显示我国RP患者青光眼发病率是群体发病率的2.3倍[5]。青光眼的急性发作或慢性进展均可导致RP患者视力急剧恶化，但由于

RP患者本身已存在视力下降、视野改变和视网膜神经纤维层萎缩，当患者合并青光眼时常无显著临床症状，杯盘比也大多数在正常范围内，青光眼性神经损害程度往往因为RP本身病变难以判断，导致RP合并青光眼易被患者与医师忽视[6]。

视网膜色素变性和青光眼的发生是否存在直接联系尚未明确。Gartner等人认为，由变性的视网膜色素上皮所产生的毒性物质可能损害小梁网房水生成与回流的功能，导致眼压升高，从而发生青光眼[7]。然而，病理检查未发现小梁网有色素沉积，故该学说仍具有一定的争议性。在病理组织学角度，研究认为RP患者由于虹膜血管壁肥厚、葡萄膜血管壁异常而易发青光眼。在遗传学角度，有学者发现青光眼与RP有相似的遗传背景，RP的致病基因RPGRIP1突变已被证明是开角型青光眼的危险因素[8]，但由于样本量不足，仍不能证明RP与青光眼具有表型相关性。

三、病例点评

目前色素性视网膜炎是否可直接导致或加速青光眼的发生发展并不明确，本例患者与常规原发性闭角型青光眼（primary angle-closure glaucoma，PACG）患者具有相类似的生物测量学参数特征（眼轴较短、浅前房、窄房角），提示RP可能与闭角型青光眼存在重合关系。也有研究表明，RP合并PACG与短眼轴、白内障、晶状体悬韧带不完整等因素相关，而这些因素均是PACG的诱发因素。此外，青光眼的急性发作或慢性进展是RP并发症中使视力急剧恶化的主要危险因素之一，我们猜测这可能与RP患者视网膜萎缩使得眼球对高眼压的耐受性下降所致。除了视网膜细胞本身耐受性下降外，我们猜测神经免疫炎症也可能在RP合并青光眼的发生发展中起到了一定作用。RP的炎症反应主要为天然免疫的激活，包括免疫屏障功能障碍，免疫细胞的激活和浸润，以及局部和外周炎症因子的上调。此外，RP导致视网膜色素上皮细胞之间的紧密连接逐渐被破坏，促进炎性环境的形成与视细胞退化，破坏血-视网膜屏障，故玻璃体中常可观察到炎症细胞，且病例年龄越小、视功能损害越重，炎症细胞密度越高。其具体机制或与肿瘤坏死因子α（TNF-α）信号通路及含半胱氨酸的天冬氨酸蛋白水解酶（caspase）激活相关[9, 10]。故我们提出假设，RP或通过诱导局部炎症环境的形成，导致视网膜神经节细胞轴突病变，成为影响青光眼发生发展的因素之一。

目前色素性视网膜炎尚无有效的治疗方案，故早期发现其合并症并予以干预对于延缓病情进展尤为重要。本例患者房角关闭，急性病程，同时合并有白内障、青光眼，常规降眼压药物和激光治疗均无法完全控制眼压、改善视力。为了延缓青光眼性视神经损害、改善视力，需要进一步手术治疗。因此在常规行白内障手术的基础上，我们基于患者术前的房角关闭程度和眼压水平，分别在两只眼中联合应用青光眼引流阀植入术和房角分离术。部分原发性视网膜色素变性（RP）患者存在悬韧带张力减弱，但其机制尚未被研究清楚，既往研究认为可能是毒性物质从变性的视网膜中扩散导致悬韧带的直接损伤，也可能是RP进展过程中部分促炎细胞因子和趋化因子的表达导致了进行性的悬韧带受损[10]。此外，该患者右眼曾反复急性高眼压发作，也可能会对悬韧带造成继发性损伤，因此术中应注意关注囊袋稳定性，根据实际情况决定是否需要植入囊袋张力环（capsular tension ring，CTR）。

四、延伸阅读

色素性视网膜炎主要由基因突变所致，因此明确基因诊断是将来进行基因治疗的基础，并且患者接受家系调查、遗传咨询，可以及时发现家族中潜在的患者，降低下一代的患病风险。2017年美国食品药品监督管理局（FDA）批准了首个眼科基因药物用于治疗RPE65基因突变导致的视网膜色素变性，开启了全球基因治疗的新时代，但其安全性和有效性仍需要长期观察。此外，也有团队试图通过光遗传基因疗法治疗RP，通过腺相关病毒（AAV）载体改变细胞表达视蛋白来靶向视网膜细胞（视蛋白是一种蛋白质，在将检测到的光转化为电化学信号方面发挥作用），这些细胞表面的视蛋白表达将它们转变为有功能的感光细胞，使它们能够直接探测到可见光，然后将这些信号传递到大脑的视觉中心。

本例患者的家系成员经基因诊断后明确其RP的发生可能是RHO基因突变所致。RHO基因位于3q21～q24，编码在视杆细胞特异性表达的视蛋白。该蛋白在视觉的光电转化中起激发光级联反应、放大刺激信号、超级化视杆细胞、释放神经递质的作用。RHO基因的突变破坏视网膜感光细胞正常功能，导致视网膜色素变性相关症状。Katharina G等人的研究表明，RHO基因突变型RP与RPGR基因突变型RP相比，在视锥细胞密度相同时，光敏性更高，证明RHO突变型临床症状主要由视锥细胞数量减少引起，而对于RPGR突变型，视锥细胞数量的减少与功能的减退不匹配。该研究结果提示基因治疗对于不同基因突变导致的RP治疗效果不同。对于RPGR型RP，基因治疗或改善剩余视锥细胞的视觉功能，而对于RHO突变型，基因治疗可能延缓视锥细胞死亡，但几乎无法改善存活视椎细胞的视觉功能[11]。

综上，基因治疗前景光明，目前已有多项临床试验将各种形式基因疗法应用于RP患者。但是，基因治疗之路依旧漫长，相关研究仍需长期投入，对于疾病病程的了解、基因治疗干预时间点、基因治疗的长期安全性和有效性等诸多问题仍有待深入探索，因此基因治疗只是万里长征的第一步，未来的路还很长。

（病例提供者：余晓伟　赵晗雪　首都医科大学附属北京同仁医院）

（点评专家：范志刚　首都医科大学附属北京同仁医院）

参考文献

[1]Liu W，Liu S，Li P，et al.Retinitis pigmentosa：progress in molecular pathology and biotherapeutical strategies[J].Int J Mol Sci，2022，23（9）：4883.

[2]Zhang Q.Retinitis pigmentosa：progress and perspective[J].Asia Pac J Ophthalmol（Phila），2016，5（4）：265-271.

[3]Verbakel SK，Van Huet RaC，Boon CJF，et al.Non-syndromic retinitis pigmentosa[J].Prog Retin Eye Res，2018，66：157-186.

[4]李美玉.青光眼学[M].北京：人民卫生出版社，2004，434-502.

[5]彭大伟，吴乐正，周文炳，等.视网膜色素变性合并青光眼32例临床分析[J].中华眼科杂志，1991，27（5）：262-264.

[6]王芳，吴志鸿，等.原发性视网膜色素变性伴发青光眼的研究进展[J].中华灾害救援医学，2015，（8）：468-471

[7]Gartner S，Schlossman A.Retinitis pigmentosa associated with 433 glaucoma[J].Am J Ophthalmol，1949，32，1337-1350.

[8]Wang M，Lin H T，Bai YJ，et al.Clinical evidence in concurrence of retinitis pigmentosa and glaucoma[J].Chin Med J（Engl），2011，124（8）：1270-1274.

[9]Prum BE，Lim MC，Mansberger SL，et al.Primary open-angle glaucoma suspect preferred practice pattern（®）guidelines[J].Ophthalmology，2016，123（1）：112-151.

[10]Dikopf MS，Chow CC，Mieler WF，et al.Cataract extraction outcomes and the prevalence of zonular insufficiency in retinitis pigmentosa[J].Am J Ophthalmol，2013，156（1）：82-88.e2.

[11]Foote KG，Wong JJ，Boehm AE，et al.Comparing cone structure and function in RHO-and RPGR-Associated retinitis pigmentosa[J].Invest Ophthalmol Vis Sci，2020，61（4）：42.

新生血管性青光眼

一、病历摘要

（一）基本信息

男性患者，50岁。因"左眼视力明显下降、眼胀半个月"至首都医科大学附属北京同仁医院青光眼科就诊。患者自诉既往无眼部疾病史、手术史及风湿免疫相关病史，无青光眼家族史。既往糖尿病10年，血糖控制不佳。

（二）专科检查

①远视力：右眼0.5，左眼0.04；②眼压：右眼17mmHg，左眼50mmHg；③裂隙灯检查：右眼无特殊，左眼结膜充血，角膜轻度水肿，前房深，下方可见积血高度2mm，前房角及虹膜表面可见大量新生血管，瞳孔圆，直径3~4mm，对光反射消失，晶状体轻度混浊。上下方盘沿明显变窄，杯盘比（C/D）约为0.8，眼底可见散在出血及血管白线。

（三）辅助检查

眼底立体像：右眼杯盘比约0.4；左眼视盘各象限盘沿均明显变窄，相应处看见视网膜神经纤维层缺损，杯盘比约0.9；双眼可见多处棉絮斑，左眼更重；左眼隐见视盘新生血管（NV）（病例13图1）。

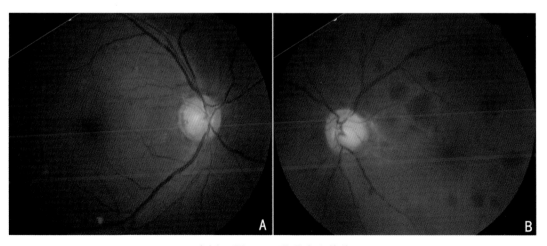

病例13图1　双眼眼底立体像
A. 右眼；B. 左眼

前房角镜检查：左眼房角新生血管。

超声生物显微镜（UBM）检查：左眼前房内可见大量弱点状回声，部分根部虹膜与房角结构相贴遮挡巩膜突，晶状体赤道部距睫状突间距离各方向未见明显差异，睫状体在位，周边玻璃体内可见点条状回声，提示左眼前段异常回声，前房积血，虹膜前粘连，周边玻璃体混浊（病例13图2）。

后节OCT检查：左眼视神经乳头周围及黄斑周各象限神经纤维层厚度均变薄（病例13图3）。

Humphrey视野检查：左眼鼻侧阶梯，MD24-2 -15.7dB（病例13图4）。

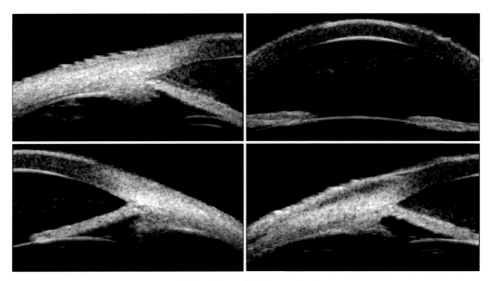

病例13图2　左眼UBM检查

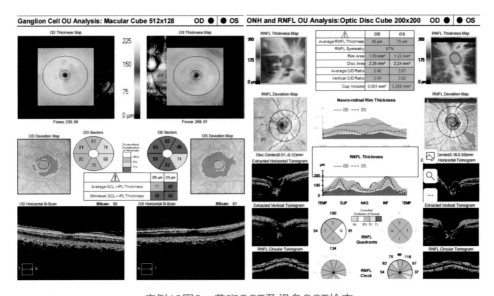

病例13图3　黄斑OCT及视盘OCT检查

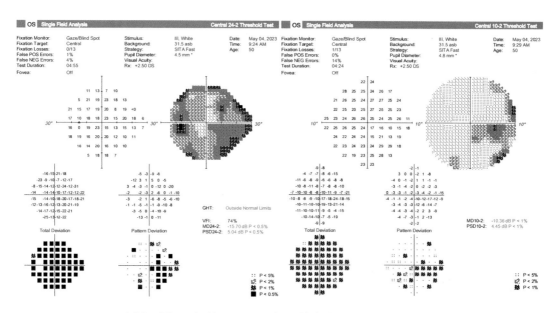

病例13图4　右眼Humphrey视野检查（24-2及10-2模式）

（四）诊断

1. 左眼新生血管性青光眼。

2. 左眼并发性白内障。

3. 左眼增生性糖尿病视网膜病变。

4. 右眼非增生性糖尿病视网膜病变。

（五）治疗经过

患者初次就诊时左眼眼压为50mmHg，予以口服碳酸酐酶抑制剂，局部联用布林佐胺噻吗洛尔滴眼液（派立噻）、阿法舒（酒石酸溴莫尼定滴眼液），急诊静脉快速滴注甘露醇降眼压治疗。内分泌科控制血糖，完善术前准备。首先行左眼玻璃体腔及前房抗VEGF药物注射治疗。抗VEGF治疗1周后行左眼青光眼Ahmed引流阀植入术，得以完全控制眼压。

二、疾病介绍

1. **概述**　新生血管性青光眼（neovascular glaucoma，NVG）是一种严重的眼部疾病，通常会导致视力不良的预后，一般为视网膜缺血缺氧相关疾病继发所致，其主要包括视网膜中央静脉阻塞（central reinal vein occlusion，CRVO）、糖尿病视网膜病变和眼缺血综合征。视网膜缺血可引发视网膜新生血管级联反应，并促进虹膜和房角处新的、易渗漏的新生血管生成。虹膜、房角及小梁网表面新生血管形成和纤维血管膜增生并收缩可引起继发性闭角型青光眼的发生。如果不及时治疗，NVG会导致晚期青光眼性视神经病变和不可逆的视力丧失，故早期诊断和积极治疗是必需的。

2. 病因及发病机制　既往研究显示，NVG最常见的始发疾病中，CRVO占36%，增生性糖尿病视网膜病变（proliferative diabetic retinopathy，PDR）占32%，颈动脉堵塞占13%[1]。CRVO根据荧光血管造影可分为缺血型及非缺血型，非缺血型患者在3年内有34%可进展为缺血型。NVG多继发于缺血型患者，其中虹膜新生血管发生率高达60%，通常发生在3~5个月后[2]。无灌注或缺血在前4个月发展最快并持续进展。整体而言，20%的CRVO患者可发展为NVG。PDR患者中NVG的整体患病率超过21%，其中虹膜红变率可高达65%。特别是因PDR并发症行玻璃体切割术的患者中，发生视网膜脱离者约80%进展为NVG，未发生者则为4%[3]。

缺血性视网膜疾病中，缺氧诱导血管内皮生长因子（vascular endothelial growth factor，VEGF）的产生，而血管内皮生长因子可促进健康毛细血管内皮细胞增生，从而刺激脆弱的新生血管形成。VEGF向前扩散到虹膜后表面引起新生血管从虹膜后表面生长、穿过瞳孔并继续沿虹膜前表面蔓延。前部虹膜的新生血管均匀地隐藏在一层裂隙灯下肉眼不可见的肌成纤维细胞层下方，而肌成纤维细胞则为房角粘连闭合和虹膜外翻提供牵拉力[4]。一旦进入房角，新生血管及纤维血管膜机械性阻塞房角的同时牵拉虹膜与角膜并造成无瞳孔阻滞的房角关闭。

3. 临床特点及临床表现　目前根据典型的临床表现分为3期。Ⅰ期（青光眼前期）：虹膜或前房角出现新生血管，但由于尚未危及房角功能，眼压正常，患者可无主观症状；Ⅱ期（开角型青光眼期）：房角无关闭，但新生血管膜伸进小梁网，小梁网功能受损，眼压升高。组织病理学上，这一阶段的标志是纤维血管膜的生长。虹膜表面上的新生血管可与房角新生血管相连接并可出现前房积血；Ⅲ期（闭角型青光眼期）：新生纤维血管膜收缩导致房角粘连、关闭，眼压急剧升高。还可出现葡萄膜外翻，反光增强。虹膜红变通常会加重，出现前房积血、中度炎症反应、结膜充血和角膜水肿。眼底检查常可提示视神经改变，通常需要手术干预。

4. 药物治疗　NVG的治疗取决于疾病的阶段和屈光间质的透明度。治疗策略则包含两个独立但相关的方面：降低眼压和减少视网膜缺血的始动原因。

局部滴用抑制房水生成的药物，包括β肾上腺素受体阻滞药、α_2肾上腺素受体激动药、碳酸酐酶抑制药及其固定复方制剂。前列腺素衍生剂对NVG的作用不大，胆碱能药物（毛果芸香碱）对NVG没有作用，且加重炎性反应。可用局部类固醇滴眼液和睫状肌麻痹药来控制炎症和疼痛。即使是开角期，单独应用药物有时依然不能控制眼压而需各类手术干预。研究显示，无论之前的治疗如何，最终依然有80%的NVG患者需要接受青光眼手术治疗以控制眼压。

5. 手术治疗及预后　滤过手术在控制与NVG相关的高眼压方面相对有效，但由于严重的术后炎症反应而存在失败的风险。

在行滤过性抗青光眼手术前建议先行抗VEGF治疗，可使虹膜新生血管消退以为后续手术创造有利条件。对继发于PDR的活动性NVG进行小梁切除术联合丝裂霉素术后1年成功率为67%，术后2~3年成功率为61.8%[5]。而治疗屈光间质混浊的NVG的研究显示，平均13个月的成功为52.7%[6]。而小梁切除术联合氟尿嘧啶具有较高的长期失败风险，1年、3年和5年的成功率分别为71%、61%和28%[7]。

引流物植入术（glaucomadrainageimplant，GDI）在治疗难治性NVG方面取得了很好的疗效，特别是在小梁切除术失败的情况下。而GDI因术后较少发生眼内炎和滤过泡相关并发症而作为很多术者的首选。Ahmed引流阀术后1年、2年和5年时的累计成功率为56.2%、43.2%和25.2%。Baerveldt引流物在控制NVG方面也是很有效果的，12个月的成功率达到79%[8]。术前视力较差的年轻患者，存在手术失败的风险。在行GDI植入术前联合抗VEGF治疗已被证明是行之有效的。当通过睫状体平坦部植入引流管联合睫状体平坦部玻璃体切割术时，顽固性NVG患者的成功率有所提高。

尽管上述方法在治疗难治性NVG方面的效果常常令人满意，但术后视力通常很差，最终高达31%的患者仍会发展为无光感，因此应当在疾病早期阶段采取一切手段降低眼压以最大限度地保留患者视功能。此外，在降眼压的同时也要积极防治相关的全身疾病和其他眼部疾病发病，如加强血糖、血脂、血压的控制，必要时采取全视网膜光凝术（panretinal photocoa gulation，PRP）和抗VEGF治疗。

三、病例点评

对于新生血管性青光眼的治疗必须兼顾降低眼压和减少视网膜缺血的始动原因。如果不采取措施缓解眼部缺血缺氧状态、降低VEGF等促进新生血管形成的因子，而单纯采取小梁切除术、引流物植入术及睫状体光凝等青光眼手术，最终的结果多会失败。

从本病例的治疗过程可以充分看出，新生血管性青光眼的治疗要点包括：①导致眼底缺血缺氧的疾病是NVG的根源，不缓解这种状态，NVG往往难以控制或容易复发；②在眼内缺血缺氧状态得以暂时缓解、眼内新生血管控制并消退后，再次行抗青光眼手术，将提高手术成功率。

既往研究显示，玻璃体腔内注射贝伐单抗是治疗严重NVG患者植入房水分流管前安全、有效的准备步骤。术后早期并发症如前房纤维反应、前房积血发生率较低。但同时，虽然在注射贝伐单抗后1周内可看到降低眼压的作用，但仅能控制眼压约3周时间[9]。单次虹膜后后房区注射抗VEGF治疗后显示第1周虹膜新生血管明显降低，在第3个月新生血管有微小的增加，6个月时则明显增加[10]。因此建议在抗VEGF治疗后1～3周内尽早进行抗青光眼手术，此时患者眼压得到明显控制，VEGF因子和炎症处于较低水平，尽早手术治疗可以引流潜在新生成的VEGF因子。

四、延伸阅读

新生血管性青光眼的特征为虹膜新生血管（NVI）或前房角新生血管（NVA）化，如果患者出现了NVI或NVA，而眼压正常，屈光间质的清晰程度决定了可以采取何种治疗方式。如果屈光间质清晰，建议使用PRP。周边视网膜光凝作为对抗血管生成级联反应的一线治疗，完成充分的PRP治疗非常重要。对于糖尿病患者，一项设计256名PDR患者和21名缺血型视网膜血管闭塞的患者使用预防性PRP治疗研究中，仅有3名患者发展成为NVG[11]。这提示在PDR患者中行预防性PRP是有意义的。然而，在CRVO患者中，在没有新生血管生成的患者中是否行预防性PRP并不影响NVG的发生率。因此目前建议，当观察到超过2个钟点范围的NVI和（或）NVA时采取PRP治疗。而如果屈光间质混浊，则应考虑行白内障摘除并立即行PRP治疗，以防止白内障摘除后新生血管迅速加重。

手术前进行充分的PRP，手术成功率会有所提高。对于NVG患者，当PRP与玻璃体切割术和小梁切除术联合使用时，随访3年后81.2%患者的眼压得到有效降低，而先前未行PRP的患者术后2年仅有18.5%患者的眼压得到有效降低。如术前给予抗VEGF治疗，6个月后95%的患者可取得完全成功，远远高于未进行抗VEGF治疗的患者组。进行滤过手术后房水流出量增加可能会阻滞眼内VEGF的积聚，可能抑制前段新生血管的复发并提高手术成功率。

综上，NVG的治疗极具挑战性，在治疗过程中NVG会因视网膜的再次缺血而复发。积极采取一切手段降低眼压，必要时创造一切条件行PRP，适时行抗VEGF药物注射，强调全身疾病治疗和眼部疾病的后续治疗将有可能最大限度地挽救NVG患者视功能。

（病例提供者：何林辉　首都医科大学附属北京同仁医院）

（点评专家：石　砚　首都医科大学附属北京同仁医院）

参考文献

[1]Vancea PP，Abu-Taleb A.Current trends in neovascular glaucoma treatment[J].Rev Med Chir Soc Med Nat Iasi，2005，109：264-268.

[2]Zegarra H，Gutman FA，Conforto J.The natural course of centralretinal vein occlusion[J]. Ophthalmology，1979，6：1931-1942.

[3]Wand M，Madigan JC，Gaudio AR，et al.Neovascular glaucoma following pars plana vitrectomy for complications of diabetic retinopathy[J].Ophthalmic Surg，1990，21：113-118.

[4]John T，Sassani JW，Eagle RC Jr.The myofibroblastic component of rubeosis iridis[J].Ophthalmology，1983，90：721-728.

[5]Kiuchi Y，Sugimoto R，Nakae K，et al.Trabeculectomy with mitomycin C for treatment of neovascular glaucoma in diabetic patients[J].Ophthalmologica，2006，220：383-388.

[6]Euswas A，Warrasak S.Long-term results o f early trabeculectomy with mitomycin C and subsequent posterior segment intervention in the treatment of neovascular glaucoma with hazy ocular media[J].J Med Assoc Thai，2005，88：1582-1590.

[7]Tsai JC，Feuer WJ，Parrish RK，et al.5-Fluorouracil filtering surgery and neovascular glaucoma. Long-term follow-up of the original pilot study[J].Ophthalmology，1995，102：887-892.

[8]Yalvac IS，Eksioglu U，Satana B，et al.Long-term results of ahmed glaucoma valve and molteno implant in neovascular glaucoma[J].Eye，2007，21：65-70.

[9]Wolf A，von Jagow B，Ulbig M，et al.Intracameral injection of bevacizumab for the treatment of neovascular glaucoma[J].Ophthalmologica，2011，226（2）：51-56.

[10]Duch S，Buchacra O，Milla E，et al.Intracameral bevacizumab（Avastin）for neovascular glaucoma：a pilot study in 6 patients[J].J Glaucoma，2009，18（2）：140-143.

[11]Preda M，Davidescu L，Damian C，et al.Neovascular glaucoma prevention[J].Oftalmologia，2006，50：108-114.

Sturge-Weber综合征继发开角型青光眼

一、病历摘要

（一）基本信息

患儿女性，14岁，因"左侧颜面部红肿伴左眼压高6年"入院。左眼眼压最高46mmHg，现用布林佐胺滴眼液、曲伏前列素滴眼液，眼压控制不佳。患儿自出生即发现患有Sturge-Weber综合征，并有癫痫发作病史，一直口服卡马西平片控制，近期稳定；左侧面部曾给予4次脉冲激光治疗，未见特殊疗效。否认其他系统性疾病，否认外伤史，否认过敏史，否认家族相似疾病史。

（二）专科检查

①左侧颜面部可见血管瘤（病例14图1A）；②视力：双眼视力拒查；③眼压：右眼15mmHg，左眼35mmHg；④裂隙灯检查：右眼结膜无充血，巩膜瓷白色，角膜透明，KP（-），中央前房深，Tyn（-），虹膜正常，瞳孔圆，直径2.5mm，光反射（+），晶状体清澈；左眼结膜血管迂曲扩张（病例14图1B），巩膜瓷白色，角膜透明，KP（-），中央前房深，Tyn（-），虹膜节段性萎缩，瞳孔圆，直径5.0mm，光反射弱，晶状体清澈。

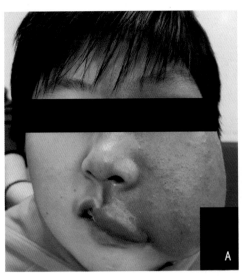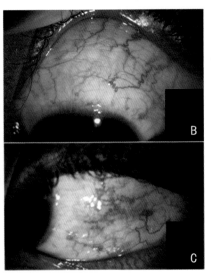

病例14图1　专科检查

A. 左侧颜面部血管瘤；B、C. 左眼巩膜上静脉扩张

（三）辅助检查

眼底立体像：双眼视盘界清色淡，右眼杯盘比0.3，左眼杯盘比1.0，盘沿弥漫性损伤，左眼血管迂曲扩张，双眼黄斑中心凹反射未见，左眼视网膜呈番茄酱色。

超声生物显微镜（UBM）：双眼虹膜平坦，房角开放，晶状体与虹膜、睫状突之间位置关系各方向基本相同，睫状体未见异常回声。

眼部超声：双眼玻璃体内偶见弱点状、条带状回声，不与后极部球壁回声相连，后运动（＋）。

彩色多普勒血流显象（CDFI）：右眼未见异常血流信号。左眼球壁回声广泛增厚，其内可见丰富血流信号，结果提示：左眼球壁病变，脉络膜血管瘤可能性大。

光学生物测量仪测量：右眼眼轴23.07mm，左眼眼轴22.10mm。

（四）诊断

1. Sturge-Weber综合征。

2. 左眼继发性开角型青光眼。

（五）治疗经过

术前麻醉评估见患儿术中有出现困难气道和癫痫发作的风险，但经过充分术前准备和管理后，患儿可以接受全麻下行Ahmed青光眼引流阀植入术（病例14图2）。手术过程顺利，术中和术后无严重并发症发生。术后一年随访，患儿左眼压降至15mmHg。

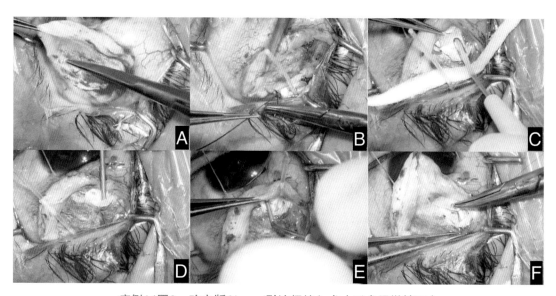

病例14图2　改良版Ahmed引流阀植入术（手术显微镜下）

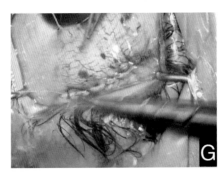

病例14图2　改良版Ahmed引流阀植入术（手术显微镜下）（续）

　　A．制作角膜缘后结膜切口，钝性分离暴露巩膜；B．缝合固定AGV引流盘；C．制作巩膜瓣；D．制作巩膜隧道；E．AGV引流管经巩膜隧道及巩膜瓣下穿刺隧道进入前房；F．缝合巩膜瓣；G．缝合结膜及Tenon囊

二、疾病介绍

　　斯特奇–韦伯综合征（Sturge–Weber syndrome，SWS）又称为脑三叉神经血管瘤病，是罕见的先天性血管发育异常性疾病。该病最早于1879年由Sturge医生报道，其发病率仅为1 :（20 000～50 000），无明显性别差异。SWS常累及皮肤、中枢神经系统和眼部，可表现为皮肤红酒斑（port–wine stain，PWS）、软脑膜血管瘤、癫痫、智力障碍、青光眼等症状。目前，该病被分为三种类型，Ⅰ型：颜面部和软脑膜血管瘤，一侧大脑受累，可能出现青光眼及脉络膜血管瘤；Ⅱ型：颜面部血管瘤，可出现青光眼，无大脑受累；Ⅲ型：仅有软脑膜血管瘤，无颜面部受累，极少发生青光眼。在临床上以Ⅰ型最为常见，该例患儿表现为左侧颜面部血管瘤，有癫痫发作病史（大脑受累），左眼继发性青光眼，符合SWS–Ⅰ型的表现[1]。

　　SWS常继发开角型青光眼，导致进行性视野缺失。患儿的年龄呈"双峰"分布，大致被划分为早发型与晚发型。早发型占60%，婴幼儿时期发病，可出现前房角的结构异常；晚发型占40%，青少年时期发病，表现为表层巩膜静脉压升高。青光眼患眼常位于PWS一侧，72%的患儿PWS同时累及上、下眼睑，21%的患儿只累及上眼睑。SWS引起的先天性青光眼常伴发角膜雾状混浊、大角膜、牛眼症等角膜异常，另有SWS伴发急性闭角型青光眼、虹膜异色症、白内障等眼前节结构异常的病例报道。在SWS患者的巩膜组织中，可以看到高密度的血管分布。20%～70%的患者还可伴发弥漫性脉络膜血管瘤，这些扩张的血管和新生血管使眼底呈亮红或橘红色，如"番茄酱"一样。脉络膜血管瘤一般无明显临床症状，但它会使脉络膜明显增厚，发展成青光眼的概率也显著增加。脉络膜血管的改变还会导致严重的视网膜并发症，最终出现视力永久性丧失[2]。

　　SWS继发青光眼的具体病理生理学机制目前不明，对其进行探讨的文章也十分有限，仅有以下几类假说：①伴有前房角结构异常的患者可能是由于房水流出受阻导致眼内压升高；②SWS患者巩膜外血管发育异常，出现血管瘤，血管瘤内出现动静脉分流进而使排入Schlemm管血管内静脉压升高，由于房水排出过程中存在递减的压力梯度，眼内压也需反射性升高以保证原本的排出通道正常运行，最终导致青光眼的发生；③小梁网-Schlemm管复合体早衰：有研究发现SWS-青光眼患者的小梁网标本与老年人和原发性开角型青光眼患者相似，推测可能是由于慢性高眼压所引起的机械应力导致；④睫状体或脉络膜血管瘤分泌的液体过多[2]。

由于SWS继发青光眼早发型与晚发型的发病机制不同，治疗原则也不同：对于早发型的低龄儿童患者，应尽早进行手术治疗，对于晚发型的青少年或成年患者，可先尝试拉坦前列腺素等降眼压药物治疗[3]。而手术方式的选择则依据起病时间不同而有所差异。对于早发型患者可考虑行小梁切开术，非穿透小梁手术联合小梁切开术，非穿透小梁手术联合黏小管扩张，引流阀植入术等；对于晚发型或诊断较晚（>4岁）的早发型患者可考虑行非穿透小梁手术联合黏小管扩张、CLASS手术、Ex-Press植入术或引流阀植入术等。

三、病例点评

本例患儿眼底检查可见左眼血管迂曲扩张，呈番茄酱色；超声显示左眼球壁回声广泛增厚，CDFI可见丰富的血流信号。这些结果提示患儿伴有脉络膜血管瘤可能性较大，更易出现脉络膜渗漏、视网膜脱离等并发症。因此，在术中应尽量避免眼压的突然降低，进而诱发相关并发症。得益于Ahmed引流阀结构上的优势，相比于小梁切除术等术式，其在术后能够更好地维持眼压的稳定，由于滤过过强而导致低眼压的概率更低，进而出现脉络膜脱离等并发症的概率更小[4]。针对SWS患者的Ahmed青光眼引流阀植入术有以下几个难点[5]：

1. 术后中短期眼压控制效果理想，但长期效果仍受很多因素干扰：房水蛋白质、细胞含量较高（儿童尤甚），术后易出现瘢痕化和眼部非特异性炎症等。因此，对于这些患者，应更早指导按摩、并延长青光眼术后按摩时间（>3个月）。

2. 在进行AGV植入术时，为更好固定保护引流管，需以角膜缘为基底做一个4mm×4mm的巩膜瓣，引流盘与巩膜瓣之间做长4mm的巩膜隧道，使引流管穿行于巩膜之中，然而SWS患者的巩膜分布着大量密集的血管网或血管瘤，应利用引流管为软性硅胶管的特性，绕行血管瘤部位，将巩膜瓣选择制作在无血管瘤部位（病例14图3），但巩膜瓣与巩膜隧道可能会影响引流管进入前房位置的准确性，尤其对于前房角粘连患者。

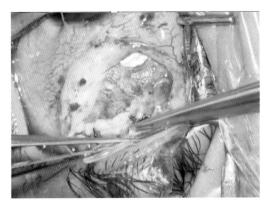

病例14图3　引流管绕行血管密集部位植入

3. 前房内引流管接触角膜内皮或接近角膜内皮，或术后在按摩眼球时引流管接触角膜内皮，导致角膜内皮损伤及功能失代偿，尤其是长期浅前房、高眼压的患者，其自身角膜内皮状况不佳，术后易进一步受损。而手术控制引流管位于眼内适当位置（靠近虹膜表面或从后房插入等），使其远离角膜，并保证引流管稳定固定以减少眼球转动或按摩时眼内引流管移位，是避免该并发症的关键。

4. 对于SWS继发性青光眼患者，由于其往往存在脉络膜血管瘤，术中或术后常发生脉络膜渗漏或脱离，主要原因是围术期眼压波动，多见于术前高眼压而术中眼压骤降、引流过量或穿刺隧道渗漏导致的术后持续性低眼压患者，应强调术中和术后眼压稳定。

四、延伸阅读

SWS发病机制尚未完全明确，目前已经证实的病因主要为GNAQ基因体细胞突变[6]。GNAQ编码Gαq蛋白，G蛋白是由α，β和γ三个亚基组成的异源三聚体，其中α亚基又包含6类蛋白，Gq蛋白为其中一类。在未激活状态下，G蛋白紧贴细胞膜内面，GDP与G蛋白α亚基及Gβγ复合体结合在一起，当位于细胞膜上的G蛋白偶联受体与配体结合而激活时，其构象发生改变，将GDP转化为GTP，Gα–GTP与Gβγ二聚体解离，分别去激活不同的信号通路，任务完成后，Gα利用自己内在的酶活性将GTP水解为GDP，与Gβγ结合并开始新一轮循环。Gα的6类蛋白分别有着不同的作用，Gαq可以激活PLC–β，将PIP2裂解为IP3和DAG两类第二信使，IP3通过与内质网/肌浆网上的Ca^{2+}通道结合，促进Ca^{2+}进入胞质，与PKC结合并移至细胞膜，DAG与Ca^{2+}、磷脂酰丝氨酸共同使PKC暴露出活性中心。活化的PKC可以经多种途径激活MAPK[7]，最经典的是MAPK/ERK激活途径：PKC激活Ras蛋白，促进Raf（MAP3K的一种）募集至细胞膜并被活化，激活的Raf作用于MEK（MAP2K的一种），使ERK（MAPK的一种）的Thr和Tyr两个残端磷酸化，同时，激活的Raf还可以激活其它MAP3K，进而通过不同途径分别激活其余MAPK

（JNK和p38）[8]。

有研究显示88%的SWS患者有GNAQ R183Q体细胞突变，在患者的软脑膜血管瘤、PWS斑块、脉络膜血管瘤及异常的巩膜组织中均可检测到，相比之下，GNAQ R183Q突变频率在脉络膜血管瘤组织中是最高的，其在血管丰富的浅层巩膜也显著高于以基质为主的深层巩膜，进一步探究发现，在以上组织中，血管内皮细胞的突变频率显著高于平均水平[9]。GNAQ R183Q的突变使连接Gαq和GDP的两个氢键丢失，Gαq无法将GTP转化为GTP，无法失活而开启新的循环。Gαq的持续激活进而引发下游信号通路的持续激活，最终导致p-ERK和p-JNK的表达增加。ERK和JNK激活其各自的下游信号通路，促进细胞的增殖、抑制细胞凋亡，诱导巩膜血管内皮细胞增生，血管发育异常[9]。除此之外，在巩膜组织中还发现了PI3K、VEGF等物质，巩膜血管内皮细胞的增生可能是多方因素共同作用的结果[6]。

（病例提供者：余晓伟　张天睿　首都医科大学附属北京同仁医院）

（点评专家：范志刚　首都医科大学附属北京同仁医院）

参考文献

[1]Javaid U，Ali MH，Jamal S，et al.Pathophysiology，diagnosis，and management of glaucoma associated with Sturge-Weber syndrome[J].Int Ophthalmol，2018，38（1）：409-416.

[2]Mantelli F，Bruscolini A，La Cava M，et al.Ocular manifestations of Sturge-Weber syndrome：pathogenesis，diagnosis，and management[J].Clin Ophthalmol，2016，10：871-878.

[3]Sánchez-Espino LF，Ivars M，Antoñanzas J，et al.Sturge-Weber syndrome：a review of pathophysiology，genetics，clinical features，and current management approache[J].Appl Clin Genet，2023，16：63-81.

[4]Sarker BK，Malek MA，Mannaf SMA，et al.Outcome of trabeculectomy versus Ahmed glaucoma valve implantation in the surgical management of glaucoma in patients with Sturge-Weber syndrome[J].Br J Ophthalmol，2021，105（11）：1561-1565.

[5]葛坚，石砚，范志刚.Ahmed青光眼引流阀植入术的应用及进展[J].中华眼科杂志，2022，58（1）：8.

[6]Shirley MD，Tang H，Gallione CJ，et al.Sturge-Weber syndrome and port-wine stains caused by somatic mutation in GNAQ[J].N Engl J Med，2013，368（21）：1971-1979.

[7]Cargnello M，Roux PP.Activation and function of the MAPKs and their substrates，the MAPK-activated protein kinases [published correction appears in Microbiol Mol Biol Rev，2012，76（2）：496][J].Microbiol Mol Biol Rev，2011，75（1）：50-83.

[8]Jubaidi FF，Zainalabidin S，Taib IS，et al.The role of PKC-MAPK signalling pathways in the

development of Hyperglycemia-Induced cardiovascular complications[J].Int J Mol Sci，2022，23（15）：8582.

[9]Wu Y，Peng C，Huang L，et al.Somatic GNAQ R183Q mutation is located within the sclera and episclera in patients with Sturge-Weber syndrome[J].Br J Ophthalmol，2022，106（7）：1006-1011.

青光眼睫状体炎综合征

一、病历摘要

（一）基本信息

患者男性，32岁。因"左眼突发性视力下降1天"至首都医科大学附属北京同仁医院青光眼科就诊。患者自诉1天前左眼无痛性视力下降，不伴眼胀、眼痛等症状，不伴恶心、呕吐等表现。近日忙于论文书写，作息不规律。既往史、个人史及家族史无特殊。

（二）专科检查

①远视力：右眼1.0，左眼0.6（最佳矫正视力）；②眼压：右眼11.3mmHg，左眼36.0mmHg；③裂隙灯检查：左眼结膜轻度充血，角膜轻度水肿，可见钱币状KP，前房中深，Tyn（－），虹膜纹理清晰，瞳孔直径3mm，对光反射灵敏。

（三）辅助检查

右眼眼前节及双眼眼底检查未见明显异常。

左眼眼前节检查：就诊当天可见左眼钱币状KP（病例15图1A、病例15图1C、病例15图1E），治疗1周后可见左眼钱币状KP对应部位表现为羊脂状KP（病例15图1B、病例15图1D、病例15图1F）。

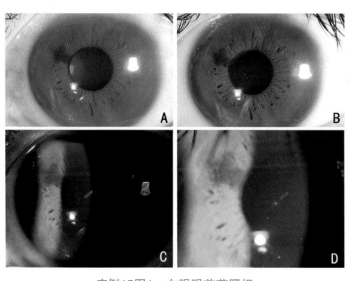

病例15图1　左眼眼前节照相

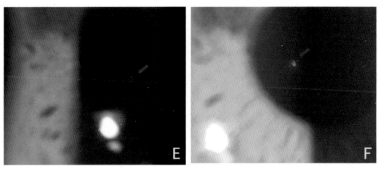

病例15图1　左眼眼前节照相（续）

　　A、C、E：就诊当天可见钱币状KP（红色箭头）；B、D、F：治疗后1周可见羊脂状KP（红色箭头）

　　共聚焦光学显微镜（IVCM）检查：就诊当日钱币状KP对应部位可见鹰眼细胞（病例15图2A），治疗一周后羊脂状KP对应部位可见细胞形态改变（病例15图2F）。

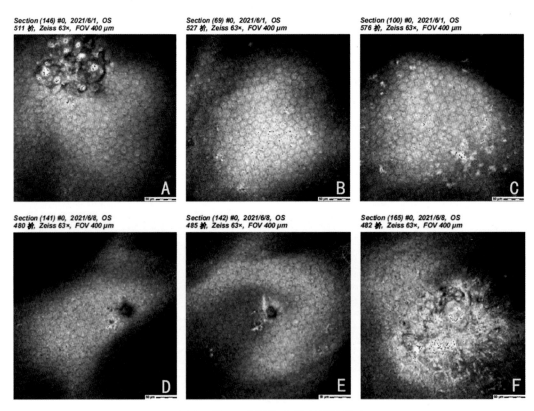

病例15图2　共聚焦光学显微镜检查

　　A～C：就诊当天；D～F：治疗1周后

（四）诊断

　　左眼青光眼睫状体炎综合征。

（五）治疗经过

本病治疗方案包括局部应用类固醇激素抗炎、降低眼压及抗病毒治疗。本例的治疗方案具体如下：0.15%更昔洛韦眼用凝胶，4次/日；更昔洛韦胶囊1g，3次/日；醋酸泼尼松龙滴眼液，3次/日；盐酸卡替洛尔滴眼液，2次/日。治疗一周后复诊，视力恢复至1.0（最佳矫正视力），眼压下降至12.3mmHg，钱币状KP转变为羊脂状KP，下方区域出现少量羊脂状KP。醋酸泼尼松龙减量用药至2次/日，停用盐酸卡替洛尔滴眼液，维持更昔洛韦局部及全身治疗1个月。复查时羊脂状KP消失，停用全部药物。

二、疾病介绍

1. 概述　青光眼睫状体炎综合征（简称青睫综合征，Posner-Schlossman syndrome，PSS）表现为反复发作的单侧、前部、非肉芽肿性葡萄膜炎并伴有眼压（IOP）升高。急性发作时，典型特征是角膜水肿伴KP，IOP升高，前房角开放，视野和视盘正常。症状可包括视力模糊，伴或不伴眼部不适及疼痛，持续数小时至数周，并可自行消退。

2. 病因及发病机制　PSS的病因尚未完全明确，目前较为主流的观点认为其与巨细胞病毒（CMV）感染相关。早在1987年，Bloch-Michel等人首次报道了在PSS患者房水中检测到巨细胞病毒抗体[1]。Chee等人近年来也开展了一系列关于巨细胞病毒感染与PSS关系的研究。他们通过聚合酶链反应（PCR）分析了105名免疫活性葡萄膜炎患者的房水，发现24名眼部CNV-DNA检测阳性的患者中有18名最终被诊断为PSS[2]。另一项研究也显示，在67例确诊为PSS的患者的35只眼睛中检测到前房活跃的巨细胞病毒感染[3]。同时，PSS急性患者的房水中也发现了CMV脱氧核糖核酸（DNA）。

进一步研究提示，青睫综合征更可能是潜伏CMV病毒的再激活，它诱导了免疫反应及相关的细胞毒效应，导致了CECs密度降低、急性小梁网炎[4]。PSS患者眼压升高则可能与小梁网水肿有关。肿胀的小梁网会使患眼的眼压难以控制。当小梁网水肿缓解后，患眼眼压可自发或通过药物降至正常。

3. 临床特点及临床表现　该病典型特征为复发性、轻度前节炎症及病理性IOP升高。发作时，患者表现为视力模糊，前房轻度炎症，并发小至中等大小的KP，前房角开放。发作在几天到一周内自行消退，IOP在缓解期正常。慢性病程表现为隐匿性、持续性的IOP轻微升高，房闪及轻度视物模糊。

该患者因频繁熬夜、高度紧张后初次发病，包括有KP、角膜水肿、房角开放等典型表现。虽然目前没有明确的临床表现来区分是否感染巨细胞病毒，但有一些特征提示巨细胞病毒感染，如钱币状KP，结节状内皮病变，局灶或弥漫性虹膜萎缩等[5-7]。该患者首次就诊时即表现为典型的钱币状KP，高度考虑为CMV病毒感染所致，钱币状KP在使用药物治疗一周后转变为羊脂状KP。目前有多项研究比较了CMV阳性PSS患者与CMV阴性PSS患者的临床特征并发现：53.2%的PSS患者为CMV阳性。与CMV阴性PSS患者相比，CMV阳性患者症状更严重，可表现为杯盘比更大，角膜内皮细胞（CEC）密度更低，CEC丢失更严重，虹膜脱色素更严重，需要进行青光眼滤过手术的比例更高[8-10]。

4. 辅助检查　角膜体内共聚焦显微镜（IVCM）检查是一种非侵入性技术，可在细胞水平上提供角膜各层次的细节。"鹰眼细胞"被认为是CMV感染的线索，表现为大的角膜内皮细胞，在核区有一个高反射区域，周围有一个低反射的环状结构[11]。该征象与裂隙灯显微镜观察到的钱币状病变密切相关，可能代表坏死的内皮细胞。本患者就诊当日的共聚焦显微镜检查结果中即可看到典型的"鹰眼细胞"，而经治疗后可看到"鹰眼细胞"的进一步改变。

角膜内皮镜可显示角膜内皮细胞减少。Miyanaga等人[11]报道了房水中内皮细胞损失强度与巨细胞病毒载量之间有显著关联。前段OCT也是诊断和监测CMV相关前葡萄膜炎的一种有效的非侵入性替代方法。在角膜后部可观察到各种形状的突出结构。高反射的内皮细胞层和角膜深基质也可区分。伴随角膜水肿的改善，这些高反光区域可以在抗病毒治疗后消除。

5. 治疗　PSS的治疗旨在控制炎症和眼压。尽管PSS通常被认为是一种自限性疾病，然而反复发作后可能对局部类固醇或抗青光眼药物反应不佳并进展为继发性青光眼。在这种情况下，可能需要进行青光眼手术以防止视野缺陷的出现及进展。

目前对于PSS是否需要抗病毒治疗仍无定论。但是通过临床表现或辅助检查明确CMV感染或可能性较大的患者应同时积极抗病毒治疗。CMV感染的初始治疗及维持治疗包括全身及局部应用更昔洛韦和缬更昔洛韦。Mietz等[12]报道了局部更昔洛韦滴眼液治疗可减少炎症并控制IOP。由于房水中CMV病毒载量越高，CEC丢失越多，因此，建议初始每2～3小时应用2%的高浓度局部更昔洛韦作为诱导治疗，往后每4小时应用一次作为长期维持治疗至少3个月，可降低复发率至36.8%及峰值眼压[10]。在持续使用0.15%的外用更昔洛韦后，疾病复发率降至57.1%[3]。国内指南推荐更昔洛韦口服1000mg/次，3次/日，共2周；维持500mg/次，3次/日，共2个月。文献报道中，口服缬更昔洛韦为前三周900mg，2次/日，此后长期治疗为450mg、2次/日维持至少3个月。

然而，尽管经抗CMV治疗清除病毒后，继发性葡萄膜炎可能导致IOP的长期升高。在长期随访中，一些PSS患者会发展为开角型青光眼。Jap等[13]研究发现，26%的PSS患者存在青光眼视神经损伤，且PSS病程≥10年的患者发生青光眼的可能性是病程≤10年的患者的2.8倍。因此，有研究推荐3个月甚至更长时间的口服抗病毒治疗[5, 14]。

6. 手术　有研究报道，30%～50%的PSS患者最终即使经过治疗眼压仍无法控制，并最终需要进行抗青光眼手术[13]。小梁切除术联合抗代谢药物和青光眼引流物植入术（GDI）是PSS患者最常用的两种手术方式。

与原发性开角型青光眼相比，PSS眼的手术治疗由于前侧炎症和反复发作而更加困难，滤过手术成功率较低。因此，在PSS眼手术中通常需使用抗代谢物以避免滤过泡瘢痕。同时有研究报道，Ahmed引流阀植入（AGV）和ExPRESS在控制眼压和成功率方面优于小梁切除术。术后12个月，AGV组的完全成功率和部分成功率均为100%，而小梁切除术仅为58.97%和71.79%[15]。

7．预后　由于慢性不可逆的小梁改变，反复发作的前葡萄膜炎可能导致继发性青光眼。尽管接受了治疗，仍有30%～50%的PSS患者会发生青光眼[13]。病史超过10年的PSS患者发生开角型青光眼的可能性是病史小于10年患者的2.8倍[16]。同时，葡萄膜炎继发青光眼的进展速度是原发性开角型青光眼的2倍[17]。

长期PSS可导致视力、视野平均缺损和CEC密度降低。由于症状通常较轻，患者可能会出现多次高IOP发作出现视神经损伤才前往医院就诊。青光眼手术的重要预测因素包括虹膜受累（$HR=5.215$），抗青光眼药物数量（$HR=5.069$）和基线平均视网膜神经纤维层厚度（RNFLT）（$HR=0.949$）[18]。

综上所述，及时诊断并制订适当的治疗方案对PSS患者十分重要。

三、病例点评

本病例起初具有角膜轻度水肿、眼压升高、钱币状KP的表现，同时共聚焦光学显微镜（IVCM）表现为典型的"鹰眼细胞"。结合目前CMV病毒性角膜内皮炎的诊断标准，患者就诊时即考虑为CMV感染所致的青睫综合征。通过抗病毒、抗炎、降眼压治疗1周后，钱币状KP转变为羊脂状KP，虽眼压及角膜水肿经治疗恢复正常，也符合该病的典型临床表现。同时，该患者充分印证了CMV是部分青睫综合征患者致病病因的观点，也侧面支持青睫综合征为眼部CMV感染及病毒性角膜葡萄膜炎的中间阶段之一。但同时需要关注的是，实践中可见部分CMV阴性的青睫综合征患者及无自愈倾向、长期用药的中年及老年患者。前者的致病病因仍需进一步探究。而后者并非传统意义上的青睫综合征患者人群，该类患者病情迁延且眼压常常难以控制或需手术治疗，此类人群的致病原因尚需进一步讨论。同时也提示目前仅以临床特征进行诊断的青睫综合征可能并不准确并含混了多种疾病。未来对该病致病病因、发病机制的进一步探究和了解可能有助于对该病做进一步区分。

由于CMV的复制通路缺少胸苷激酶、阿昔洛韦、泛昔洛韦及伐昔洛韦对CMV无效。目前常用的局部抗病毒药物包括0.15%更昔洛韦凝胶和2%更昔洛韦滴眼液。0.15%更昔洛韦眼用凝胶的推荐应用通常为诱导期每天4～6次，维持期每天2次，持续2～4周[19]。然而，这种使用方式在一定程度上可能会降低患者的依从性。同时，有研究显示在应用0.15%更昔洛韦凝胶后，房水中的药物水平可能低于抑制CMV复制的ID50[20]，但目前国内尚无高浓度药物成品。

该患者发病前由于忙于完成博士后论文，精神高度紧张、熬夜等因素可能导致患者免疫力改变而使体内CMV得以激活从而起病。对于该类患者，应避免过度劳累及其他可能导致免疫力下降的因素。目前研究发现，人体TM细胞能有效地支持CMV体外复制及感染，这可能是病毒性葡萄膜炎患者眼压升高的关键机制[21]。病情反复发作后，患者可能对类固醇及降眼压治疗敏感度下降，从而可能需要手术治疗。CMV阳性PSS患者比CMV阴性患者的抗青光眼手术率更高。据报道，由于葡萄膜炎患者的眼睛结膜中含有更多的成纤维细胞、淋巴细胞和巨噬细胞，增加了因瘢痕形成而手术失败的风险。小梁切除术联合MMC在维持PSS患者IOP方面效果并不理想。而微创青光眼手术只能提供短期控制IOP，大多数需要再次进行滤过手术控制眼压。

四、延伸阅读

Su等人报道了2%更昔洛韦滴眼液对CMV阳性PSS患者的疗效。所有患者均表现出积极的结果，包括1个月后前房炎症缓解，角膜水肿减少，IOP得以控制。3个月后，所有患者房水标本中的CMV均被清除。平均随访39.8个月，复发率为11.6%，远低于先前使用0.15%更昔洛韦凝胶时57.14%的复发率[10]。这种相当低的复发率可能是由于较高浓度的局部更昔洛韦滴眼液提高了前房药物浓度。更昔洛韦及其相关代谢物通过肾小球滤过和小管分泌排出。因此，肾功能受损的患者通常半衰期较长，血药浓度较高。骨髓抑制是另一个主要不良反应，通常表现为中性粒细胞、血小板和白细胞数量减少。因此，肾功能不全患者需要调整剂量，并且在用药期间应定期进行监测。

在有效抗病毒的基础上，联合眼部使用糖皮质激素可提高治疗效果。初始治疗通常选用高浓度糖皮质激素制剂，如醋酸泼尼松龙滴眼液4次/日，待羊脂状或尘状KP消退后逐渐减量，每周减少1次直至1次/日。而后根据眼部炎性反应情况，决定是否使用低浓度糖皮质激素制剂长期维持（如氯替泼诺滴眼液、0.1%氟米龙滴眼液），且在用药过程中需要关注眼压变化，以防诱发激素性青光眼。

（病例提供者：何林辉 首都医科大学附属北京同仁医院）

（点评专家：范志刚 首都医科大学附属北京同仁医院）

参考文献

[1]Bloch-Michel E，Dussaix E，Cerqueti P，et al.Possible role of cytomegalovirus infection in the etiology of the Posner-Schlossmann syndrome[J].Int Ophthalmol，1987，11（2）：95-96.

[2]Chee SP，Bacsal K，Jap A，et al.Clinical features of cytomegalovirus anterior uveitis in immunocompetent patients[J].Am J Ophthalmol，2008，145（5）：834-840.

[3]Chee SP，Jap A.Presumed fuchs heterochromic iridocyclitis and Posner-Schlossman syndrome：comparison of cytomegalovirus-positive and negative eyes[J].Am J Ophthalmol，2008，146（6）：883-889.

[4]Maruyama K，Maruyama Y，Sugita S，et al.Characteristics of cases needing advanced treatment for intractable Posner-Schlossman syndrome[J].BMC Ophthalmol，2017，17（1）：45.

[5]Pleyer U，Chee SP.Current aspects on the management of viral uveitis in immunocompetent individuals[J].Clin Ophthalmol，2015，9：1017-1028.

[6]Accorinti M，Gilardi M，Pirraglia MP，et al.Cytomegalovirus anterior uveitis：long-term follow-up of immunocompetent patients[J].Graefes Arch Clin Exp Ophthalmol，2014，252（11）：1817-1824.

[7]Woo JH，Lim WK，Ho SL，et al.Characteristics of cytomegalovirus uveitis in immunocompetent patients[J].Ocul Immunol Inflamm，2015，23（5）：378-383.

[8]Fan X，Li Z，Zhai R，et al.Clinical characteristics of virus-related uveitic secondary glaucoma：focus on cytomegalovirus and varicella zoster virus[J].BMC Ophthalmol，2022，22（1）：130.

[9]Cao G，Tan C，Zhang Y，et al.Digital droplet polymerase chain reaction analysis of common viruses in the aqueous humour of patients with Posner-Schlossman syndrome in Chinese population[J].Clin Exp Ophthalmol，2019，47（4）：513-520.

[10]Su CC，Hu FR，Wang TH，et al.Clinical outcomes in cytomegalovirus-positive Posner-Schlossman syndrome patients treated with topical ganciclovir therapy[J].Am J Ophthalmol，2014，158（5）：1024-1031.

[11]Miyanaga M，Sugita S，Shimizu N，et al.A significant association of viral loads with corneal endothelial cell damage in cytomegalovirus anterior uveitis[J].Br J Ophthalmol，2010，94（3）：336-340.

[12]Mietz H，Aisenbrey S，Ulrich Bartz-Schmidt K，et al.Ganciclovir for the treatment of anterior uveitis[J].Graefes Arch Clin Exp Ophthalmol，2000，238（11）：905-909.

[13]Jap A，Sivakumar M，Chee SP.Is posner schlossman syndrome benign？[J].Ophthalmology，2001，108（5）：913-918.

[14]Sobolewska B，Deuter C，Doycheva D，et al.Long-term oral therapy with valganciclovir in patients with Posner-Schlossman syndrome[J].Graefes Arch Clin Exp Ophthalmol，2014，252（1）：117-124.

[15]Sheng Q，Zhai R，Sun Y，et al.Iris abnormalities may influence the efficacy and filtration strategies of Posner-Schlossman syndrome：a retrospective study involving trabeculectomy，ExPRESS and

Ahmed valve implants[J].Graefes Arch Clin Exp Ophthalmol，2023，261（3）：791-801.

[16]Kass MA，Becker B，Kolker AE.Glaucomatocyclitic crisis and primary open-angle glaucoma[J].Am J Ophthalmol，1973，75（4）：668-673.

[17]Liu X，Kelly SR，Montesano G，et al.Evaluating the Impact of uveitis on visual field progression using Large-Scale Real-World data[J].Am J Ophthalmol，2019，207：144-150.

[18]Kim JH，Lee JY，Choi JA.Long-term prognosis for glaucoma in patients with Posner-Schlossman syndrome[J].Graefes Arch Clin Exp Ophthalmol，2021，259（12）：3757-3767.

[19]Waduthantri S，Zhou L，Chee SP.Intra-cameral level of ganciclovir gel，0.15% following topical application for cytomegalovirus anterior segment infection：A pilot study[J].PLoS One，2018，13（1）：e0191850.

[20]Ye W，Fu L，Li J，et al.Surgical outcomes of penetrating canaloplasty in patients with uncontrolled Posner-Schlossman syndrome：A prospective study[J].Ocul Immunol Inflamm，2023：1-7.

[21]Choi JA，Kim JE，Noh SJ，et al.Enhanced cytomegalovirus infection in human trabecular meshwork cells and its implication in glaucoma pathogenesis[J].Sci Rep，2017，7：43349.

虹膜角膜内皮综合征（ICE综合征）

一、病历摘要

（一）基本信息

患者女性，49岁，因"右眼视力下降半年"至首都医科大学附属北京同仁医院青光眼科就诊。患者自诉半年前无明显诱因出现右眼视力渐进性下降，伴有眼胀、眼痛，不伴眼红、头痛、恶心呕吐等症状，最高眼压达42mmHg。应用盐酸卡替洛尔滴眼液、布林佐胺滴眼液、酒石酸溴莫尼定滴眼液降眼压治疗，眼压无明显改善。5个月前自觉视力进一步下降、视野缩小。既往史、个人史及家族史无特殊。

（二）专科检查

①远视力：右眼0.3（矫正无提高），左眼1.0；②眼压：右眼37mmHg，左眼14mmHg；③裂隙灯检查：左眼结膜轻度充血，角膜轻度水肿，内皮可见银箔样反光和guttata样改变（病例16图1），中央前房中深，周边前房<1CT，Tyn（-），虹膜基质萎缩，7～8点位虹膜前粘连，瞳孔向7～8点位牵拉变形、移位，对光反射消失。静态及动态下全周房角关闭。

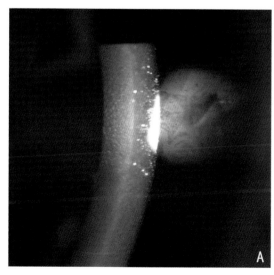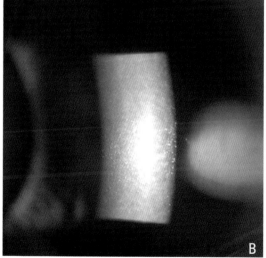

病例16图1　裂隙灯检查见右眼角膜银箔样反光（A）和内皮guttata样改变（B）

（三）辅助检查

角膜内皮镜检查：右眼内皮细胞形态各异，表现为典型的"光-暗反转"，带有中心亮点、浅色边界、内部深区的ICE细胞结构（病例16图2）。

超声生物显微镜（UBM）检查：右眼周边虹膜膨隆，全周根部虹膜与角膜相连，完全遮挡巩膜突。

眼后节OCT、Humphery 24-2视野检查：提示患者存在明显青光眼性视神经病变（病例16图3）。

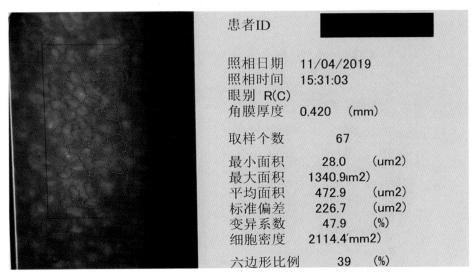

病例16图2　角膜内皮镜检查可见内皮细胞形态异常

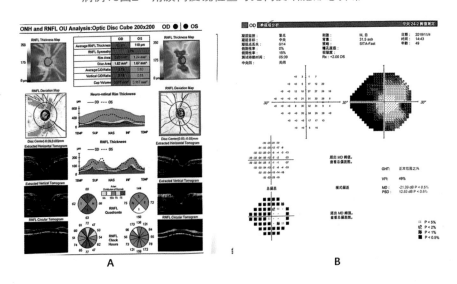

病例16图3　眼后节OCT、Humphrey视野检查

A. 眼后节OCT示患者右眼视神经纤维层异常变薄；B. Humphrey视野（24-2）示患者右眼视野环形缺损

（四）诊断

1. 右眼虹膜角膜内皮综合征。

2. 右眼继发性闭角型青光眼。

（五）治疗经过

术前予盐酸卡替洛尔滴眼液、布林佐胺滴眼液、酒石酸溴莫尼定滴眼液控制眼压，行右眼Ahmed青光眼引流阀植入术，手术过程顺利，术中和术后无严重并发症发生。

二、疾病介绍

1. **概述**　虹膜角膜内皮综合征（iridocorneal endothelial syndrome，ICE）是一种罕见而棘手的疾病，通常见于成年女性患者，多为单侧，本患者即属此类。该病包括三种临床表型：进行性原发性虹膜萎缩、Cogan-Reese综合征和Chandler综合征，有时难以具体区分。其整体特点是角膜内皮增生和结构异常，前房角进行性关闭，虹膜萎缩和多瞳等异常。该患者除多瞳外均符合该病典型表现。这些改变的最终结局是继发性闭角型青光眼和角膜内皮失代偿。

2. **病因及发病机制**　ICE综合征的具体病因不明。文献报道认为病毒感染，特别是单纯疱疹病毒（herpes simplex virus，HSV）是ICE综合征的可能病因。有研究进一步指出，HSV感染会通过病毒遗传物质整合到人类基因组中并改变内皮细胞的活性和形态，使其恢复有丝分裂的能力从而引发ICE综合征[1]。

Howell等人[2]使用角膜细胞角蛋白和内皮细胞系的两种标记物证明了ICE综合征中"上皮样"细胞是内皮系细胞的假设。但另一方面，也有研究表明ICE综合征可能是由异位的胚胎眼表上皮引起的，从而支持上皮细胞起源[3]。因此，目前ICE细胞来源仍有待进一步明确。

经典的"膜理论"假设在ICE综合征中角膜内皮细胞主要受到影响，并表现出增生和结构异常及向周围组织迁移的能力。这些细胞改变的最终结果表现为异常内皮细胞向后迁移，越过Schwalbe线并阻塞前房角，进一步覆盖虹膜形成异常基膜，最终收缩引发虹膜萎缩损伤、瞳孔形状异常。这也是本患者出现全周房角粘连及继发性青光眼的直接可能原因。组织学研究也表明ICE综合征患者存在由内皮样细胞组成的膜阻塞前房角并覆盖虹膜。

3. **临床特点及临床表现**　ICE综合征的典型临床特征为角膜内皮镜下可见的ICE细胞，其形态通常是异常的、圆形的、较大的、多形性的，表现为典型的"光-暗反转"，即偶带有中心亮点的浅色边界，中心为深色区域的细胞（也称为黑心细胞）[2]，这类细胞被认为是ICE综合征的病理特征和诊断细胞。角膜共聚焦显微镜也可发现"ICE细胞"的存在，即多形性上皮样内皮细胞，其细胞核具有高反射性，细胞边界比细胞表面更亮。共聚焦显微镜的研究结果强调了两种主要的"上皮样"内皮异常模式，其特征都是细胞核明显的高反射和细胞大小和形状的丧失[2]。

ICE综合征进行性虹膜萎缩的特征是明显的虹膜萎缩和孔洞形成，孔洞可分为一侧虹膜变薄引起的拉伸孔洞和由于组织缺血导致虹膜组织消失形成的孔洞。在Chandler综合征中虹膜改变很小，临床医生通常是从观察角膜水肿而在早期就诊断该疾病。当诊断较晚且虹膜异常更明显时可以观察到虹膜萎缩区域，但通常不会导致全层虹膜孔。Cogan-Reese综合征患者有不同程度的虹膜萎缩，通常可观察到其存在多个带蒂的虹膜结节且被虹膜基质包围，表现为隐窝消失和网状外观。

有研究显示，46%～82%的ICE综合征会发生前房角阻塞、眼内压升高并导致继发性青光眼[4]，前房角镜检查可显示周边虹膜前粘连（PAS）的存在，也有部分ICE综合征没有明显的虹膜前粘，表现为小梁网区域大量污秽样色素沉着（病例16图4）。当角膜水肿而无法使用房角镜观察时，通过UBM或OCT检查也可以检测到ICE综合征前房角结构变化、前粘连和虹膜萎缩[5]。

ICE综合征患者的视功能损害可表现为从早期角膜失代偿导致的晨起视功能下降，到青光眼导致的视力模糊和（或）光晕，再到视力的持续下降、视野缩小。本患者则已出现环形视野缺损及持续的视力下降，表明其继发性闭角型青光眼已进展至晚期。

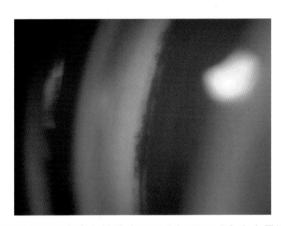

病例16图4　ICE综合征患者房角镜检查可见小梁网区域存在大量污秽样色素沉着

4. 治疗　目前还没有特异性针对ICE综合征发病机制的药物治疗方法，其治疗目的仅在于控制IOP。房水生成抑制剂，包括局部β受体阻滞药、α受体激动药和碳酸酐酶抑制药是目前的首选降眼压药物[6]。由于HSV在ICE综合征中的作用尚未完全排除且有报道称前列腺素的使用可刺激单纯疱疹复发[7]，因此应谨慎使用前列腺素类药物。当局部药物治疗失败或治疗不足时，应尽早进行手术。

当药物治疗无法控制IOP，或继发性青光眼已至中晚期需达到更低、更稳定的靶眼压时，常需要进行手术治疗。目前最常用的手术方式包括小梁切除术＋丝裂霉素（MMC），青光眼引流物植入术（glaucoma drainage implant，GDI）特别是Ahmed引流阀（Ahmed glaucoma valve，AGV）及目前较新颖的穿透性schlemm管成形术（penetrating canaloplasty，PCP）。由于此患者为中年女性、全周房角粘连、青光眼已进展至晚期，因此综合考虑后采取AGV植入术以治疗继发性青光眼。但无论采用何种手术方式，ICE综合征患者仍可能需进行睫状体光凝等睫状体破坏手术以控制眼压。

三、病例点评

目前诊断ICE的金标准为角膜内皮镜和角膜共聚焦显微镜下明确看到ICE细胞。两者相比较，角膜内皮镜应用范围更广，结果更易获得且为非接触操作更为安全简便。本病例行角膜内皮镜检查时可见明显的ICE细胞，基于其单眼急性病史、虹膜基质萎缩和周边前粘连等临床改变，无需借助角膜共聚焦显微镜便可明确诊断。但对于继发角膜内皮功能异常而角膜水肿的ICE患者，共聚焦显微镜则比角膜内皮镜检查更有优势，并且共聚焦显微镜可同时观察角膜基质内神经变化，有助于辅助诊断。在共聚焦显微镜下可显示两种主要的"上皮样"内皮异常模式，其特征都是细胞核明显的高反射和细胞大小及形状规律性的丧失。第一种模式是相对规则的细胞大小和形状，保留了类似于正常内皮细胞的模式。然而，细胞失去了正常的六边形呈现出明显且均匀的"鹅卵石样"细胞核占据细胞的中心区域。可见双核细胞及分裂细胞。第二类细胞的大小和形状不规则，细胞内可见形状各异、靠近细胞边界的高反射核，甚至可有双核。受累眼基质神经纤维异常增厚、变形可辅助诊断，特别是在角膜水肿时。

ICE行小梁切除术的失败率极高，既往病理学研究证实小梁切除的滤过通道内存在异常ICE细胞的前移浸润，是手术失败的主要因素。结合既往发病机制的研究，我们认为，ICE的发病机制可能类似于宫颈癌的发病机制，后者是HPV感染后，HPV病毒整合进入宫颈上皮细胞导致宫颈上皮内瘤变，即表现为上皮不典型增生，属于癌前病变。ICE也可能是HSV或其他病毒整合进角膜内皮细胞，使其恢复有丝分裂的能力不断增生而引发ICE综合征。但由于目前临床标本较少，能取到的ICE细胞有限，难以分析其可能整合位点，该研究尚难以开展。基于该认识，小梁切除的通道因直接与ICE细胞相通，因此较易失败。而通过引流阀构建的滤过通道可能可以一定程度避免ICE细胞的迁移，因而成功率更高。近期有学者表示PCP手术成功率也较高，也是基于这一认识，且认为已经形成较高PAS的区域做PCP时小梁切除不越过PAS前缘，使得滤过通道避开前房和角膜，直接与后房相通，让PAS前缘成为阻挡ICE迁移的屏障，使得手术成功率大幅提高。当然，如果小梁切除也选择这种设计或许也能进一步提高手术成功率，而AGV植入将引流管植入后房也可能可以避免ICE细胞向引流通道的迁移。相信随着对这一疾病发病机制的认识，其治疗转归将大大提升。

四、延伸阅读

由于异常内皮细胞越过Schwalbe线并形成异常基底膜彻底阻塞前房角，ICE患者的青光眼治疗往往最终需通过手术控制。目前应用效果明确的手术方式包括小梁切除术、Ahmed引流阀为代表的GDI及PCP。由于滤过泡纤维化及异常增生膜的持续生长导致小梁切除术远期效果不佳且再次行GDI时结膜纤维化水平更高从而增加了GDI失败的风险，因此本患者手术方式采用了AGV植入术。目前提倡AGV引流管经睫状沟插入后房，从而降低引流管对角膜内皮的影响并避免ICE增生膜阻塞引流管。

1. 小梁切除术＋丝裂霉素C　早期小梁切除术后的病例发现了明显的结膜下纤维化[8]。因此抗瘢痕药物被用于提高ICE患者小梁切除术的成功率。丝裂霉素辅助的小梁切除术12个月、60个月的完全成功率分别为64%、33%，部分成功率分别为82%、69%[9]。该结果与Doe及其同事报道的1年和5年的累积生存率（73%和29%）接近。然而，值得注意的是小梁切除术治疗ICE相关青光眼的成功率低于其他类型青光眼且相当大比例需再次行GDI（12.5%～53.8%）[10]。其失败可能是由于异常增生膜的进行性生长并堵塞滤过部位。

2. AGV　AGV植入术是治疗ICE综合征继发性青光眼的一种安全有效的方法。术后可能出现浅前房和低眼压，但治疗效果良好。既往研究显示1年、3年和5年的累积成功率分别为71%、71%和53%[8]。回顾性研究表明70%的眼睛在AGV植入后加用局部药物可维持IOP低于21mmHg。近期报道则显示，AGV植入术治疗继发性青光眼1年、3年和4年的成功率分别为（92.3±7.4）%、（66.1±11.0）%和（50.5±17.3）%[11]。

特别需要注意的是，绝大多数眼睛以前可能接受过小梁切除术从而增加了失败的风险。约20%的眼睛在AGV植入术后可能发生ICE膜堵塞引流管[12]。睫状体平坦部入路可用于人工晶状体、无晶状体或玻璃体切除眼，将AGV引流管经睫状沟插入可以降低角膜失代偿的风险（ICE综合征常伴有角膜内皮受损）。将引流管放置在虹膜后也可以潜在地防止迁移而来的增生膜阻塞管腔[12]。文献同时建议引流管尖端远离角膜和虹膜并增加管的长度以便之后重新定位[8]。

3. PCP　PCP在ICE患者的眼压控制方面取得了良好效果，同时并发症较少[13]。前瞻性研究结果显示，ICE患者行PCP手术后12个月部分成功率为75.9%。术后一过性IOP升高（≥30mmHg，17.9%）是术后1周和1个月最常见的早期并发症。所有患者在手术象限均无明显滤过泡。目前，PCP手术处于研究热点，该手术选取PAS最广泛的位置进行小梁和虹膜切除术，使滤过口位于后房而与前房隔离，即在后房和Schlemm管之间建立直接的联系，从而与前房的异常细胞和增生膜分离。其基本原理包括：①ICE综合征之所以导致青光眼是由于近端阻力原因，而远端房水引流通道无明显影响；②ICE患者的纤维增生膜仅在虹膜前表面而不在虹膜后表面迁移；③组织学研究发现广泛PAS区域的后部小梁网被附着的厚基底膜覆盖，但该膜的细胞成分较少所以是不活跃的。切除一部分基底膜后周围膜的迁移和收缩也会受到限制[14]，因而小梁旁路不会受到ICE膜的影响；④即使小梁网的其他部分仍被覆盖，由于缝线张力使schlemm管扩张，房水依然可以进入角膜缘的生理房水引流通道，避免了结膜下瘢痕和滤过泡相关并发症的发生；⑤Schlemm管断端炎症反应引起的瘢痕会阻挡ICE细胞及增生膜再次覆盖切口以保持引流畅通。

（病例提供者：何林辉　首都医科大学附属北京同仁医院）

（点评专家：范志刚　首都医科大学附属北京同仁医院）

参考文献

[1]Li F，Liu Y，Sun Y，et al.Etiological mechanism of iridocorneal endothelial（ICE）syndrome may involve infection of herpes simplex virus（HSV）and integration of viral genes into human genome[J].Med Hypotheses，2018，110：50-52.

[2]Howell DN，Damms T，Burchette JL Jr，et al.Endothelial metaplasia in the iridocorneal endothelial syndrome[J].Invest Ophthalmol Vis Sci，1997，38（9）：1896-1901.

[3]Dada T，Gadia R，Sharma A，et al.Ultrasound biomicroscopy in glaucoma[J].Surv Ophthalmol，2011，56（5）：433-450.

[4]Saleem AA，Ali M，Akhtar F.Iridocorneal endothelial syndrome[J].J Coll Physicians Surg Pak，2014，24（2）：S112-114.

[5]Wand M，Gilbert CM，Liesegang TJ.Latanoprost and herpes simplex keratitis[J].Am J Ophthalmol，1999，127（5）：602-604.

[6]Kidd M，Hetherington J，Magee S.Surgical results in iridocorneal endothelial syndrome[J].Arch Ophthalmol，1988，106（2）：199-201.

[7]Chandran P，Rao HL，Mandal AK，et al.Glaucoma associated with iridocorneal endothelial syndrome in 203 Indian subjects[J].PLoS One，2017，12（3）：e0171884.

[8]Doe EA，Budenz DL，Gedde SJ，et al.Long-term surgical outcomes of patients with glaucoma secondary to the iridocorneal endothelial syndrome[J].Ophthalmology，2001，108（10）：1789-1795.

[9]Chandran P，Rao HL，Mandal AK，et al.Outcomes of primary trabeculectomy with Mitomycin-C

in glaucoma secondary to iridocorneal endothelial syndrome[J].J Glaucoma, 2016, 25（7）：e652-656.

[10]Lanzl IM, Wilson RP, Dudley D, et al.Outcome of trabeculectomy with mitomycin-C in the iridocorneal endothelial syndrome[J].Ophthalmology, 2000, 107（2）：295-297.

[11]Gebremichael BG, Mohamed A, Chaurasia S, et al.Outcomes of Ahmed glaucoma drainage implant in eyes with glaucoma secondary to iridocorneal endothelial syndrome[J].J Glaucoma, 2020, 29（7）：567-571.

[12]Kim DK, Aslanides IM, Schmidt CM Jr, et al. Long-term outcome of aqueous shunt surgery in ten patients with iridocorneal endothelial syndrome[J].Ophthalmology, 1999, 106（5）：1030-1034.

[13]Deng Y, Zhang S, Ye W, et al.Achieving inner aqueous drain in glaucoma secondary to iridocorneal endothelial syndrome：one year results of penetrating canaloplasty[J].Am J Ophthalmol, 2022, 243：83-90.

[14]Patel A, Kenyon KR, Hirst LW, et al.Clinicopathologic features of Chandler's syndrome[J].Surv Ophthalmol, 1983, 27（5）：327-344.

Fuchs虹膜异色性葡萄膜炎

一、病历摘要

（一）基本信息

患者黄某，女，48岁。4年前被外院诊断为"右眼虹膜睫状体炎"。因"右眼眼压升高伴视力下降1个月"外院予局部糖皮质激素及降眼压药物治疗，眼压仍控制不佳，遂至首都医科大学附属北京同仁医院青光眼科就诊。近1个月最高眼压：右眼＞60mmHg，左眼24mmHg。既往否认手术史、外伤史、家族史，无其他全身疾病。

（二）专科检查

①视力：右眼0.1，矫正不提高；左眼1.0；②眼压：右眼48mmHg，左眼26mmHg（双眼使用盐酸卡替洛尔滴眼液和布林佐胺滴眼液）；③裂隙灯检查：右眼角膜无水肿，内皮面银箔样反光，类guttata样改变，散在细小白色及少许色素性KP（＋），前房深，Tyn（－），虹膜萎缩及脱色素呈蛇皮样改变，无虹膜前后粘连，瞳孔圆，直径3mm，光反射（＋），晶状体轻度混浊，后囊下明显，玻璃体混浊，眼底视盘边界清，色淡，杯盘比（C/D）0.8，视盘旁血管迂曲，静脉扩张，动脉变细，黄斑中心凹反光未见，视网膜在位；左眼角膜透明，散在色素性KP（＋），前房深，Tyn（－），虹膜表面纹理欠清，轻度脱色素，瞳孔圆，直径3mm，光反射（＋），晶状体轻度混浊，玻璃体混浊，眼底视盘边界清，色淡，杯盘比（C/D）0.7，视网膜静脉略扩张，动脉略变细，黄斑中心凹反光未见，视网膜在位。

（三）辅助检查

眼前节照相：右眼虹膜萎缩及脱色素呈蛇皮样改变（病例17图1A、病例17图1B），晶状体轻度混浊，后囊下混浊明显（病例17图1C），右眼内皮存在银箔样反光和类guttata样改变（病例17图1D），散在细小灰白色色素性KP及星状KP（病例17图1E）；左眼虹膜表面纹理欠清，晶状体轻度混浊（病例17图1F）。

角膜内皮镜：右眼角膜内皮细胞密度（1880±30）个/mm^2，角膜内皮细胞可见暗区，未见ICE特征性细胞（病例17图2A）；左眼角膜内皮细胞密度（2621±23）个/mm^2，形态大致正常（病例17图2B）。

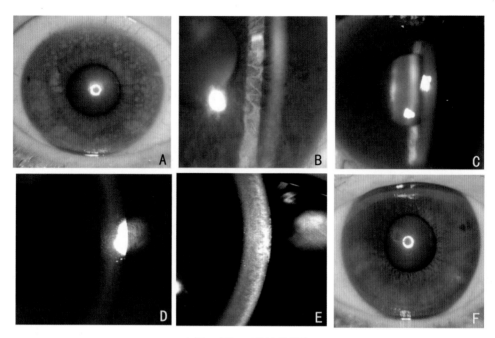

病例17图1　眼前节照相

A、B. 右眼虹膜萎缩及脱色素呈蛇皮样改变；C. 右眼晶状体后囊下混浊明显；D. 右眼角膜内皮银箔样反光及类guttata样改变；E. 右眼散在细小灰白色色素性及星状KP；F. 左眼虹膜表面纹理欠清，晶状体轻度混浊。

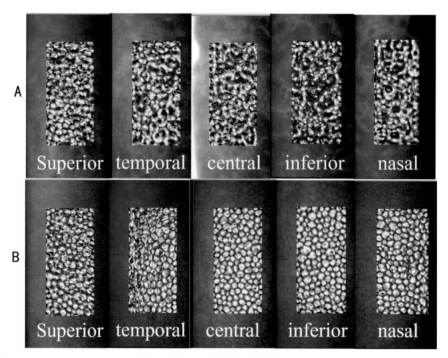

病例17图2　角膜内皮镜检查

A. 右眼角膜内皮细胞可见暗区，未见ICE特征细胞；B. 左眼内皮大致正常

角膜共聚焦显微镜：右眼角膜上皮细胞大小形态正常，基底膜下神经纤维密度降低，其间可见少量高反光树突状细胞浸润，基质细胞活化，角膜内皮细胞大小不一，部分缺失、呈暗区，部分后弹力层增厚（病例17图3A～F），左眼大致正常（病例17图3G～L）。

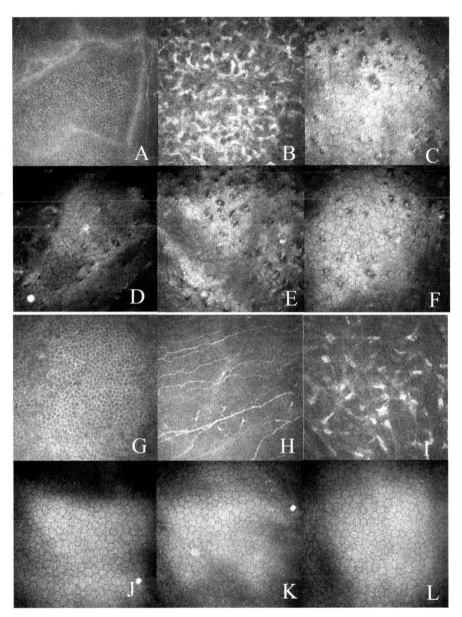

病例17图3　角膜共聚焦显微镜

A～F：右眼角膜上皮细胞大小形态正常，基底膜下神经纤维密度降低，其间可见少量高反光树突状细胞浸润，基质细胞活化，角膜内皮细胞大小不一，部分缺失、呈暗区，部分后弹力层增厚；G～L：左眼角膜上皮细胞大小形态正常，基底膜下神经纤维密度、形态未见异常，角膜基质细胞及内皮细胞大小形态正常。

　　眼底立体像：双眼底杯盘比增大（右眼0.8，左眼0.7），双眼眼底血管静脉扩张，动脉变细（病例17图4）。房角镜检查可见双眼房角开放，右眼存在线状出血（Amsler征）（病例17图5）。

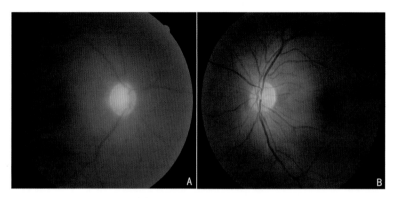

病例17图4　眼底立体像

　　双眼底杯盘比增大（A. 右眼0.8；B. 左眼0.7），右眼眼底血管静脉扩张，动脉变细，黄斑区反光未见，视网膜在位；左眼眼底血管静脉略扩张，动脉略变细。

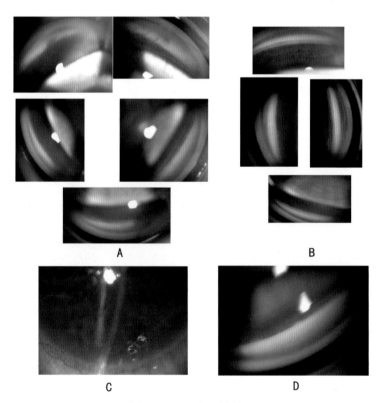

病例17图5　房角镜检查

　　A. 右眼房角开放，色素Ⅰ级，房角多处细小血管出血，上方及下方Schlemm管回血明显；B. 左眼房角开放，色素0～Ⅰ级，上方Schlemm管少许回血；C. 下方角膜后表面较多血细胞附着，呈Amsler征；D. 小梁网上可见细小灰黑色色素沉着。

眼超声生物显微镜（UBM）：示双眼房角开放。

后节光学相干断层扫描（OCT）：示右眼视盘上方及下方RNFL变薄；视野检查：示右眼管状视野；左眼后节OCT和视野检查未发现明显青光眼性视神经病变。

（三）诊断

1. 双眼Fuchs虹膜异色性葡萄膜炎。

2. 双眼并发性白内障。

3. 右眼继发性青光眼。

（四）治疗经过

行右眼超声乳化白内障吸除术＋人工晶状体植入术＋Ahmed青光眼引流阀植入术，手术过程顺利，术中和术后无严重并发症发生。术后1个月随访见右眼前房中深，视力0.3，眼压15mmHg；左眼视力1.0，眼压21mmHg（未使用降眼压药物）。

二、疾病介绍

1　概述　Fuchs虹膜异色性葡萄膜炎又称Fuchs综合征，也被称为Fuchs虹膜异色性虹膜睫状体炎，是一种以虹膜脱色素为特征的慢性非肉芽肿性葡萄膜炎，好发于青壮年男性，90%为单眼受累，病程缓慢，常无自觉症状。临床多表现为前葡萄膜炎，以虹膜脱色素、白内障及角膜KP典型三联征为特征。可发生虹膜和前房角（放射状和环状）新生血管，有时会在前房穿刺后导致典型的丝状出血和前房积血的形成，被称为Amsler-Verrey征。

2. 临床表现　可有视力下降、眼前黑影，当合并并发性白内障、继发性青光眼时，可出现严重的视力下降。查体可见前房轻微的闪灰和少量浮游细胞，多数患者可见中等大小KP或特征性星状KP，弥漫于整个角膜后房，呈灰白色、半透明、轻微凸起，退行期可呈棕色并永久存在；病程漫长，虹膜弥漫性脱色素，颜色逐渐变浅，但在虹膜色素丰富的人种，如我国人，虹膜异色并不明显，主要呈虫蚀样或蛇皮样改变，可出现Koeppe结节，不会出现虹膜前后粘连；前房角色素增多，小梁网上出现纤维的新生血管，Amsler征，前房角镜检查或术中易自发出血；并发性白内障发生率高，以后囊下混浊为主；眼压升高，病程长者出现青光眼性视神经损害；前部玻璃体内可有混浊和细胞[1]。

3. 发病机制　其发病机制大致有四种学说，①交感学说：Fuchs综合征表现为虹膜异色，先天性交感神经病变同样也可能伴随虹膜色素减少。有研究表明，虹膜基质黑色素细胞受肾上腺素能神经的直接支配，肾上腺素能神经功能不足会导致黑色素生成减少，所以推测Fuchs综合征虹膜色素减退和交感神经病变可能有相同的原因。肾上腺素能神经支配异常可以引起血-房水屏障的渗透性增加，从而引起房水中蛋白质、细胞和炎性介质渗漏，这也解释了Fuchs综合征前房炎症情况。然而Fuchs综合征系由交感神经受损引起可能还需进一步的证据证实[2]。②遗传学说：目前仍颇具争议。有研究提示HLA相关遗传因子可能在发病机制中起作用，但Fuchs综合征的发病不具有家族性，根据既往研究，550例Fuchs综合征患者中仅6例家族成员中有相同病患。此外，在葡萄膜炎遗传基因中有高遗传属性的HLA、microRNA-146a和Ets癌基因同源物等均相关性差，虽然Fuchs综合征是葡萄膜炎的一种，但目前尚未发现其特征性的遗传基因[2-4]。③免疫学说：众说纷纭，有研究提示角膜上皮54kD蛋白的特异性抗体显著增高，角膜上皮和角膜内皮有相同的抗原，这似乎能解释Fuchs综合征患者弥漫分布的角膜后沉着物；也有研究报道Fuchs综合征和视网膜色素变性之间的相关性[5]。④感染学说：目前越来越多的研究也证实Fuchs综合征的发病可能跟感染密切相关，Fuchs综合征与风疹病毒感染相关[6-7]。除此之外，弓形虫抗体也在Fuchs综合征患者中检出率较健康对照升高。因为感染引起的免疫反应异常从而导致Fuchs综合征发病，是能联系这些阳性发现的线索之一，但与免疫学说研究相同的是，目前感染学说的研究同样停留在相关性研究，具体发病机理不详且研究难度大[8]。

4. 诊断依据　主要依据其特征性的眼部特征确诊，包括：①慢性、轻度的前葡萄膜炎；②特征性KP，本例患者右眼角膜内皮特征性改变有银箔样反光、类guttata样改变、散在细小白色及少许色素性KP（+）；③虹膜弥漫性脱色素，可呈"蛇皮样改变"，有时轻微的虹膜脱色素易被忽略。单侧性虹膜萎缩，退行期可呈棕色并永久存在，伴或不伴明显的虹膜异色（14%~25%）。应仔细对比检查双侧虹膜颜色、形态，以免误诊和漏诊。本例患者右眼虹膜萎缩及弥漫性脱色素，蛇皮样改变，左眼轻度脱色素，均为Fuchs虹膜异色性葡萄膜炎。④无虹膜前后粘连。⑤多数并发白内障，本例患者右眼晶状体轻度混浊，后囊下混浊明显[9]。

5. 治疗　Fuchs综合征对局部使用糖皮质激素治疗反应差，一般不用糖皮质激素类滴眼剂点眼治疗，更不需要全身激素治疗，前房炎症明显时，可给予短期点眼对症治疗。白内障超声乳化吸除术联合人工晶状体植入术治疗Fuchs综合征并发白内障安全有效、并发症少，是治疗Fuchs综合征并发白内障的理想方法之一，手术不会增加Fuchs综合征的炎症反应，多数病例可获得较好的效果[10-11]。对出现继发性青光眼且眼压升高者，给予降眼压药物，必要时可联合青光眼引流阀植入术治疗。

该患者半球后注射地塞米松注射液联合利多卡因注射液1周，眼压控制不降，故入院行白内障超声乳化吸除术、人工晶状体植入术联合青光眼引流阀植入术。

三、病例点评

Fuchs虹膜异色性葡萄膜炎是于1906年由奥地利Ernst Fuchs教授首次报道的。Fuchs综合征占全部葡萄膜炎的1%~3%，Fuchs虹膜异色性葡萄膜炎，并非以虹膜异色作为其诊断依据，其常见的临床表现是慢性非肉芽肿性炎症，玻璃体混浊、白内障导致的眼前黑影和视物模糊往往是首发症状。好发于青壮年，单眼发病，其最典型的体征是青灰白色、半透明星状KP，虹膜弥漫性脱色素（但在虹膜色素丰富的人种并不明显）。经角膜内皮检查可发现有银箔样反光和类guttata样改变等特征性改变，一般无虹膜前后粘连。当其出现继发性青光眼时，眼压升高，但房角开放，多同时伴白内障及玻璃体混浊，特征性改变是小梁网上出现纤细的新生血管，Amsler征，房角镜检查或手术中易自发出血、轻微房闪及少量浮游细胞。

临床诊疗过程中，遇到虹膜睫状体炎继发青光眼患者时，应当警惕鉴别其是否为Fuchs综合征。继发性青光眼是Fuchs综合征患者除并发性白内障外的第二大并发症，文献报道Fuchs综合征患者中青光眼的发病率为6.5%~60%。Fuchs综合征早期临床表现与青睫综合征相似，需仔细鉴别，并非看见角膜内皮KP便应用激素治疗，对Fuchs综合征患者使用激素反而可能会加重病情。因此，葡萄膜炎治疗中当激素疗效不好时应警惕其为Fuchs综合征，避免长时间应用激素加重青光眼的发生发展[12]。

四、延伸阅读

Fuchs综合征的诊断主要依据其三个基本表现（弥漫性虹膜色素脱失、无前后粘连、前房轻度炎症）和五个相关表现（主要单侧受累、并发性白内障、玻璃体混浊、无急性症状和特征性虹膜结节）。Fuchs综合征的诊断需满足所有基本表现、相关表现可进一步加强诊断。在临床诊疗中，Fuchs综合征应当与青光眼睫状体炎综合征、Fuchs角膜内皮营养不良和ICE综合征相鉴别。

青光眼睫状体炎综合征可表现为反复发作的单侧、前部、非肉芽肿性葡萄膜炎并伴有眼压（IOP）升高。急性发作时，典型特征是角膜水肿伴KP，IOP升高，前房角开放，视野和视盘正常。青光眼睫状体炎综合征与Fuchs综合征均仅有轻微的前节炎症反应，均可继发开角型青光眼，但青睫综合征呈一过性发作，眼压更高，KP为羊脂状，虹膜大部分无异色等特征性改变。

Fuchs角膜内皮营养不良常见于40~70岁，女性多见，房角开放，眼压升高，角膜后表面大量滴状赘疣（guttata），与Fuchs综合征不同的是，其多双眼发病，晚期可出现大泡性角膜病变，其间有内皮细胞扩大，暗区形成（guttata），暗区遮挡内皮细胞边界，且其一般为常染色体显性遗传。

ICE综合征：成年后发病，多为中壮年，女性多见，单眼发病，眼压可升高伴角膜水肿。其整体特点是角膜内皮增生和结构异常，前房角进行性关闭，虹膜萎缩和多瞳等异常。一般可依据周边虹膜前粘连，房角灰黑色色素沉着，特征性ICE细胞（异常的、圆形的、较大的、多形性的，表现为典型的"光-暗反转"，即偶带有中心亮点的浅色边界，中心为深色区域的细胞）与Fuchs综合征相鉴别。

角膜后部多形性营养不良：双眼发病，可幼年发病，多在成年后出现症状，常染色体显性遗传，角膜后弹力层可出现空泡样或条带样增厚改变，随着病情进展可出现虹膜前粘连、虹膜萎缩、色素膜外翻等，双眼眼压升高，各种形态的周边虹膜前粘连、虹膜高位附着、梳状韧带等房角发育不良表现，可与Fuchs综合征相鉴别。

激素性青光眼：与长期使用糖皮质激素，激素用药史有关，眼前节改变与原发性开角型青光眼类似，双眼发病，房角开放，眼压可升高，角膜内皮可出现弹坑样或炸面包圈样改变，晚期内皮结构完全消失。一般基于激素用药史便可鉴别。

（病例提供者：李诗洋　余晓伟　首都医科大学附属北京同仁医院）

（病例点评：范志刚　首都医科大学附属北京同仁医院）

参考文献

[1]Norrsell K，Sjodell L.Fuchs' heterochromic uveitis：a longitudinal clinical study[J].Acta Ophthalmol，2008，86：58-64.

[2]La Hey E，de Jong PT，Kijlstra A.Fuchs' heterochromic cyclitis：review of the literature on the pathogenetic mechanisms[J].Br J Ophthalmol，1994，78：307-312.

[3]De Bruyere M，Dernouchamps JP，Sokal G.HLA antigens in Fuchs' heterochromic iridocyclitis[J]. Am J Ophthalmol，1986，102（3）：392-393.

[4]Zhou QY，Aize K，Hou SP et al.Lack of association of miR-146a and Ets-1 gene polymorphisms with Fuchs uveitis syndrome in Chinese Han patients[J].Mol Vis，2012，18：426-430.

[5]LaHey E，Baarsma GS，Rothova A，et al.High incidence of corneal epithelium antibodies in Fuch' sheterochromic cyclitis[J].Br J Ophthalmol，1988，72（12）：921.

[6]Quentin Claus D，Hansotto R.Fuchs heterochromic cyclitis：rubella virus antibodies and genome in aqueous humor[J].Am J Ophthalmol，2004，138：46-54.

[7]Luca C，Raffaella A，Maria P，et al.Searching for viral antibodies and genome in intraocular fluids of patients with Fuchs uveitis and non-infectious uveitis[J].Graefes Arch Clin Exp Ophthalmol，2013，251：1607-1612.

[8]Nicolas T，Nathalie C，ehoang Phuc L，et al.Fuchs heterochromic cyclitis and ocular toxocariasis[J]. Am J Ophthalmol，2005，139：915-916.

[9]唐炘.青光眼诊断图谱[M].北京：人民卫生出版社，2014.

[10]贾晓丹，李方园，王炳亮.超声乳化吸除术治疗Fuchs综合征并发白内障的疗效[J].国际眼科杂志，2017，17（05）：159-161.

[11]黄晓瑛，赵平，闫志鹏，等.超声乳化白内障吸除术治疗Fuchs综合征并发白内障的疗效观察[J].中华眼科医学杂志，2013，3（06）：14-16.

[12]Jones NP.Fuchs' heterochromic uveitis：an update[J].Surv Ophthalmol，1993，37（4）：253-272.

先天性葡萄膜外翻继发闭角型青光眼

一、病历摘要

（一）基本信息

患儿，男性，3岁，父母诉发现患儿左眼视力差3个月，无其他不适症状。既往体健，否认家族遗传病史。

（二）专科检查

①眼部大体外观：左眼上睑遮挡角膜上缘约4mm（病例18图1），上睑提肌肌力2mm，双眼位正，眼球运动各方向不受限；②视力：右眼0.5，左眼0.08（矫正无提高）；③眼压：右眼20mmHg，左眼33mmHg；④裂隙灯检查：左眼角膜横径较右眼略大，中央角膜透明，角膜周边可见云翳，瞳孔散大，直径约5mm，瞳孔缘可见不同程度的葡萄膜外翻。晶状体透明，直接对光反射及间接对光反射均消失。

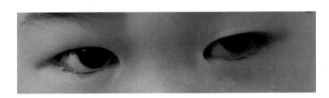

病例18图1　患儿眼部大体外观照片，可见左眼上睑下垂，遮挡角膜上缘约4mm

（三）辅助检查

眼前节照相：可见左眼中央角膜透明，角膜周边可见云翳，瞳孔散大，直径约5mm，瞳孔缘可见不同程度的葡萄膜外翻（病例18图2A、病例18图2B）。

房角镜检查：示左眼房角各象限不同程度的关闭（病例18图2C）。

眼底立体像检查：可见右眼视盘界清色淡红，C/D约0.4；左眼视盘界清色淡，杯盘比（C/D）约0.9（病例18图3）。

双眼超声生物显微镜（UBM）检查：可见左眼虹膜睫状体前插（病例18图4）。

眼部B超检查：右眼眼轴22.82mm，左眼眼轴25.2mm，左眼眼轴较右眼明显增长。

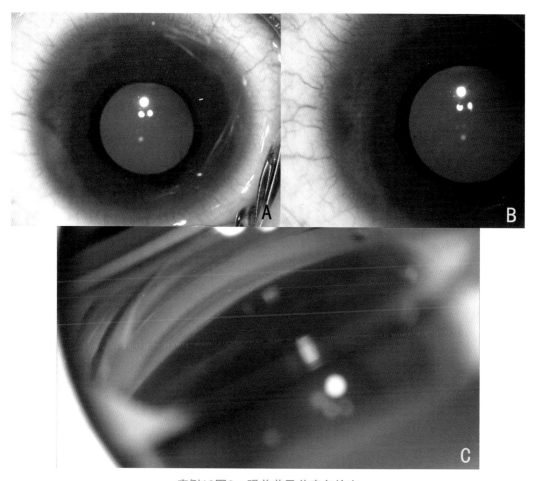

病例18图2　眼前节及前房角检查

A、B. 左眼眼前节照相；C. 左眼前房角照相

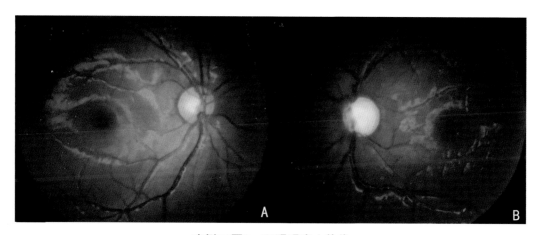

病例18图3　双眼眼底立体像

A. 右眼视盘界清色淡红，C/D约0.4，血管走行可，后极部视网膜平复，中心凹反光存；B.
左眼视盘界清色淡，C/D约0.9，血管走行可，后极部视网膜平复，中心凹反光存。

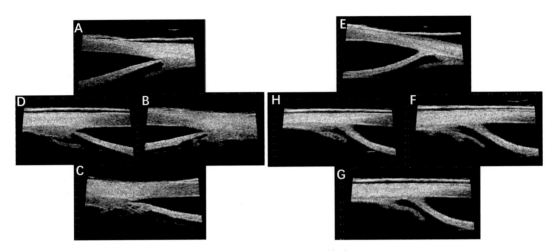

病例18图4 双眼UBM检查

A ~ D. 右眼；E ~ H. 左眼

（四）诊断

1. 左眼先天性葡萄膜外翻。

2. 左眼上睑下垂。

3. 左眼继发闭角型青光眼。

4. 左眼屈光不正。

（五）治疗经过

患儿左眼先行外路微导管辅助的小梁切开术（microcatheter-assisted trabeculotomy，MAT），术后3个月眼压失控（在联用三种降眼压药物下眼压仍高于20mmHg），再次行左眼引流阀植入术（ahmed glaucoma valve implantation，AGV），术后随访半年眼压13mmHg（无用药）。

二、疾病介绍

1. **概述** 先天性葡萄膜外翻，又称为原发性虹膜色素上皮增生，其特征是出生时虹膜后色素上皮位于前基质，虹膜前表面外翻或出现虹膜色素上皮。是由Colsman于1869年首次报道的，但他实际描述的是虹膜绒毛。虹膜绒毛是一种先天性光滑的囊状良性结构，起源于瞳孔边缘的色素上皮[1]。波兰眼科医生Wicherkiewicz B.于1891年和Spiro于1896年分别报告了虹膜外翻综合征。

先天性葡萄膜外翻通常是单侧和非进行性的[2, 3]，患者常伴有发育性青光眼，这可能与前房角发育不良有关。此外，患者还可伴有上睑提肌功能良好的轻度至中度上睑下垂、神经纤维瘤病、Prader-Willi综合征、面部偏侧肥大、突出的角膜神经、哮喘、牙齿问题（迟发性）和Rieger异常等[4, 5]。

2．流行病学　先天性葡萄膜外翻是一种罕见病[6]。Ritch等人在1984年报道了一个8例先天性葡萄膜外翻病例系列，其中有7例患上了青光眼。Dowling等人报道了9例单侧先天性葡萄膜外翻患者，同时伴有青光眼、虹膜小梁网发育不全、虹膜基质发育不全、虹膜根部前插和轻度上睑下垂。2022年，Kaushik等人报道了13名患有严重青光眼的双侧葡萄膜外翻新生儿。Snehi S.等人在6年的时间里，在他们诊所新登记的1421名青光眼儿童中发现了5名（3.5%）先天性葡萄膜外翻患者。

3．遗传学　先天性葡萄膜外翻很少是遗传性的。Baratta报道了一对患有Rieger异常的母子的双侧先天性葡萄膜外翻。Falls在一个伴有许多其他眼前节异常的大家族中报道了4例先天性葡萄膜外翻，其中三例是双侧的。Gedda和Berard-Magestretti报道了在一个有63例Rieger异常的家族中的16例患有先天性葡萄膜外翻。迄今为止尚未见到在神经纤维瘤病的家族中具有遗传性或家族性葡萄膜外翻的报道。Willcock及其同事描述了3例双侧葡萄膜外翻，其中2例与PAX6基因有关[7]。

4．病因及发病机制　先天性葡萄膜外翻是由于色素上皮在虹膜前表面增生引起的发育异常。在正常虹膜中，虹膜后面的色素上皮中止于瞳孔边缘并形成瞳孔领。在先天性虹膜外翻中，色素上皮明显扩散到瞳孔领以外的虹膜前表面，不同程度地覆盖了虹膜前表面，尽管通常色素沉着不会达到房角。先天性虹膜外翻被认为是由于神经嵴细胞发育受阻，可能属于神经嵴疾病[8]。

Shields等认为先天性虹膜外翻发生在妊娠晚期，原因是神经嵴细胞发育停滞导致原始组织滞留和虹膜前插。色素上皮的前移可能是由于与原始组织的接触[9]。原始组织的活动或静止状态决定了虹膜外翻的静止或进展。

Sridhar U[10]等认为先天性虹膜外翻是眼前节发育不全的补充，这也是基于神经嵴细胞发育停滞而提出的。目前，先天性葡萄膜外翻的病因及发病机制尚不明确，仍有待于我们的进一步研究。

5．临床特点　先天性葡萄膜外翻患者的临床表现包括虹膜前表面出现程度不等的虹膜色素上皮、虹膜前插、房水引流通路发育不良和青光眼。Laaks D等发现尽管患者葡萄膜外翻的范围很小，但其整个房角都出现了异常。因此，葡萄膜外翻的量并不能预测房角受累的程度，几乎总是360°[11]。同时还会伴有其他眼部和全身的异常。眼部异常包括眼距过宽、上睑下垂、眼球震颤等，全身异常包括1型神经纤维瘤病、面部偏侧肥大、Prader-Willi综合征和Rieger综合征等。

6．辅助检查　裂隙灯显微镜、眼前节照相、眼科超声生物显微镜、眼底立体像检查有助于先天性色素膜外翻、青光眼等的诊断，当有家族史时可以做基因筛查。

7. 诊断依据　单眼或双眼出现非进行性的葡萄膜外翻，伴有或不伴有青光眼、1型神经纤维瘤病、面部偏侧肥大、Prader-Willi综合征和Rieger综合征等异常。

8. 鉴别诊断　先天性虹膜外翻是一种由神经嵴发育停滞引起的疾病。Axenfeld-Rieger综合征有时也可合并有先天性或后天性虹膜外翻，且虹膜表面光滑无隐窝，易出现继发性青光眼。与先天性虹膜外翻不同的是，Axenfeld-Rieger综合征患者常存在瞳孔异位和多瞳，多双侧发病，单纯房角切开术后预后不良[9]。

虹膜角膜内皮综合征也是单侧的，但其不是先天存在的，通常在后天的某个时间点出现。可见色素上皮细胞增生。内皮细胞像上皮细胞一样具有增生和迁移功能。这与先天性虹膜外翻和Axenfeld-Rieger综合征中保留的原始内皮细胞不同[9]。

9. 治疗　在新生儿先天性葡萄膜外翻中，需要早期进行小梁切开术和小梁切除术治疗，房角切开术可能无效。青光眼可以在其任何年龄段出现，因此需要长期仔细地随访来排查青光眼。在许多青光眼患者中，滤过手术可能会失败，可能需要重复进行滤过手术。在老年患者中，可能需要进行分流手术和引流阀手术来控制眼压。与原发性先天性青光眼相比，新生儿先天性葡萄膜外翻的预后通常更差[12]。Hatami M等人报道了对婴儿期出现双侧先天性葡萄膜外翻和顽固性青光眼的儿童需进行多次手术的必要性[13]。

10. 预后　先天性葡萄膜外翻合并青光眼预后不佳。青光眼需要以小梁切开术和小梁切除术的形式进行早期手术干预。很多时候，因滤过泡增生导致滤过失败，进而需要多次手术。新生儿期的先天性葡萄膜外翻与双侧严重青光眼相关。与新生儿期发病的原发性先天性青光眼相比，新生儿期的先天性葡萄膜外翻患者在不手术的情况下角膜清晰度较差，眼压控制较差[14]。

三、病例点评

由于先天性葡萄膜外翻伴发的青光眼不是单纯的房角发育不良，因此，该类型青光眼行房角切开术效果不好。本例患儿最初行的是左眼MAT术，术后3个月眼压失控，再次行左眼引流阀植入术，术后随访半年眼压13mmHg（无用药）。

针对先天性葡萄膜外翻继发青光眼的治疗，MAT手术的成功率低，这类继发性儿童青光眼接受房角切开类手术成功率普遍较先天性青光眼低，而引流阀植入手术（AGV）是最适合的手术，我们对该术式进行了改良，充分利用Tenon囊及巩膜上间隙解剖特点，将房水引流到此间隙，进而起到降眼压的效果。下面对这一改良手术中的关键步骤加以陈述：①手术部位选在眼球的颞上方，此处空间大，易于操作；②做透明角膜穿刺，缩瞳并向前房注入黏弹剂从而有助于预防术后浅前房、低眼压和脉络膜渗漏等并发症的发生；③固定眼球；④以角膜缘后8mm结膜处做结膜瓣；⑤预先使用生理盐水初始化

Ahmed引流阀，植入并固定引流阀；⑥制作巩膜瓣及巩膜隧道；⑦修剪引流管并将其插入前房；⑧缝合结膜瓣。经过上述改良的AGV手术，对患者眼部生理结构破坏小、手术时间短、操作简单、容错性高、安全性高，成为术后几乎没有散光或眼表损害的一类微创青光眼手术，可将术后眼压控制在8～12mmHg，尤其对于先天性葡萄膜外翻伴发的难治性青光眼具有实现更低靶眼压优势，使得AGV成为难治性青光眼的首选。

四、延伸阅读

神经嵴细胞的迁移、增生和分化对角膜内皮、小梁网和虹膜等眼部结构的发育至关重要。神经嵴细胞增生、迁移或分化障碍形成了眼前段发育不全综合征的病因基础，如Axenfeld-Rieger综合征、Peters异常和后胚胎环。

Bahn等人将神经嵴细胞起源障碍分为：神经嵴形成缺陷和神经嵴细胞迁移、增生和分化障碍。异常迁移可能导致角膜硬化、Axenfeld异常和综合征、先天性青光眼和后胚胎环[15]。

此外，异常增生可能导致Chandler综合征、原发性虹膜萎缩、虹膜痣（cogan reese）综合征，而异常分化可导致先天性遗传性角膜内皮营养不良（CHED）、后部多形性角膜营养不良（PPMD）或Fuchs角膜内皮营养不良（FECD）的形成[15]。这一分类发生了一些变化，Chandler综合征、原发性虹膜萎缩和虹膜痣综合征现在被归类为ICE（虹膜角膜内皮）综合征。

（病例提供者：林彩霞　首都医科大学附属北京同仁医院）

（点评专家：范志刚　石　砚　首都医科大学附属北京同仁医院）

参考文献

[1]Yangzes S，Gupta A，Thakur A，et al.Congenital iris floccule[J].QJM，2020，113（1）：63.

[2]Wilson ME.Congenital iris ectropion and a new classification for anterior segment dysgenesis[J].J Pediatr Ophthalmol Strabismus，1990，27（1）：48-55.

[3]Kaushik S，Choudhary S，Kaur A，et al.Neonatal-Onset congenital ectropion uveae may be caused by a distinct CYP1B1 pathologic variant[J].Am J Ophthalmol，2022，239：54-65.

[4]Lim FPM，Ho CL.Long-term treatment outcomes for congenital ectropion uveae with ptosis and glaucoma[J].J AAPOS，2020，24（6）：369-371.

[5]Sethi HS，Pal N，Dada T.Bilateral juvenile glaucoma with iridotrabecular dysgenesis, congenital ectropion uveae，and thickened corneal nerves[J].Eye（Lond），2005，19（12）：1347-1349.

[6]Singh K，Bhattacharyya M，Gotmare N，et al.Congenital ectropion uveae（CEU）with refractory

glaucoma：Early trabeculectomy saves vision[J].Eur J Ophthalmol，2021，31（2）：NP112-NP115.

[7]Willcock C，Grigg J，Wilson M，et al.Congenital iris ectropion as an indicator of variant aniridia[J].Br J Ophthalmol，2006，90：658-659.

[8]Béchetoille A，Ebran JM，Bigorgne J.Congenital ectropion of the iris epithelium and glaucoma[J].J Fr Ophtalmol，1985，8（8-9）：529-534.

[9]Shields MB，Buckley E，Klintworth GK，et al.Axenfeld-Rieger syndrome.A spectrum of developmental disorders[J].Surv Ophthalmol，1985，29（6）：387-409.

[10]Sridhar U，Tripathy K. Iris Ectropion Syndrome，2023，Aug 25.In：StatPearls [Internet].

[11]Laaks D，Ophth D，Freeman N，et al.Congenital iris ectropion uveae presenting with glaucoma in infancy[J].J AAPOS，2013，17：214-216.

[12]Kaushik S，Dhingra D，Arora A，et al.Clinical profile and outcome of early surgery in neonatal-onset glaucoma presenting over a 5-year period[J].Br J Ophthalmol，2022，106（3）：368-375.

[13]Hatami M，Doozandeh A，Feizi M.Glaucoma in ectropion uveae syndrome：a case report and literature review[J].J Ophthalmic Vis Res，2019，14（3）：370-375.

[14]Kaushik S，Dhingra D，Vibha B，et al.Neonatal-Onset congenital ectropion uveae：a distinct phenotype of newborn glaucoma[J].Am J Ophthalmol，2021，223：83-90.

[15]Bahn CF，Falls HF，Varley GA，et al.Classification of corneal endothelial disorders based on neural crest origin[J].Ophthalmology，1984，91（6）：558-563.

晶状体半脱位继发闭角型青光眼

一、病历摘要

（一）基本信息

患者男性，67岁，半年前因"双眼视物模糊"就诊，诊断为双眼"原发性房角关闭"，未行特殊处理。3个月前视物模糊加重，偶有眼胀、头晕头痛，行右眼激光周边虹膜切除术，术后症状无明显改善，监测眼压右眼最高34mmHg，左眼最高20mmHg，无眼红、眼异物感，无恶心呕吐等不适，未使用药物治疗，遂就诊于首都医科大学附属北京同仁医院青光眼科。既往甲状腺功能亢进史2年，规律服用药物治疗，无心脏病、高血压、糖尿病病史，无其他全身病史，无外伤史。否认家族遗传病史。

（二）体格检查

①视力：右眼0.6，最佳矫正视力1.0；左眼1.0，最佳矫正视力1.0；②眼压：右眼18.9mmHg，左眼17.3mmHg（未使用降眼压药物）；③裂隙灯检查：右眼角膜透明，前房极浅，中央前房深度1.5CT，周边前房深度＜1/4CT，2点位虹膜激光孔通畅，房水清，瞳孔圆4mm，光反射迟钝，晶状体轻混，向下方移位，隐见眼底视盘界清色淡，杯盘比（C/D）0.9。左眼角膜透明，前房极浅，中央前房深度2CT，周边前房深度＜1/4CT，房水清，瞳孔圆，直径3mm，光反射迟钝，晶状体轻混，向颞下方移位，隐见眼底视盘界清色可，杯盘比（C/D）0.7。

（三）辅助检查

光学生物测量仪测量：右眼眼轴23.12mm，左眼眼轴23.01mm；前房深度变浅，右眼1.13mm，左眼1.77mm，晶状体厚度增加为右眼5.88mm，左眼5.95mm。

CASIA2眼前节扫频OCT检查：双眼前房浅、晶状体向下方移位（病例19图1）。

超声生物显微镜（UBM）检查：右眼鼻上方根部虹膜回声局限缺如，前后房相交通，根部虹膜部分与房角结构相贴遮挡巩膜突，晶状体虹膜隔位置前移，晶状体赤道部距睫状突间距离上方大于下方，睫状体未见异常回声。左眼周边虹膜膨隆，根部虹膜近完全与房角结构相贴遮挡巩膜突，晶状体赤道部距睫状突间距离鼻上方略大于颞下方，部分悬韧带回声迂曲，鼻侧睫状突可见囊样回声，提示双眼房角形态异常、双眼晶状体不全脱位（病例19图2）。

频域光学相干断层扫描（SD-OCT）：双眼盘沿全周明显变窄，视盘周围及黄斑区神经纤维层厚度局限性变薄（病例19图3）。

Humphrey 10-2视野检查：发现存在旁中心暗点。

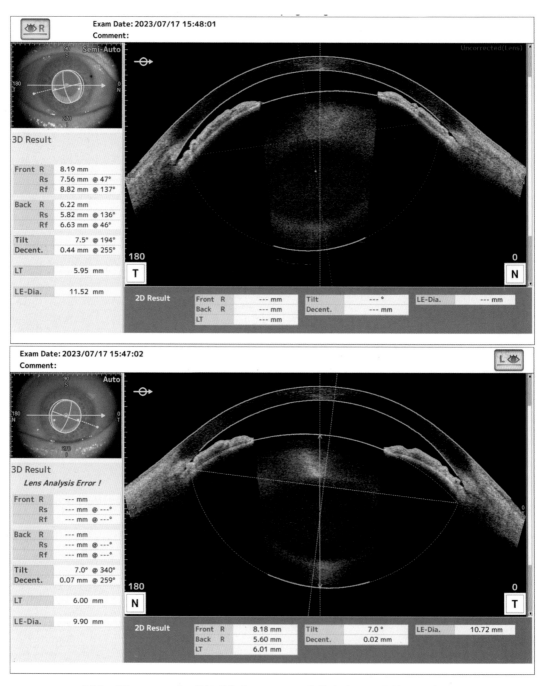

病例19图1　CASIA2眼前节扫频OCT示双眼前房浅、晶状体向下方移位

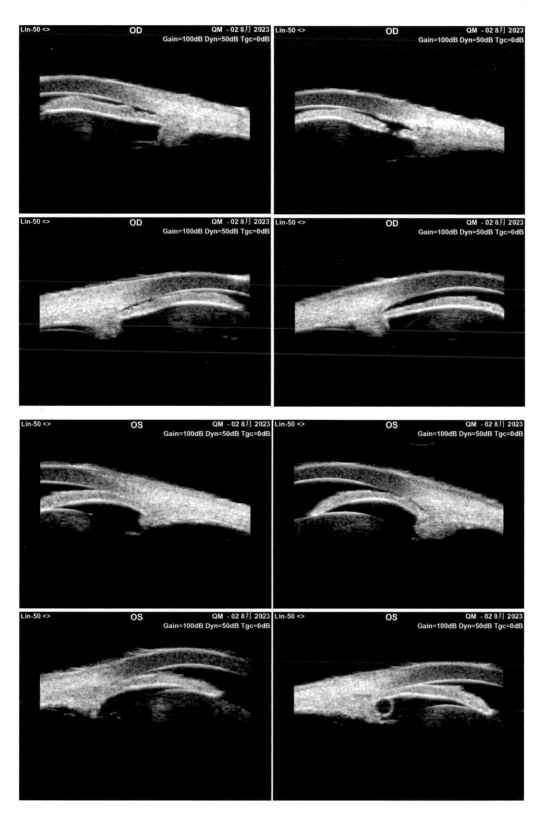

病例19图2　UBM检查

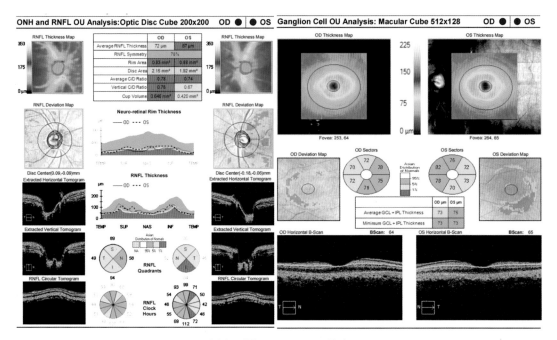

病例19图3　SD-OCT检查

（四）诊断

1. 双眼晶状体半脱位。

2. 双眼继发性青光眼。

（五）治疗经过

全麻下行右眼超声乳化白内障吸除术（Phaco）＋人工晶状体（IOL）植入术＋房角分离＋张力环植入＋前部玻璃体切除术，手术过程顺利，术中和术后无严重并发症发生。术后1周右眼视力提升至1.2，眼压为12.1mmHg（未使用降眼压药物），角膜清，前房深，瞳孔圆，直径3mm，人工晶状体位正。拟2周后行左眼Phaco＋IOL＋房角分离＋张力环植入＋前部玻璃体切除术。

二、疾病介绍

晶状体半脱位是因先天性、外伤性或其他病变导致晶状体位置发生偏移的眼病。随着病情发展可引发屈光不正、青光眼、葡萄膜炎、视网膜脱离等并发症，其中继发闭角型青光眼（angle-closure glaucoma，ACG）较常见，常以前房变浅、虹膜晶状体震颤、前房角关闭、眼压反复升高为主要表现[1, 2]。晶状体半脱位继发闭角型青光眼的临床表现与急性闭角型青光眼相似，都存在视力下降、前房变浅、眼压升高。但急性闭角型青光眼通常双眼先后发病，双眼均存在前房浅、房角窄的解剖结构，在大发作前可伴一次或多次小发作；而晶状体半脱位继发闭角型青光眼多为单眼发病，对侧眼房角可开放、前房深度、眼压可正常。双眼前房深度差异大或晶状体虹膜隔显著前移产生屈光改变时，应考虑到晶状体脱位的可能[3]。

晶状体半脱位继发闭角型青光眼是一类病因复杂的临床难题，其发病机制的解剖学本质为各种原因所致的晶状体悬韧带病变，其导致的悬韧带相邻组织复合体前后压力差变化是理解晶状体半脱位继发闭角型青光眼病理生理过程的关键。悬韧带作为晶状体与相邻结构间的"桥梁"，其解剖和生理功能的完整性对晶状体的形态和位置具有重要意义。目前认为晶状体位置偏移（即晶状体半脱位）是由于各种病因导致的部分悬韧带发育异常、断裂或松弛所致。除悬韧带外，其相邻的各组织均可能影响晶状体的形态和位置。晶状体和悬韧带邻近的组织还包括睫状体、玻璃体前界膜、前部玻璃体和Weigert韧带（实际上也是悬韧带的部分），它们共同组成了悬韧带相邻组织复合体（ciliary body–zonules–crystalline lens–hyaloid–anterior vitreous complex，CZLHV），CZLHV将眼球分隔成眼前段和眼后段[4]。正常情况下，存在着眼后段相对眼前段的正向压力梯度，即跨复合体压差。因此，当CZLHV结构完整时，其生理性的压力梯度和悬韧带的特殊解剖特征维持着房水从后房到前房的限制性单向流动特征，而其生理位置也在眼调节过程中处于动态平衡状态。但当悬韧带异常影响了CZLHV完整性及稳定性时，跨复合体的压力梯度会导致复合体前移便出现复合体形态、位置异常，而其中晶状体的形态、位置异常往往最为显著。同时，复合体位置异常和跨复合体压力梯度的改变使房水出现逆流并导致病理性眼后段压力升高，进一步加重悬韧带损伤，使继发ACG进入恶性循环。

我们从病理生理发生发展的过程分析晶状体半脱位继发闭角型青光眼出现眼部特征表现的可能原因：①悬韧带结构和功能的缺失导致前房深浅不一或均匀变浅。当各种原因导致部分方位的悬韧带结构或功能缺失而引起悬韧带松弛、断裂时，该方位悬韧带对晶状体囊袋的牵拉力减小，导致晶状体全周力量不均衡，进而出现晶状体增厚、曲率增大、偏心、倾斜，这些改变可导致脱位一侧的周边前房变浅，表现为前房深浅不一；当全周悬韧带均松弛时，则表现为晶状体增厚、曲率增大、前房均匀变浅，严重者晶状体虹膜隔显著前移，出现房角关闭及眼压升高等连锁性改变[5]。②房水逆流至Berger区，前房忽深忽浅，眼压忽高忽低。晶状体后囊通过Weigert韧带、玻璃体悬韧带与玻璃体前界膜相连，而玻璃体相对球壁的固定对晶状体也起到了固定作用。当Weigert韧带、玻璃体悬韧带本身存在病变，眼调节过程中晶状体虹膜隔反复前后移动可导致晶状体后囊与Weigert韧带、玻璃体悬韧带和玻璃体前界膜等组织间的紧密贴附断裂，房水可经上述组织间隙积聚于晶状体Berger区，进一步破坏这些结构之间的连接，使得晶状体进一步失去复合体的固定作用，晶状体进一步前移，但此时房水可顺利进出Berger区，表现为前房忽深忽浅，可伴有反复房角关闭和眼压升高的表现。③房水逆流至玻璃体腔，严重时可表现为前房消失。当晶状体半脱位导致急性房角全周关闭时，房水无法从房角引流，在眼压升高的同时，房水会逆流进入玻璃体内部，导致其体积膨胀，此时膨胀的玻璃体只能进一步向前顶压复合体，使得前部玻璃体与睫状体相贴，导致睫状体前旋、晶状体虹膜隔显著前移，在整个睫状环处形成玻璃体阻滞甚至在悬韧带松弛的区域形成局部的玻璃体疝。若能及时通过药物或手术降低玻璃体腔压力，缓解玻璃体阻滞即可阻断这一恶性循环。

该患者病程较短，主诉视物模糊偶尔出现眼胀，发病期间监测眼压忽高忽低，无急性闭角型青光眼发作时剧烈眼痛眼胀、视力急剧下降的眼部表现，我们分析其疾病进展处于全周悬韧带松弛伴上方悬韧带断裂导致晶状体增厚、曲率增大、偏心、倾斜，晶状体虹膜隔前移。由于患者最佳矫正视力可达到1.0，在眼睛动用调节功能看清物体的同时晶状体虹膜隔反复前后移动可导致CZLHV结构破坏，房水逆流入玻璃体腔，膨胀的玻璃体进一步向前顶压复合体，使得前部玻璃体与睫状体相贴晶状体虹膜隔显著前移，前房极浅甚至消失，但全周房角尚未全部关闭，在急性闭角型青光眼大发作前，及时手术解除患者拥挤的眼前段结构，从根源解除晶体源性的发病因素，控制青光眼性视神经的损伤，以期患者预后拥有更加良好的视功能。因此任何晶状体脱位在继发ACG前就应及时手术，以避免悬韧带的继发损伤加重病情。

三、病例点评

各种类型、不同病程阶段的晶状体半脱位继发ACG的表现不一，如何选择适宜的手术方式以安全摘除脱位的晶状体、控制眼压，并预防IOL植入术后再次脱位是十分棘手的难题。CZLHV复合体完整性及稳定性下降所致的跨复合体压力差异常、房水逆流是晶状体半脱位继发ACG的重要病生理过程，科学化的房水逆流和玻璃体处理可以使得跨复合体压力差回归正常，后续的超声乳化过程中玻璃体、虹膜等组织不再容易向前脱出，这类复杂且棘手的手术也便转化为了相对常规的超声乳化手术。因此，首先我们应该科学预判区分不同类型的房水逆流：如果房水逆流入Berger区，由于Berger区与后房是相通的，因此房水流动依旧通畅，经过前房穿刺阶梯降压，输注甘露醇、按摩眼球等措施一般可以解决；如果房水逆流并滞留于玻璃体腔，则可能导致恶性青光眼的发生，此时应当在行晶状体摘除前经睫状体平坦部行保守性前部玻璃体切除以降低玻璃体腔压力，预防手术中玻璃体腔压力过大导致前界膜破裂、玻璃体脱出进入前房；如果术前玻璃体前界膜已经破裂，玻璃体疝入前房，则先行保守性前段玻璃体切除降低玻璃体腔压力，然后通过曲安奈德前房染色后切除前房中疝入的玻璃体，后续手术过程中应小心避免玻璃体的脱出。

就本病例为例，该患者前房深度极浅，晶状体虹膜隔显著前移，预计房水很有可能已经逆流至玻璃体腔，有可能导致恶性青光眼发生，此时在行晶状体摘除前应先经睫状体平坦部行保守性前部玻璃体切除以降低玻璃体腔压力，增大手术操作空间并预防术中玻璃体腔压力过大导致前界膜破裂、玻璃体脱出进入前房。当玻璃体阻滞得到解除的同时，患者眼前节拥挤的解剖结构也得以改善，晶状体得到固定不易前移，手术操作难度就会大大减小。

晶状体摘除可以从发病机制上解决晶状体半脱位继发ACG的病因，其对解除眼前节拥挤和瞳孔阻滞，改善睫状体前旋并使得前房角重新开放、眼压下降均具有重要作用。手术过程中需我们注意细节问题处理以尽量避免对悬韧带和囊袋造成医源性损伤：①切口位置应避开脱位严重的方位，因为切口处器械进出有可能加重悬韧带损伤或加重对脱出玻璃体的骚扰，且切口处是压力最低处，一旦脱位处玻璃体前界膜破裂，玻璃体更容易向切口处脱出；②行超声乳化白内障摘除术过程中应采用低眼压、低负压、低流速的流体动力学参数设置以降低对CZLHV的压力，避免术中CZLHV损伤加重，同时避免高灌注压下房水不断逆流，前房难以维持稳定。此外，术中应通过超乳能量及流体动力学的安全性能尽可能减少浪涌的发生，按需借助黏弹剂、囊袋张力环（capsular tensionring，CTR）等小工具支撑晶状体囊袋赤道部，弥补悬韧带功能的缺失，维持CZLHV的稳定，减少发生术中后囊破裂的风险。

最后，为了维持IOL的长期稳定性，我们选择植入CTR的方式弥补悬韧带的功能，应注意的是对于悬韧带脱位范围广的患者，植入CTR过程中，可通过抓住预设的尼龙线或通过"鱼尾法"避免CTR头端在囊袋赤道部坎顿无法前进，或出现第二赤道使得囊袋支撑力不均衡[6]。通常囊袋收缩不严重或残余悬韧带不进一步断裂的患者中，IOL可维持长期稳定。手术过程中应时刻注意最大限度保护残留悬韧带和漂荡的后囊，实现囊袋的保留以达到更好的预后并尽可能减少IOL和玻璃体视网膜相关术后并发症。

四、延伸阅读

传统的晶状体半脱位治疗方法主要为晶状体摘除、前段玻璃体切除联合IOL巩膜、虹膜缝线固定，但由于手术大范围地破坏了CZLHV的解剖结构，导致玻璃体视网膜并发症发生率较高。为了最大限度地保留悬韧带和后囊膜，维持CZLHV的稳定，减少术后并发症，我们在精进手术技术的同时不断改良创新囊袋辅助器械。囊袋辅助器械包括虹膜拉钩、囊袋拉钩、囊袋张力环、囊袋张力带、囊袋锚等，正是囊袋辅助器械的应用使得晶状体半脱位手术更加可控，患者预后更加良好。

对于术前眼压高前后房压力不平衡的患者，为了减少虹膜从主切口处疝出，维持术中虹膜、囊袋的稳定，我们可以在超声乳化白内障摘除前于主切口下植入虹膜拉钩，并可根据脱位范围选择性植入多个虹膜拉钩。弹性虹膜拉钩为一次性可调牵拉钩，牵拉钩部分由尼龙制成，顶端为半环形钩，体部置一可滑动的硅胶片控制牵拉部的长短。虹膜拉钩不仅可以勾住虹膜，也可勾住撕囊口，提供良好的手术视野和操作空间，减少小瞳孔的影响，使得手术操作更为简便和安全。还可维持术中晶状体囊袋居中，避免悬韧带进一步损伤，减少术中对玻璃体的扰动，避免玻璃体脱出，减少术中和术后并发症[7]。

为了维持囊袋的长期稳定且不破坏囊袋的完整性，我们常常选择对于虹膜晶状体震颤、90°或120°以下晶状体悬韧带断裂患者植入CTR。CTR的植入对于手术操作优缺点并存，其可以产生对于囊袋向外的张力，维持囊袋的形状，弥补缺失悬韧带的功能，但其过早的植入会影响晶状体超声乳化手术的眼内操作，对于存在囊膜放射状裂伤的病人植入张力环反而会进一步加重损伤，甚至可能出现脱位或玻璃体脱出的风险[8]。选择植入CTR的时机至关重要，如术前发现悬韧带松弛，晶状体和虹膜震颤，撕囊时前囊膜出现明显皱褶或晶状体轻度移位，如核块较软，估计手术进展顺利，可以选择尽可能晚植入CTR，在超声乳化后或皮质注吸后植入，否则建议撕囊或水分离后植入；如发现晶状体脱位范围广，可用拉钩固定囊袋下直接超声乳化或超声乳化前先行CTR植入再手术[9]。

合理化、个体化的应用囊袋辅助器械可以更好地协助我们完成晶状体半脱位手术，减少术中和术后的并发症，最大限度地改善患者预后。

（病例提供者：邓　琳　余晓伟　首都医科大学附属北京同仁医院）

（点评专家：范志刚　首都医科大学附属北京同仁医院）

参考文献

[1]Xing X，Huang L，Tian F，et al.Biometric indicators of eyes with occult lens subluxation inducing secondary acute angle closure[J].BMC ophthalmology，2020，20（1）：87.

[2]Jing Q，Chen T，Chen Z，et al.Ocular manifestations of acute secondary angle closure associated with lens subluxation[J].Frontiers in Medicine，2021，8：738745.

[3]边立娟，窦莹，张辉，等.晶状体不全脱位继发青光眼诊断的研究进展[J].中国实验诊断学，2020，24（11）：1924-1926.

[4]余晓伟，范志刚，石砚.晶状体半脱位继发闭角型青光眼的手术治疗策略[J].眼科，2023，32（05）：363-368.

[5]唐莉，王宁利，樊宁，等.再论晶状体悬韧带异常与闭角型青光眼的关系[J].眼科，2022，31（3）：169-174.

[6]蒋永祥，卢奕.大范围晶状体悬韧带松弛或断裂患者的改良囊袋张力环鱼尾植入法[J].中国眼耳

鼻喉科杂志，2021，21（5）：328-329.

[7]Santoro S，Sannace C，Cascella MC，et al.Subluxated lens：phacoemulsification with iris hooks[J]. Journal of Cataract and Refractive Surgery，2003，29（12）：2269-2273.

[8]Hoffman RS，Snyder ME，Devgan U，et al.Management of the subluxated crystalline lens[J].Journal of Cataract and Refractive Surgery，2013，39（12）：1904-1915.

[9]蒋永祥，卢奕. 晶状体不全脱位的手术治疗进展[J]. 中国眼耳鼻喉科杂志，2017，17（2）：88-91.

病例20

马切山尼综合征4型继发闭角型青光眼

一、病历摘要

（一）基本信息

患儿男性，7岁。2年前因长时间学习后常出现眼部间歇性疼痛、视力进行性下降至当地医院确诊为双眼"闭角型青光眼"，双眼最高眼压达37mmHg，予以盐酸卡替洛尔滴眼液和布林佐胺滴眼液治疗后眼压控制。现自觉视力仍进行性下降，为进一步寻求诊治，至首都医科大学附属北京同仁医院青光眼科就诊。既往否认外伤史，无全身疾病。患儿父母身材矮胖，其余无特殊。

（二）专科检查

①视力：右眼0.05，最佳矫正视力0.3（屈光度−9D）；左眼0.2，最佳矫正视力0.7（屈光度−8.5D）；②眼压：右眼14mmHg，左眼19mmHg（盐酸卡替洛尔滴眼液和布林佐胺滴眼液行规范双眼用药后）；③裂隙灯检查：双眼结膜无充血，角膜透明，KP（−），前房浅，周边前房深度（PACD）<1/4CT，Tyn（−），虹膜纹理清晰，瞳孔圆，直径2mm，光反射（＋），晶状体透明，右眼颞上象限存在虹膜前粘连（病例20图1）。

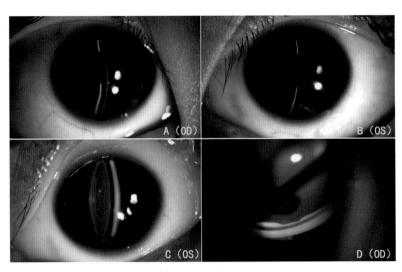

病例20图1　双眼裂隙灯检查

A~B. 双眼眼前节照相；C. 左眼散瞳后眼前节照相可见晶状体半脱位；D. 代表性房角镜检查可见房角粘连关闭

散瞳后检查发现双眼晶状体直径小，略向上脱位，前房角镜检查可见静态下双眼前房角宽度分级为全周窄Ⅳ，动态下双眼均仅有90°～120°房角开放。患儿身高相比同龄儿童偏矮，未发现其他全身畸形表现（如短指、关节僵硬）。

（三）辅助检查

光学生物测量仪测量：眼轴为右眼21.85mm，左眼21.60mm，较同龄儿童更长。

超声生物显微镜（UBM）检查：显示双眼缩瞳前全周睫状突细长前旋、虹膜小梁贴附和房角关闭，且存在悬韧带增厚征象，而在缩瞳后出现虹膜膨隆导致虹膜小梁贴附更加显著，睫状突也变得更加前旋、细长，提示瞳孔阻滞不是其房角关闭的主要机制（病例20图2）。

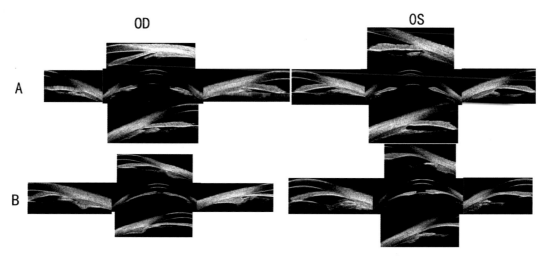

病例20图2　患儿缩瞳前后UBM结果

A. UBM显示双眼缩瞳前全周睫状突细长前旋、虹膜小梁贴附和房角关闭，悬韧带增厚。B. 双眼缩瞳后虹膜膨隆导致虹膜小梁贴附更加显著，睫状突也变得更加前旋、细长。

眼前节光学相干层析成像（AS-OCT）检查（病例20图3）：双眼浅前房（右眼1.25mm，左眼1.58mm）、晶状体较厚（右眼4.38mm，左眼4.37mm）、晶状体直径小（右眼7.52mm，左眼7.81mm），而缩瞳后晶状体增厚右眼0.11mm、左眼0.32mm；右眼前房增加0.02mm，左眼前房减小0.4mm。结果提示患儿右眼悬韧带处于完全松弛状态，缩瞳后晶状体厚度及位置基本保持不变，而左眼缩瞳后悬韧带仍可进一步松弛，使得晶状体增厚、前移。

频域光学相干断层扫描（SD-OCT）检查：双眼玻璃体视网膜交界处存在平坦的高反射层（病例20图4），既往研究推测这一层由活化的视网膜星形胶质细胞和Muller细胞（ARAM）组成[1]。右眼的黄斑中心凹下脉络膜厚度（393μm）大于左眼（354μm），但双眼都比同年龄和眼轴长度的中国儿童正常范围更厚[2]。

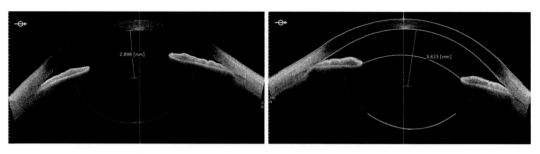

病例20图3　患儿AS-OCT结果

AS-OCT显示双眼晶状体增厚，晶状体后曲率增大。左图为右眼，右图为左眼

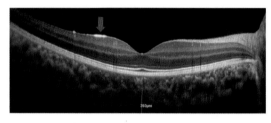
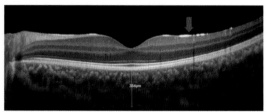

病例20图4　患儿SD-OCT结果

SD-OCT显示内界膜（ILM）处的高反射线（用红色箭头标记）。左图为右眼，右图为左眼

眼底立体像、OCT及Humphrey视野检查均未发现患儿存在明显的青光眼性视神经病变。

获得该家系成员知情同意后，采集静脉血，提取基因组DNA，应用全外显子测序在先证者的染色体15q26.3区域发现存在遗传于母亲的杂合性基因片段缺失〔长度为0.774Mb，该片段包含ADAMTS17（外显子1~22）、LYSMD4（外显子3~6）和CERS3（外显子4~13）〕，同时还存在遗传于父亲的ADAMTS17基因杂合性无义变异（c.1051_1053delAAGinsTAA，p.K351X）（病例20图5）。根据美国医学遗传学与基因组学会（ACMG）指南，基因片段缺失和ADAMTS17基因无义变异分别被判定为临床意义未明和可能致病。既往研究报道，ADAMTS17基因变异可导致4型马切山尼综合征（Weill-Marchesani syndrome）[3]，结合患者眼部异常、身材略显矮胖等临床表现及ADAMTS17基因复合杂合变异，其被确诊为4型马切山尼综合征。

（四）诊断

1. 马切山尼综合征4型。

2. 双眼继发性闭角型青光眼。

3. 双眼球形晶状体。

4. 双眼晶状体半脱位。

5. 双眼高度近视。

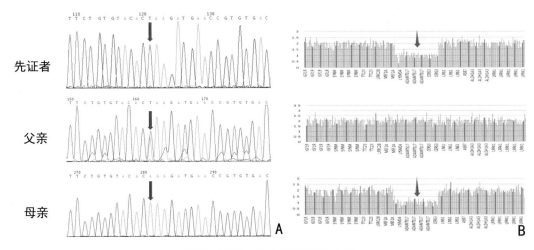

病例20图5　患儿基因变异结果

A．患儿及其父亲存在ADAMTS17基因杂合性无义变异（c.1051_1053delAAGinsTAA，p.K351X）。B．患儿及其母亲存在杂合性基因片段缺失，该片段包含ADAMTS17、LYSMD4和CERS3.

（五）治疗经过

右眼行超声乳化白内障吸除术＋人工晶状体植入术＋虹膜-悬韧带-玻璃体前界膜-前玻璃体复合物切除术（IZHV）＋房角分离术。术后2周右眼眼压升高至30mmHg，前房深度虽明显加深（3.49mm），但房角未进一步开放（动态下仍仅开放90°），故右眼行Ahmed青光眼引流阀植入术以降低眼压，左眼行超声乳化白内障吸除术＋人工晶状体植入术＋IZHV＋Ahmed青光眼引流阀植入术。双眼术中行连续环形撕囊时，均可观察到悬韧带全周松弛。术后3个月，患儿双眼视力均提高至0.8，双眼眼压控制在14～16mmHg（未使用抗青光眼药物）。

二、疾病介绍

马切山尼综合征（Weill-Marchesani syndrome，WMS）是一种罕见的遗传性结缔组织疾病，可影响肌肉骨骼系统、眼睛和心血管系统，以晶状体异常、身材矮小、短指、关节挛缩、皮肤增厚和心脏瓣膜异常为主要临床特征。WMS患者通常在儿童时期便可出现眼部异常，主要包括球形晶状体、晶状体源性近视、晶状体异位、继发性青光眼等[4]。WMS可由ADAMTS10（WMS 1型）、LTBP2（WMS 3型）或ADAMTS17（WMS 4型）等基因的隐性突变导致，也可由FBN1基因（WMS 2型）的显性突变引起[3-4]。

既往基础研究发现[5-6]，ADAMTS10能与FBN2结合，在激活状态下可以清除FBN2蛋白；ADAMTS17从细胞中分泌后经过快速的反式自催化加工后与FBN2蛋白结合，形成更大更粗的纤维；LTBP2基因可与FBN1蛋白结合而影响微纤维的形成、组装过程；部分类型的FBN1基因突变可以直接引起微纤维结构异常。综上，上述基因的突变均可能会影响悬韧带微纤维形成和组装的过程，导致悬韧带松弛，张力降低[7]。悬韧带张力的减弱一方面会导致眼调节过程中晶状体更易变凸，另一方面可以显著促进晶状体上皮细胞增生使得晶状体变厚并趋于球形[7, 8]，导致以晶状体异常为主要特征的眼部异常。此外，上述各种基因突变导致的WMS表型并不完全相同，且即使是相同基因的突变导致的临床表型也存在个体差异，但通常均可出现程度不一的眼部异常和身材矮小的特征（病例20表1）[4]。

病例20表1　马切山尼综合征（WMS）患者基因-临床表型关联表

分类	基因	临床表型					
		眼部异常	身材矮小	短指	关节挛缩	心脏异常	其他
WMS1 型	ADAMTS10	+	+	+	+	+	智力异常
WMS2 型	FBN1	+	+	+	+	+	无
WMS3 型	LTBP2	+	+	+	+	+	无
WMS4 型	ADAMTS17	+	+	+	+	+	无

本例患儿主要临床表型包括球形晶状体、高度近视、晶状体半脱位继发闭角型青光眼等眼部改变，身材矮小并不明显，且没有其他WMS相关的全身异常，最终通过基因检测发现其携带ADAMTS17基因致病性突变后才被确诊为WMS 4型。虽然目前该患儿未表现出明显的身材矮小，但随着身体的发育，身材矮小及其他全身异常可能会更加明显。此外，既往研究提示，携带ADAMTS17基因突变的WMS 4型患儿常常表现出不一致的临床表型，部分严重患儿可出现所有WMS眼部及全身异常，但也有部分患儿仅表现为晶状体异常和身材矮小[9]。考虑晶状体异常等眼部表现可能会在儿童时期便显现出来，这提示我们在遇到此类存在球形晶状体、高度近视、晶状体半脱位等晶状体异常的患者时，即使其全身表现不明显，也应当考虑其是否为不典型的WMS患者。对于这些可疑的WMS患者，除了进行眼部的治疗外，应当长期随访关注其全身表现，在出现其他异常时及时前往对应专科就医治疗。

三、病例点评

WMS继发闭角型青光眼多认为是由悬韧带全周松弛、球形晶状体增厚及晶状体脱位引起。本例患儿晶状体增厚并不是非常明显（较同龄人增厚＜1mm），且在不缩瞳的情况下未见明显虹膜膨隆，提示房角关闭的主要机制可能不是晶状体增厚和晶状体脱位导致的瞳孔阻滞。而UBM检查提示患儿的睫状体前旋，扁平且细长，这与其他研究中WMS

患者的睫状体形态相似，并且进一步检查发现睫状体异常征象在缩瞳后恶化，但在手术后可缓解。此外，在 WMS 小鼠中也可观察到悬韧带异常、睫状体变小、睫状突减少等异常改变[10]。因而我们推测，WMS 患者同时也存在睫状体发育不良，它可能更容易被致密且无弹性的悬韧带拉长，导致晶状体直径减小，晶状体曲率增加，最终导致球形晶状体。此外，在原发性先天性青光眼（primary congenital glaucoma，PCG）中也观察到睫状体发育不良伴较长的睫状突，但较长的睫状突可能是伴随着眼球扩张而出现的[11]。这些结果更强调我们在理解眼前节构型与闭角型青光眼发生发展的关系中，应理解晶状体–悬韧带–睫状体–玻璃体前界膜–前部玻璃体复合体（悬韧带组织相邻复合体）这一整体联动分隔眼前后节的结构，不同的疾病及不同的疾病进展阶段导致的复合体某个结构的异常，可能引起其他结构的形态和功能改变，我们应警惕武断地使用统计学上的相关将眼前节某个结构的构型与闭角型青光眼发生发展的因果关系颠倒，这一现象在临床研究中极其常见。比如，这一病例的睫状体改变让我们进一步思考闭角型青光眼中睫状体前旋也很可能是继发性的改变。本例患者双眼存在脉络膜膨胀和增厚，其完整且未液化的玻璃体可能在传导来自脉络膜膨胀的力方面发挥了重要作用，眼后段压力的增加在悬韧带松弛的基础上导致了晶状体前移，致密伸长的悬韧带牵拉睫状体前旋变长，睫状体前旋导致周边房角关闭、眼压升高进而粘连关闭，因此患者右眼虹膜粘连更重，且患儿主诉长时间学习后眼胀症状明显，这一临床表现与我们缩瞳试验后观察到的睫状体明显前旋顶压周边虹膜导致房角关闭加重相一致。因此我们对本例患者依然进行了 IZHV 手术以平衡前后节之间的压力，术后患者前房加深，人工晶体位置正常，我们使用 UBM 观察了睫状体形态，发现睫状体长而扁的形态消失（病例20图6），进一步支持了患儿术前的睫状体是继发性改变的这一观点。这个病例也加深了我们对闭角型青光眼发病机制的理解。

OD   OS

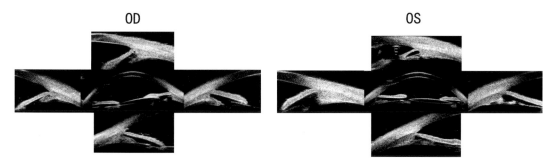

病例20图6　患儿术后UBM图像

双眼睫状体前旋、偏平、细长等形态学异常均已消失，术前动态房角开放的点位均已开放（右眼9点位；左眼6点位）。

四、延伸阅读

晶状体半脱位的原因可分为先天性、外伤性和其他相关眼病继发性，不同病因所致的晶状体半脱位继发闭角型青光眼（ACG）具有差异化的解剖学特点。基于对悬韧带病理生理学的理解，其可分为5种[12]：①悬韧带微纤维结构蛋白发育异常所致的晶状体半脱位继发ACG，主要包括马方综合征。这类患者的悬韧带异常往往在悬韧带发育结束时（即刚出生时）便存在，如若未行治疗，伴随着眼调节、重力作用和悬韧带持续老化的影响，其症状会逐渐加重，但通常进展较为缓慢；②影响悬韧带微纤维组装的蛋白发育异常所致的晶状体半脱位继发ACG，主要包括WMS和先天性球形晶状体。这类患者悬韧带虽然较为松弛，但本身结构蛋白正常，不易直接断裂，因此往往脱位发展较慢，主要表现为晶状体整体前移及前房均匀变浅，可有晶状体偏心，但较少倾斜；③悬韧带微纤维降解、代谢异常所致的晶状体半脱位继发ACG，主要包括同型胱氨酸尿症、假性剥脱综合征等。这类患者悬韧带存在进行性的损伤，因此晶状体脱位通常在出生后逐渐进展，具有时间依赖性，且一旦产生对悬韧带的破坏后，其进展往往较快、病情更重，术后患者脱位也仍旧可能继续进展；④外伤性晶状体半脱位继发ACG。这类患者悬韧带断裂部位往往相对局限、固定，可能会直接导致晶状体位置异常，进而导致ACG的发生；也可能早期损伤范围小，晶状体无明显异位，在受到眼调节、重力作用和悬韧带持续老化的影响后，悬韧带原断裂处出现局部扩大，导致晶状体位置出现异常，进而导致ACG的发生，这一类隐匿性晶状体半脱位继发ACG常容易误诊为原发性闭角型青光眼（PACG）；⑤其他病因所致的晶状体半脱位继发ACG，主要包括后天性的轴性高度近视（长眼轴）、原发性视网膜色素变性以及眼内炎、葡萄膜炎等急性炎症反应，晶状体脱位的严重程度与原发病的严重程度直接相关。

（病例提供者：余晓伟　首都医科大学附属北京同仁医院）

（点评专家：范志刚　石　砚　首都医科大学附属北京同仁医院）

参考文献

[1]Cheung H，King BJ，Gast TJ.Presumed activated retinal astrocytes and müller cells in healthy and glaucomatous eyes detected by spectral domain optical coherence tomography[J].Ophthalmic Physiol Opt，2020，40：738-751.

[2]Zhang JM，Wu JF，Chen JH，et al.Macular choroidal thickness in Children：the shandong children eye study[J].Invest Ophthalmol Vis Sci，2015，56：7646-7652.

[3]Karoulias SZ，Beyens A，Balic Z，et al.A novel ADAMTS17 variant that causes Weill-Marchesani syndrome 4 alters fibrillin-1 and collagen type I deposition in the extracellular matrix[J].Matrix Biol，2020，88：1-18.

[4]Marzin P，Cormier-Daire V，Tsilou E.Weill-Marchesani syndrome.2007 Nov 1.In：Adam MP，Mirzaa GM，Pagon RA，et al.，editors.GeneReviews® [Internet][J].Seattle （WA）：University of Washington，Seattle.

[5]Wang LW，Kutz WE，Mead TJ，et al.Adamts10 inactivation in mice leads to persistence of ocular microfibrils subsequent to reduced fibrillin-2 cleavage[J].Matrix Biol，2019，77：117-128.

[6]Hubmacher D，Schneider M，Berardinelli SJ，et al.Unusual life cycle and impact on microfibril assembly of ADAMTS17，a secreted metalloprotease mutated in genetic eye disease[J].Sci Rep，2017，7：41871.

[7]Bassnett Steven.Zinn's zonule[J].Prog Retin Eye Res，2021，82：100902.

[8]Bharat K，Heather LC，Timothy P，et al.Lens stretching modulates lens epithelial cell proliferation via YAP regulation[J].Invest Ophthalmol Vis Sci，2019，60（12）：3920-3929.

[9]Yi H，Zha X，Zhu Y，et al.A novel nonsense mutation in ADAMTS17 caused autosomal recessive inheritance Weill-Marchesani syndrome from a Chinese family[J].J Hum Genet，2019，64：681-687.

[10]Mularczyk EJ，Singh M，Godwin ARF，et al.ADAMTS10-mediated tissue disruption in Weill-Marchesani syndrome[J].Hum Mol Genet，2018，27：3675-3687.

[11]Shi Y，Han Y，Xin C，et al.Disease-related and age-related changes of anterior chamber angle structures in patients with primary congenital glaucoma：An in vivo high-frequency ultrasound biomicroscopy-based study[J].PLoS one，2020，15（1）：e0227602.

[12]余晓伟，范志刚，石砚. 晶状体半脱位继发闭角型青光眼的手术治疗策略[J]. 眼科，2023，32（05）：363-368.

成人马方综合征继发闭角型青光眼

一、病历摘要

（一）基本信息

患者男性，53岁。2年前因"视力下降伴间歇性眼痛眼胀"就诊于当地医院，诊断为双眼"闭角型青光眼"，行右眼小梁切除术、左眼激光周边虹膜切除术，术后眼压控制可。10天前无明显诱因出现双眼视物模糊，戴镜矫正不提高，偶有眼痛、眼胀，无眼红、眼异物感，无恶心呕吐，无头晕头痛等不适，未使用药物治疗，遂就诊于首都医科大学附属北京同仁医院青光眼科。双眼近视300°，无心脏病、高血压、糖尿病病史，无其他全身病史，无外伤史。否认家族遗传病史。

（二）体格检查

①视力：右眼0.06，最佳矫正视力0.1；左眼0.1，最佳矫正视力0.3；②眼压：右眼16mmHg，左眼20mmHg（未使用降眼压药物）；③裂隙灯检查：右眼角膜透明，前房浅，KP（+），房水清，瞳孔圆，直径3mm，光反射（+），晶状体轻混，向鼻下方移位，虹膜周切口通畅，上方结膜滤过泡扁平，隐见眼底视盘界清色可，杯盘比（C/D）0.5。左眼角膜透明，前房浅，KP（+），房水清，瞳孔圆，直径3mm，光反射（+），晶状体轻混，向鼻下方移位，虹膜激光孔通畅，隐见眼底视盘界清色可，杯盘比（C/D）0.5；④患者身高193cm，四肢及手指细长。

（三）辅助检查

光学生物测量仪测量：显示眼轴为右眼23.95mm，左眼23.92mm。

眼前节照相：双眼晶状体向鼻下方移位（病例21图1）。

超声生物显微镜（UBM）检查：右眼上方巩膜、虹膜回声局限缺如，滤过通路不清，滤过泡扁平，房角开放，晶状体赤道部距睫状突距离各方向不等，上方大于下方；左眼上方根部虹膜回声局限缺如，前后房相交通，房角开放，晶状体赤道部距睫状突距离各方向不等，上方大于下方，提示双眼晶状体向鼻下方移位，双眼浅前房（右眼2.26mm，左眼2.17mm）（病例21图2）。

频域光学相干断层扫描（SD-OCT）及Humphrey视野检查未发现患者存在明显的青

光眼性视神经病变。

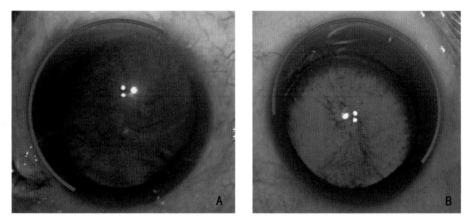

病例21图1　双眼眼前节照相显示双眼晶状体向鼻下方移位

A. 右眼；B. 左眼

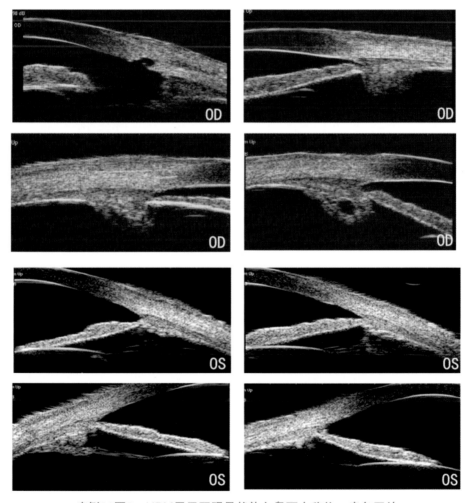

病例21图2　UBM显示双眼晶状体向鼻下方移位，房角开放

　　基因检测：获得该患者知情同意后，采集静脉血，提取基因组DNA，应用全外显子测序在患者的染色体15q21.1区域发现存在FBN1基因杂合突变（c.3766A＞C，p.N1256H）（病例21表1）。既往研究表明，在经典马方综合征患者中发现FBN1基因突变高达95%[1]。结合患者眼部异常、身材高大，四肢及手指细长等临床表现及FBN1基因突变，其被确诊为马方综合征。

病例21表1　患者全外显子测序显示FBN1杂合突变

基因	染色体位置	转录本外显子	核苷酸氨基酸	纯合/杂合	预测	ACMG致病性分析	疾病/表型（遗传方式）	变异来源
FBN1	chr15：48776087	NM_000138；exon31	c.3766A＞C（p.N1256H）	杂合	有害	未确定	1. Geleophysic 发育不良 2 型（AD） 2. Acromicric 发育不良（AD） 3. Weill-Marchesani 综合征 2 型（AD） 4. 单纯性晶体异位 1 型(AD) 5. 皮肤僵硬综合征（AD） 6. MASS 综合征（AD） 7. 马凡脂肪营养不良综合征（AD） 8. 马方综合征（AD）	父母未收样

（四）诊断

1. 马方综合征。

2. 双眼晶状体半脱位。

3. 双眼屈光不正。

4. 双眼抗青光眼术后。

（五）治疗经过

　　择期行右眼超声乳化白内障吸除术＋IOL＋张力环植入术，术后20天视力提升至0.9，眼压为15mmHg。1周后行左眼超声乳化白内障吸除术＋IOL＋张力环植入＋植入性囊袋拉钩植入术，术后20天视力提升至0.5，眼压为12mmHg，未使用降眼压药物。术后4个月患者自觉双眼畏光，偶有左眼视物模糊，散瞳后发现左眼IOL-张力环-囊袋复合体向鼻下方移位，2周后行左眼复合体缝合固定术。手术后3个月，患者右眼视力0.9，左眼视力0.6，双眼眼压控制在11～16mmHg。

二、疾病介绍

马方综合征又称马凡综合征（marfan syndrome，MFS），是一种由FBN1突变引起的常染色体显性遗传的结缔组织疾病[2]，系中胚叶发育异常所致，患者通常四肢细长，身材高大，以眼、心血管和全身骨骼的异常为特征[3]。晶状体半脱位发生率为60%，伴有虹膜发育不全或睫状肌发育不全时会导致瞳孔缩小。MFS眼睛角膜曲率更平坦、角膜散光更大，眼轴增长，易发生高度近视、视网膜脱离，斜视也是其一种常见表现，若不及时矫正，可能会导致弱视的发生。在发现FBN1的致病变异是该疾病的基础并于2010年引入修订的Ghent Ⅱ诊断标准后，MFS发病率的统计结果准确性有所提高，发病率为1/（3000～5000），大约1/4的患者没有家族史，即携带新型FBN1突变[4]。

一般儿童MFS的临床表型较成人更为严重，伴有全身多系统疾病的患儿应在全身条件允许的情况下尽早手术，因其囊袋收缩更严重，更应重视一期囊袋张力环（CTR）和（或）囊袋张力段（CTS），二期复合体缝合的应用。儿童眼球处于生长发育阶段，应在术后尽早矫正屈光不正。成人MFS的晶状体半脱位通常进展缓慢，但其悬韧带损伤断裂范围通常较广，更应重视一期囊袋张力环及植入性囊袋拉钩的应用。

MFS的病理生理学改变主要是原纤维蛋白先天发育异常所致悬韧带机械性松弛、易断[5]，悬韧带异常往往在悬韧带发育结束时（即刚出生时）便存在，如若未及时治疗，伴随着长期眼调节、重力作用、悬韧带老化等原因，其症状会逐渐加重，但通常进展较为缓慢。MFS悬韧带异常可导致晶状体半脱位，晶状体偏心，向前倾斜造成晶状体-虹膜隔前移；部分悬韧带断裂后继发房水逆流阻滞于玻璃体腔，前部玻璃体压缩，Berger区消失，进一步增加压力梯度，从而推动晶状体-虹膜隔前移，出现功能性房角关闭或粘连性房角关闭，从解剖学层次阻碍房水进入房角，进而对视盘及视网膜神经纤维层造成损害，导致闭角型青光眼（ACG）的发生。因此，MFS患者适宜在继发ACG前手术，以避免房水逆流进一步加重残留悬韧带的断裂。

本例患者右眼晶状体半脱位曾导致急性房角关闭，MFS导致的晶状体半脱位通常进展较为缓慢，继发ACG常容易误诊为原发性闭角型青光眼。出现急性房角关闭时，患者及时行小梁切除术，虽然目前其滤过泡扁平，但其虹膜周切口起到了预防房角急性关闭的作用，而左眼虹膜激光也起到了同样作用。因此双眼前房虽浅，但房角是开放的，眼压也没有持续性升高，没有引起明显的青光眼性视神经损害。但是，这类患者仍可因房水迷流、脉络膜膨胀等因素出现脱位晶体的突然前移及周边玻璃体的前顶导致房角急性关闭及眼压升高，这也是晶状体脱位继发闭青患者眼压忽高忽低的原因，因此需要尽早手术合理摘除晶状体，避免后续疾病进展。

三、病例点评

MFS属于累及全身多系统的罕见家族遗传病，对于该类疾病我们应早发现、早诊断、早治疗，减少避免危及生命的心血管事件发生，重视对其家庭成员进行筛查，最好是通过基因检测筛查致病基因FBN1，行眼科、骨科体检和主动脉成像等心血管相关检查。治疗管理MFS需要不同学科之间的合作和不同策略的协调。

对于MFS出现晶状体半脱位的患者，宜在继发ACG前手术，避免房水逆流进一步加重悬韧带损伤；甚至在晶状体半脱位发生前摘除晶状体，减低玻璃体–前房压力梯度且减轻晶状体重量，或可延缓或避免残留悬韧带进一步断裂。术中需根据脱位情况使用囊袋拉钩和（或）张力环稳定悬韧带和囊袋，弥补悬韧带功能，设置低眼压低流体动力学参数，实行对悬韧带和囊袋完全没有压力的Phaco策略，宜选择展开柔和缓慢的"C"形襻人工晶状体，能更安全地在植入人工晶状体时进行调位，避免造成对残存悬韧带的医源性损伤。通常囊袋收缩不严重或残余悬韧带不进一步断裂的患者中，人工晶状体可维持稳定。否则，需术后3个月时再行张力环–人工晶状体–囊袋复合体固定，此时只需要在偏心或倾斜的方位使用8-0/9-0聚丙烯缝线固定张力环即可，这种方式是面固定，相较单纯人工晶状体悬吊更少出现人工晶状体倾斜。对于悬韧带异常＞180°的严重晶状体半脱位患者，国外有囊袋张力段（CTS），可进行一期固定。国内专家多考虑植入5-0/6-0聚丙烯缝线植入性囊袋拉钩固定人工晶状体–CTR–囊袋复合体。一般配合应用CTR，一个植入性囊袋拉钩可以修复约180°悬韧带异常，拉钩在前囊开口的固定位点可以设计在悬韧带断裂范围的中心处。而对于近全周悬韧带异常的晶状体半脱位患者，可间距120°植入3个植入性囊袋拉钩以充分确保人工晶状体–CTR–囊袋复合体的稳定性。该患者在术中使用上述方法避免了悬韧带医源性损伤，根据其脱位情况选择了右眼单纯植入张力环和人工晶状体，未使用植入性囊袋拉钩，术后即使出现囊袋收缩导致人工晶状体向原来脱位对侧偏心，因人工晶状体是0球差，且偏心未超过瞳孔区，术后视力尚可。而左眼因脱位更为严重我们选择了1期植入张力环和2个5-0聚丙烯缝线的植入性囊袋拉钩，但术后因囊袋收缩导致拉钩力量不均衡，仍然出现偏心和倾斜，因此在术后3个月再次行张力环–人工晶状体–囊袋复合体固定术，术后视力明显提高。因此，对于儿童MFS患者，其增生能力更强，囊袋收缩对人工晶状体位置的影响更大，往往需要二期复合体缝合固定。而成人若脱位严重也难免需要二期固定，因此，我们建议成人MFS患者的晶状体半脱位宜尽早手术。

四、延伸阅读

FBN1基因定位于染色体15q21，是一个巨大的基因组，跨越110kb的基因组DNA，包含65个外显子，主要编码原纤维蛋白-1（Fibrillin-1）[4]。Fibrillin-1主要形成细胞外基质微纤维，微纤维被认为在连接、锚定和维持组织和器官方面具有重要的生物力学特性[6]。原纤维蛋白发育异常所致的悬韧带机械性松弛及易断，导致的晶状体半脱位发展较慢，与长期重力眼球运动相关。FBN1突变主要可以导致MFS的发生，除此之外，在一系列结缔组织疾病中也可检测到FBN1突变，统称为"Ⅰ型纤维蛋白病"，例如皮肤僵硬综合征（SSS）、Geleophysic发育不良（GD）、Acromicric发育不良（AD）、Ⅱ型Weill-Marchesani综合征（WMS2）等[7]。FBN1突变分为显性负突变（DN）组，包括错义突变和移码框缺失或插入，以及单倍剂量不足（HI）组，包括无义突变和移码突变。WMS2被称为MFS的"镜像"，其特征是身材矮小、四肢短、关节受限、皮肤增厚、心脏瓣膜增厚、晶状体半脱位，相关的FBN1突变大多数分布在外显子41-42，相应的区域与短管状骨和僵硬的关节有关[8]。

在MFS的患者中，携带与半胱氨酸突变相关的DN组患者相较于HI组晶状体半脱位的发生率更高，但其严重的心血管及全身骨骼肌肉异常的发生率更低[9]。在分子水平上，DN效应会导致突变的FBN1单体掺入，损害聚合反应从而产生结构较差的微纤维，大约80%半胱氨酸替代个体的FBN1合成水平处于正常，但分泌明显延迟，这也从分子层面解释MFS患者通常晶状体半脱位进展较为缓慢。HI效应导致突变mRNA被无意义介导的衰变系统降解，从而使其编码的蛋白表达量下降，这种下降会导致TGF-β信号的激活增强，导致凋亡增加，平滑肌细胞排列紊乱，生化特性受损，有研究表明TGF-β信号的激活对晶状体及悬韧带区域的微纤维影响似乎很小，因此HI组患者可在没有晶状体半脱位的情况下出现严重的马凡样全身表型。

眼轴长度（AL）被列为诊断MFS的次要标准，然而MFS的AL有相当大的个体差异。C-末端（外显子43-65），特别是TGF-β调节区（外显子44-49）突变与更长的AL相关。蒋永祥团队根据MFS患者基因型-临床表型的相关性，开发了RALG的多变量线性回归模型，验证了MFS患者的AL生长遵循对数模式，并在15岁左右停止。为3~15岁的单个MFS患者建立了术后AL的预测模型，这对优化IOL度数的选择提供了极大帮助[10]。

虽然MFS被认为是一种单基因疾病，但根据FBN1突变基因型-临床表型的相关性可以更好为预测患者的风险分层、预后和治疗选择方面提供有价值的信息。

（病例提供者：邓　琳　余晓伟　首都医科大学附属北京同仁医院）

（点评专家：范志刚　石　砚　首都医科大学附属北京同仁医院）

参考文献

[1]Keane MG，Pyeritz RE.Medical management of marfan syndrome[J].Circulation，2008，117（21）：2802-2813.

[2]Judge DP，Dietz HC.Marfan's syndrome[J].Lancet（London，England），2005，366（9501）：1965-1976.

[3]Sakai LY，Keene DR，Renard M，et al.FBN1：the disease-causing gene for marfan syndrome and other genetic disorders[J].Gene，2016，591（1）：279-291.

[4]Milewicz DM，Braverman AC，De Backer J，et al.Marfan syndrome[J].Nature Reviews Disease Primers，2021，7（1）：64.

[5]Sakai LY，Keene DR.Fibrillin protein pleiotropy：Acromelic dysplasias[J].Matrix Biology：Journal of the International Society for Matrix Biology，2019，80：6-13.

[6] Ramirez F.Fibrillln mutations in Marfan syndrome and related phenotypes[J].Curr Opin Genet Dev，1996，6（3）：309-315.

[7]Chen ZX，Jia WN，Jiang YX.Genotype-phenotype correlations of marfan syndrome and related fibrillinopathies：Phenomenon and molecular relevance[J].Frontiers in Genetics，2022，13：943083.

[8]Marzin P，Thierry B，Dancasius A，et al.Geleophysic and acromicric dysplasias：natural history，genotype-phenotype correlations，and management guidelines from 38 cases[J].Genetics in Medicine：Official Journal of the American College of Medical Genetics，2021，23（2）：331-340.

[9]Becerra-Muñoz VM，Gómez-Doblas JJ，Porras-Martín C，et al.The importance of genotype-phenotype correlation in the clinical management of Marfan syndrome[J].Orphanet Journal of Rare Diseases，2018，13（1）：16.

[10]Chen ZX，Jia WN，Ma Y，et al.Predicting axial length in patients with Marfan syndrome and ectopia lentis after modified capsular tension ring and intraocular lens implantation[J].Journal of Cataract and Refractive Surgery，2023，49（6）：571-577.

高胱氨酸尿症继发闭角型青光眼

一、病历摘要

（一）基本信息

患者男性，23岁。2周前无明显诱因出现右眼视物模糊，伴眼痛、眼胀，眼红，无眼异物感，无恶心呕吐，无头晕头疼等不适，就诊于外院确诊为右眼"继发性青光眼"，右眼压达25mmHg，予"妥布霉素地塞米松滴眼液、普拉洛芬滴眼液、醋酸泼尼松龙滴眼液、阿托品眼膏"治疗，口服乙酰唑胺片，症状未见明显好转，为进一步寻求诊治，至首都医科大学附属北京同仁医院青光眼科就诊。既往否认戴镜史；无心脏病、高血压、糖尿病病史，无其他全身疾病史，无手术史，无外伤史。否认家族遗传病史。

（二）体格检查

①视力：右眼视力指数/眼前；左眼视力0.2；②眼压：右眼32mmHg（上述药物规范用药后），左眼14mmHg；③裂隙灯检查：右眼结膜轻充血，角膜轻水肿，前房浅，周边前房深度约1/3CT，下方前房消失，晶状体脱位于前房，瞳孔圆，直径8mm，光反射迟钝，晶状体混浊，隐见眼底界清色淡，上/下方盘沿稍窄，杯盘比（C/D）约0.7。左眼结膜无充血，角膜透明，前房深，房水清，瞳孔圆，直径3mm，光反射（+），晶状体轻混，向下方移位，隐见眼底视盘界清色可；④患者身材高大，手指脚趾细长。

（三）辅助检查

眼前节照相：右眼晶状体脱位于前房，上/下方盘沿稍窄，RNFL薄；左眼晶状体向下方移位（病例22图1）。

光学生物测量仪测量：眼轴为右眼29.92mm，左眼27.61mm，属于高度近视眼。IOL Master 700结果显示患者角膜曲率扁平（右眼K1 37.59D，K2 38.33D；左眼K1 38.73D，K2 41.51D），右眼前房深度及晶状体厚度无法测量，左眼前房深4.62mm，晶状体厚度为2.38mm，直径为7.8mm。

超声生物显微镜（UBM）检查：右眼晶状体脱入前房，全周根部虹膜与角膜相贴遮挡巩膜突；左眼晶状体向下脱位，房角开放（病例22图2）。

频域光学相干断层扫描（SD-OCT）：术前右眼因屈光间质欠清无法测出数值，左眼黄斑中心凹神经纤维层变薄，术后复查OCT示双眼黄斑区和视盘旁神经纤维层均显著变薄（右眼较左眼更薄），Humphrey视野示右眼管状视野，左眼鼻下方周边部视野缺损。

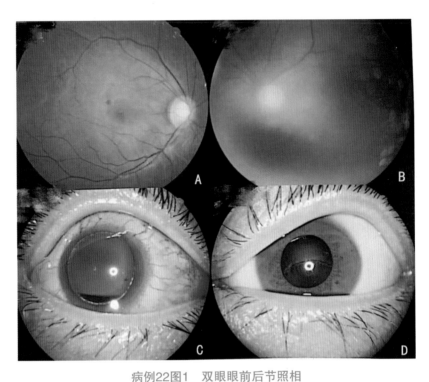

病例22图1　双眼眼前后节照相

A、C. 右眼晶状体脱入前房；B、D. 左眼晶状体向下脱位

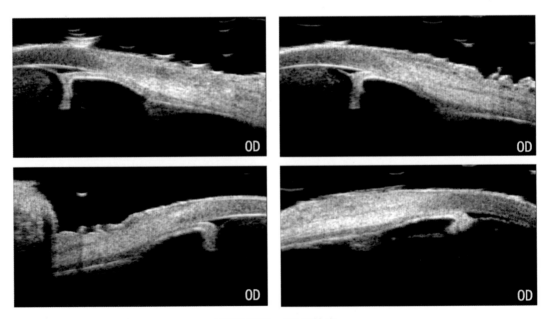

病例22图2　UBM检查

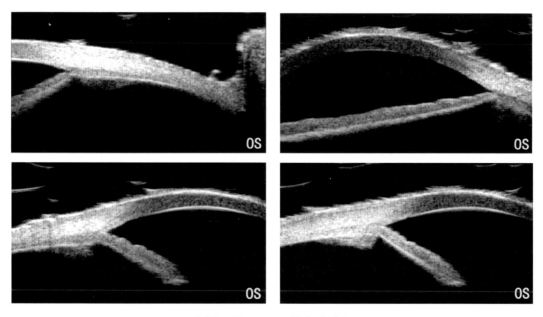

病例22图2　UBM检查（续）

　　右眼晶状体虹膜隔前移，部分晶状体前囊与角膜相贴，全周根部虹膜与角膜相贴遮挡巩膜突，晶状体赤道部距睫状突间距离各方向不等，颞上方略大于鼻下方；左眼房角开放，鼻侧虹膜后可见弧形强回声。

　　获得该患者知情同意后，采集静脉血，提取基因组DNA，应用全外显子测序在患者的21号染色体上发现CBS基因复合杂合突变（c.19dup，p.Gln7ProfsT er30、c.374G＞A，p.Arg125Gln），均被美国医学遗传学与基因组学会（ACMG）指南判定为致病突变（病例22表1）。既往研究已发现超过191个CBS基因突变，其中大约87%是错义突变，它们不会影响CBS的催化站点，但会造成不稳定的折叠错误蛋白质，导致异常的生物功能，导致高胱氨酸尿症的发病[1]。结合患者临床表现及CBS基因突变，其被确诊为高胱氨酸尿症。

病例22表1　患者的全外显子测序结果显示CBS突变

基因	染色体位置	转录本外显子	核苷酸氨基酸	纯合 / 杂合	预测	ACMG致病性分析	疾病 / 表型（遗传方式）
CBS	chr21：44492284–44492285	NM_000071.3;exon3	c.19dup（p.Gln7ProfsTer30）	杂合	未知	致病	胱硫醚 β 合成酶缺乏性高胱氨酸尿症（AR）
CBS	chr21：44486430	NM_000071.3;exon5	c.374G ＞ 4（p.Arg125Gln）	杂合	有害	致病	胱硫醚 β 合成酶缺乏性高胱氨酸尿症（AR）

（四）诊断

1. 高胱氨酸尿症。

2. 右眼晶状体全脱位。

3. 左眼晶状体半脱位。

4. 双眼继发闭角型青光眼。

（五）治疗经过

右眼行超声乳化白内障吸除术＋人工晶状体植入术＋张力环植入＋植入性囊袋拉钩植入＋虹膜–悬韧带–玻璃体前界膜–前玻璃体复合物切除术（IZHV）＋Ahmed青光眼引流阀植入术；左眼行超声乳化白内障吸除术＋人工晶状体植入术＋张力环植入＋植入性囊袋拉钩植入术。术后2周右眼视力0.02，左眼视力0.3，右眼眼压15mmHg，左眼眼压15.8mmHg，双眼前房深，IOL在位；术后1个月，右眼视力0.1，左眼视力0.4，右眼眼压18.3mmHg，左眼眼压21.1mmHg，双眼前房深，IOL在位，患者术后左眼眼压偏高主因眼内的炎症反应，予醋酸泼尼松龙滴眼液（百利特）抗炎治疗；术后3个月患者双眼最佳矫正视力均提高至0.7，双眼眼压控制在12～17mmHg（未使用抗青光眼药物），双眼IOL位正。

术后6个月，患者自觉右眼视物费力，查体发现右眼人工晶状体向鼻侧移位，行人工晶状体–囊袋–张力环–植入性囊袋拉钩复合体悬吊固定术，10/0聚丙烯缝线于9点位缝合复合体一针，术毕，人工晶状体位正居中，术后自觉视物清晰。

二、疾病介绍

高胱氨酸尿症又称同型胱氨酸尿症（Homocystinuria，HCU），是一种因蛋氨酸（methionine，Met）代谢异常导致的常染色体隐性遗传病（病例22图3），通常由半胱氨酸β–合成酶（cystathione β–synthase，CBS）缺乏引起，并与血浆和尿液中同型半胱氨酸（homocysteine，Hcy）的升高相关[2]。临床特征包括晶状体脱位、四肢和指趾细长（蜘蛛指趾）、肌肉无力、脊柱侧弯，毛发稀少，通常伴有心脑血管意外的发生。全球HCU流行率在1/（200 000～335 000），因种族而异，在某些人群中患病率更高（卡塔尔为1∶1800）。晶状体脱位是HCU的标志事件，晶状体脱位通常双眼发病，90%的患者向鼻下方向脱位，婴儿期的患病率为30%，到15岁时增加到80%。常伴有高度近视的发生，在这种高度近视中眼轴显著增长，虹膜–晶状体隔前移易继发闭角型青光眼，少数患者存在基质混浊或大疱性角化病、小眼球、视神经萎缩、外周囊状视网膜变性、视网膜脱离。

HCU根据代谢缺陷的部位分为以下3类：1型是由于CBS缺乏，抑制Hcy转化为胱硫醚；2型是由于甲钴胺合成（methylcobalamin synthesis，MS）缺陷，甲钴胺可以将Hcy转化为Met；3型是由于亚甲基四氢叶酸还原酶（methylenetetrahydrofolate reductase，MTHFR）异常，其催化Hcy化为Met[3]。经典的HCU是由于CBS酶活性缺乏而导致代谢紊乱，蛋氨酸、甲硫氨酸及其代谢物同型胱氨酸、同型半胱氨酸等产物在体内堆积，血浆中胱氨酸和半胱氨酸的浓度降低。悬韧带纤维的主要成分是原纤维蛋白，而同型半胱氨酸的取代反应引起的蛋白质二硫键连接断开导致二硫键结合的C端原纤维蛋白-1多聚体的减少，原纤维蛋白-1的同型半胱氨酸化引起自相互作用特性发生了改变[4]，可破坏悬韧带结构完整性，导致悬韧带的松弛、断裂，进一步发生晶状体脱位。

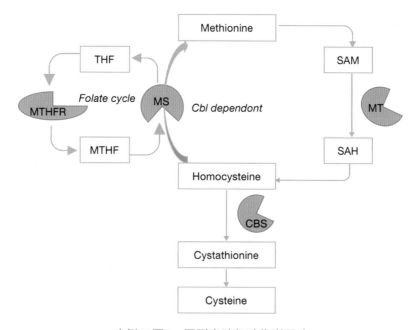

病例22图3　同型半胱氨酸代谢通路

HCU这类因悬韧带微纤维降解、代谢异常所致的晶状体半脱位通常在出生后逐渐进展，具有时间依赖性，普遍发病年龄在10岁之前[5]，而本病例患者在青年阶段才出现晶状体脱位继发闭角型青光眼（ACG），并未发现严重的心血管疾病，说明患者同型半胱氨酸的取代反应占比相对较少，疾病进展缓慢。但与马方综合征相比，HCU悬韧带更为松弛甚至出现大范围断裂，其断裂一旦发生进展往往较快、病情更重，导致特征性的玻璃体向前脱出，挤压晶状体虹膜隔前移，晶状体向前脱位于前房中，压迫全周根部虹膜与角膜相贴，引起急性房角关闭，继发ACG。当悬韧带小范围断裂时，可引起晶状体半脱位，晶状体偏心，向前倾斜造成晶状体-虹膜隔前移可能会发生瞳孔阻滞继发ACG；另一原因可能为悬韧带全周松弛，晶状体增厚更趋于球形，导致瞳孔阻滞的发生。

三、病例点评

高胱氨酸尿症（HCU）是一种罕见的遗传代谢病，又称假性马方综合征，临床特征与马方综合征相似，都存在晶状体脱位、骨骼及心血管异常，但马方综合征导致的晶状体异位程度处于相对静态，其发病机制是原纤维蛋白发育异常所致的悬韧带机械性松弛，而高胱氨酸尿症发病机制是酶代谢异常所致的悬韧带结构破坏，导致的晶状体异位进展更快、病情更重，术后残留悬韧带仍会进行性断裂，这就需要我们科学模块化设计复杂晶状体半脱位继发ACG的手术，我们将其分为四个模块，模块一，房水逆流及玻璃体的处理：一般HCU患者悬韧带断裂范围广且进行性发展，易发生房水逆流及玻璃体嵌顿，手术应积极处理玻璃体，选择IZHV以减少前部玻璃体挤压，平衡前后节之间的压力。模块二，晶状体摘除：采用低眼压低负压低流速的流体动力学参数设置以降低对悬韧带相邻组织复合体的压力，避免术中悬韧带相邻组织复合体的继发性损伤。模块三，维持人工晶体的长期稳定：HCU患者的悬韧带为进行性断裂，需要我们行更充分的囊袋固定，可在术中按需植入囊袋张力环和（或）一期三点式植入性囊袋拉钩固定。对于该患者我们考虑到其右眼晶状体全脱位，左眼大范围脱位，我们选择了植入张力环联合3个植入性囊袋拉钩，若因为囊袋收缩引起拉钩之间受力不均从而出现偏心可结合术后视力情况考虑是否二期固定囊袋人工晶状体复合体。模块四，房角滤过功能的重建：基于青光眼发作病程、房角粘连程度及青光眼性视功能损伤情况选择房角分离术或青光眼滤过性手术。

眼前节构型与疾病发生发展的关系中，晶状体–悬韧带–睫状体–玻璃体前界膜–前部玻璃体复合体是一个整体联动的结构，我们切莫只关注疾病表现，不重视疾病发生发展的起始原因，不同的疾病及不同的疾病进展阶段导致的某个结构的异常，可能引起其他结构的形态和功能改变。这一病例的悬韧带改变让我们进一步思考晶状体半脱位的手术设计，将科学模块化及个体化融为一体。上述4个应用于复杂晶状体半脱位继发ACG的手术科学模块同样也适用于其他类型的晶状体半脱位继发ACG，但是应当根据不同情况下晶状体半脱位的悬韧带异常病生理机制进行细节处理上的相应调整。

四、延伸阅读

对于晶状体半脱位后人工晶状体固定方法的选择，我们可将其根据是否将人工晶状体放入囊袋内分为IOL悬吊术和囊袋辅助装置固定IOL。

1. IOL悬吊术　主要分为传统的经巩膜后房型IOL缝线固定术、以"Z"字形缝合为代表的无线结后房型IOL缝线固定术和无缝线的IOL巩膜层间固定术[6]。

（1）IOL缝线固定术：应用10-0聚丙烯缝线打结固定IOL，但线结暴露及缝线断裂等缝线相关的并发症已经成为制约该手术推广的最大障碍。

（2）无线结后房型IOL缝线固定术：选用9/0聚丙烯缝线双股套结Z-suture法行巩膜层间固定[7]，既满足固定IOL所需的拉力，又有效地避免了线结相关并发症，但其无法规避的问题是缝线的断裂和继发的人工晶状体脱位。

（3）无缝线的IOL巩膜层间固定术：采用Yamane技术双针做两个平行于角膜缘的斜角切口，人工晶状体襻用针外化，然后烧灼，使其固定于巩膜隧道内[8]，其核心是无需缝线，进而避免了缝线相关的并发症，但IOL无缝线巩膜层间固定术中IOL襻的放置及IOL位置的调整等操作相对复杂，且术后早期有眼压升高、玻璃体积血等风险，晚期则可能并发IOL夹持、IOL再脱位。

2. 囊袋辅助装置固定　又将其分为一期人工晶状体固定和二期人工晶状体-CTR-囊袋复合体固定。

（1）一期人工晶状体固定：①植入性囊袋拉钩，一个植入性囊袋拉钩可以修复约180° 悬韧带异常，拉钩在前囊开口的固定位点可以设计在悬韧带断裂范围的中心处。而对于近全周悬韧带异常的晶体半脱位患者，可间距120° 植入3个植入性囊袋拉钩以充分确保人工晶状体-CTR-囊袋复合体的稳定性；②囊袋张力环（CTR）/改良型囊袋张力环（MCTR）/囊袋张力段（CTS），在囊膜拉钩辅助下Phaco不能安全做下去时，应考虑植入CTR辅助固定人工晶体。对于脱位范围在90° ～120° 以内，可考虑植入CTR；脱位范围为120° ～180° 考虑行单孔巩膜瓣下悬吊MCTR；脱位范围大于180° 考虑行双孔巩膜瓣下悬吊MCTR；对于脱位范围大于180° 的严重晶状体半脱位患者，国外也有植入CTS行一期固定。

（2）二期人工晶状体-CTR-囊袋复合体固定：对于术后因囊袋收缩出现人工晶状体偏心和倾斜的情况，可在根据患者视力情况使用8-0/9-0聚丙烯缝线固定张力环-人工晶状体-囊袋复合体。

（病例提供者：邓　琳　余晓伟　首都医科大学附属北京同仁医院）

（点评专家：范志刚　石　砚　首都医科大学附属北京同仁医院）

参考文献

[1]Kraus JP，Janosík M，Kozich V，et al.Cystathionine beta-synthase mutations in homocystinuria[J]. Human Mutation，1999，13（5）：362-375.

[2]Rahman M，Sharma M，Aggarwal P，et al.Homocystinuria and ocular complications - A review[J]. Indian Journal of Ophthalmology，2022，70（7）：2272-2278.

[3]Gerrard A，Dawson C.Homocystinuria diagnosis and management：it is not all classical[J].Journal of Clinical Pathology，2022，jclinpath-2021-208029.

[4]Hubmacher D，Cirulis JT，Miao M，et al.Functional consequences of homocysteinylation of the elastic fiber proteins fibrillin-1 and tropoelastin[J].The Journal of Biological Chemistry，2010，285（2）：1188-1198.

[5]Taylor RH，Burke J，O'Keefe M，et al.Ophthalmic abnormalities in homocystinuria：the value of screening[J].Eye（London，England），1998，12（Pt 3a）：427-430.

[6]靳光明，郑丹莹.人工晶状体悬吊术的过去现在与未来[J].眼科学报，2023，38（2）：77-82.

[7]Szurman P，Petermeier K，Aisenbrey S，et al.Z-suture：a new knotless technique for transscleral suture fixation of intraocular implants[J].The British Journal of Ophthalmology，2010，94（2）：167-169.

[8]Yamane S，Sato S，Maruyama-Inoue M，et al.Flanged Intrascleral Intraocular Lens Fixation with Double-Needle Technique[J].Ophthalmology，2017，124（8）：1136-1142.

Stickler综合征继发青光眼

一、病历摘要

（一）基本信息

患儿女性，14岁，因"左眼眼前黑影1个月余"于2023年3月3日至首都医科大学附属北京同仁医院青光眼科就诊。患者自幼双眼眼压高，角膜较厚，被诊断为高眼压症，眼压范围在22～26mmHg，双眼屈光不正（双眼-5D）。母亲有双眼近视、视网膜脱离史。

（二）专科检查

①视力：双眼视力均为0.1；②眼压：右眼34mmHg，左眼38mmHg；③裂隙灯检查：双眼角膜清，前房深，晶状体透明，瞳孔圆，直径2mm，对光反射（+）；④散瞳下眼底镜检查：右眼视网膜平伏，左眼颞侧视网膜隆起，双眼杯盘比（C/D）0.2～0.3。

（三）辅助检查

全景激光眼底照相（SLO）：左眼颞侧视网膜漂浮感，累及黄斑区（病例23图1B）。

FFA荧光素眼底血管造影：左眼静脉期视盘界清，视网膜动静脉充盈无迟缓，颞下方视网膜漂浮感，累及黄斑区，颞侧中周部可见血管扩张渗漏，随时间延长渗漏明显，鼻侧中周部可见小血管末端扩张少量渗漏；晚期视盘边界清，上述扩张血管渗漏明显；右眼静脉期视盘界清，颞侧中周部血管走形稍直，部分血管中断，远端无血管区，未见异常渗漏；晚期未见异常（病例23图1C、病例23图1D）。

眼部B超检查：左眼颞下方视网膜明显脱落，玻璃体内有点状回声，右眼可见玻璃体内异常带状回声（病例23图2）。

光学相干光层析成像（OCT）检查：左眼明显视网膜脱离伴视网膜劈裂，脱离的视网膜上可见一玻璃体条索牵拉（病例23图3）。

光学生物测量仪测量：眼轴为右眼26.82mm，左眼27.49mm。

获患儿及其家属知情同意后，应用全外显子组基因测序检测到患者的第12号染色体存在Stickler综合征致病基因COL2A1基因（NM_001844.5）杂和移码突变（c3113del，p.Gly1038GlufsTer92）（病例23表1），该突变可能导致基因功能部分丧失，并应用

Sanger测序发现患者母亲在同一位点存在相同的突变，未患病的患儿父亲则不携带该变异。根据美国医学遗传学与基因组学会（ACMG）的数据解读指南，该序列变异判定为疑似致病。综合患儿视网膜脱离的临床表型和基因检测结果，诊断该患儿为Stickler综合征。

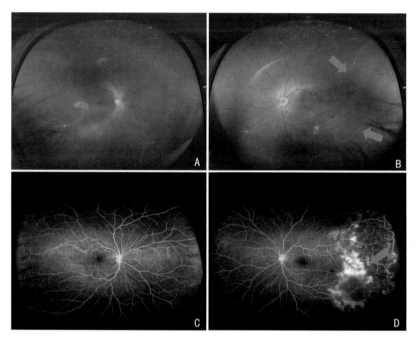

病例23图1　眼底检查结果图

A、B：全景激光眼底照相（SLO）图（A. 右眼；B. 左眼），右眼视网膜平伏，左眼颞侧视网膜漂浮感，累及黄斑区（蓝色箭头）。C、D：FFA荧光素眼底血管造影（C. 右眼；D. 左眼）；右眼静脉期视盘界清，无异常渗漏；左眼静脉期视盘界清，颞下方视网膜漂浮感，累及黄斑区，颞侧中周部可见血管扩张渗漏（蓝色箭头）。

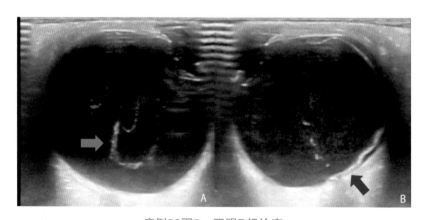

病例23图2　双眼B超检查

A：右眼可见玻璃体内数条弯曲带状回声（蓝色箭头）。B：左眼可见颞下方视网膜明显脱离，玻璃体内点状异常回声（红色箭头）。

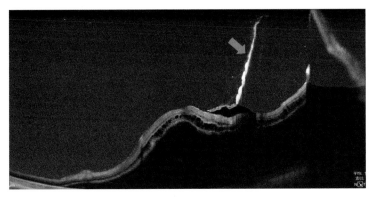

病例23图3　左眼OCT检查

可见视网膜明显脱离伴视网膜劈裂，脱离的视网膜上可见一玻璃体条索牵拉（蓝色箭头）。

病例23表1　全基因组检测结果

基因	染色体位置	转录本外显子	核苷酸氨基酸	纯合/杂合	正常人频率	预测	ACMG致病性分析	疾病/表型（遗传方式）	变异来源
COL2A1	chr12：48371435–48371435	NM_001844.5；exon45	c.3113del（p.Gly1038ufsTer92）	杂合	–	–	Likely pathogenic	stickler综合征I型（AD）	母亲

　　患儿行左眼视网膜脱离手术5个月后返回青光眼科随访进行青光眼性视神经病变及功能学检查，眼后节OCT检查显示患儿左眼视神经乳头周围颞下象限视网膜神经纤维层变薄，右眼各象限未见异常改变（病例23图4）。Humphrey视野计检查显示中央24°视野检测程序下患者左眼视野指数（VFI）为87%，青光眼半视野检测（GHT）结果为正常界限外，可见颞上象限视野弓形缺损，平均偏差（MD）和模式标准差（PSD）分别为-10.57dB和9.89dB（病例23图5），中央10°视野检测程序下检查黄斑区视野MD为-2.22dB；右眼视野计检查未见异常。基于以上青光眼视神经检查，患儿被诊断为左眼继发性青光眼。

（四）诊断

1. 左眼继发性青光眼。
2. 左眼孔源性视网膜脱离合并视网膜劈裂。
3. 双眼屈光不正。
4. Stickler综合征。

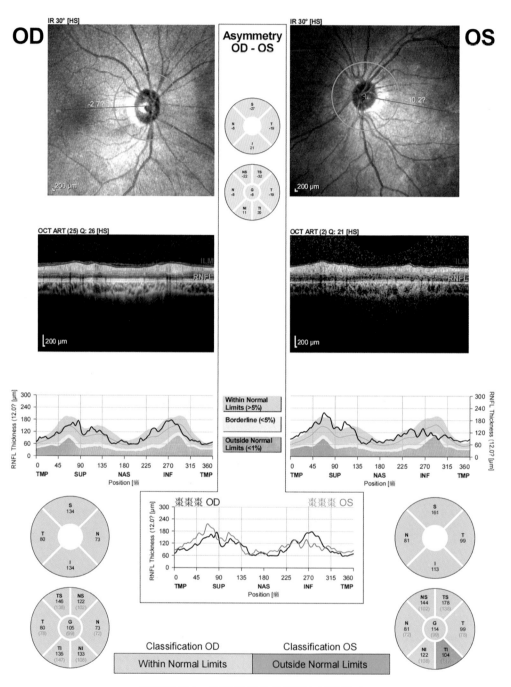

病例23图4　双眼眼后节OCT的RNFL检查

右眼视神经乳头周围六象限RNFL厚度未见异常；左眼视神经乳头周围颞下区域RNFL变薄，超出正常界限。

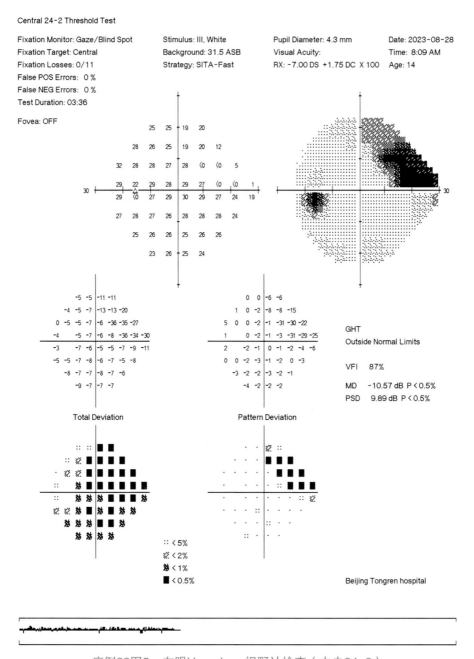

病例23图5　左眼Humphrey视野计检查（中央24-2）

　　左眼在中央24-2视野检测程序下VFI为87%，GHT结果为正常界限外，模式偏差概率图下可见鼻上视野弓形暗点，MD：-10.57dB，PSD：9.89dB。

（五）治疗经过

　　患儿于我科初诊时发现视网膜脱离，遂转诊至眼底外科进一步诊治，先后予以左眼"外路巩膜扣带术"与"玻璃体切除术＋玻璃体腔注气"治疗，鉴于其眼压高于正常值10mmHg以上，暂时给予患儿"布林佐胺噻吗洛尔滴眼液、他氟前列素滴眼液、酒石酸溴莫尼定滴眼液"降眼压治疗。眼底术后5个月返回青光眼科随访：双眼视力0.1；右眼眼压19.8mmHg，左眼眼压17.6mmHg。进一步完善视网膜神经纤维层、视野等青光眼视神经结构和功能检查后确诊左眼继发性青光眼，遂计划择期行左眼"小梁切除术＋深层巩膜切除术"治疗青光眼，遏制视神经病变和视野缺损的发展。

二、疾病介绍

Stickler综合征是一类遗传性多系统结缔组织发育不良疾病，又称遗传性关节-眼病，于1965年被首次报道，累及眼、骨关节、内耳、颅面结构等多系统组织，因多发严重眼并发症（高度近视、视网膜脱离、白内障和青光眼）而为眼科临床诊疗所重视，也是儿童孔源性视网膜脱离的主要原因，一般在幼儿或儿童期被诊断，新生儿中发病率为1:（7500～9000）[1]。Stickler综合征患者中的开角型青光眼案例已有数项研究报道，早期研究显示综合征相关的前房角异常的发生率为26%[2]。其他并发症包括听觉丧失，中面部发育不全、唇腭裂，骨骺发育不良和早发性关节炎等。

Stickler综合征在家族间和家族内存在复杂的多样性临床表型，相同的基因突变出现在不同个体身上表现为不同的表型，其遗传具有异质性、完全外显的特征。总体来说，六种致病性基因突变可导致Stickler综合征：COL2A1、COL11A1、COL11A2杂合突变（常染色体显性遗传，AD）及COL9A1、COL9A2、COL9A3双等位基因突变（常染色体隐性遗传，AR）。

80%～90%的患者为Ⅰ型Stickler综合征，由COL2A1突变造成，是最常见的临床亚型，其诊断标准于2005年被提出[3]，主要基于临床表现、家族史和分子遗传学检测结果（病例23表2）。本例患儿存在宽平鼻梁和宽眼距的面部表现、视网膜脱离等异常临床表现和COL2A1基因突变，临床评分为4分。由于目前患儿年龄较小，听力和骨骼异常可能暂未显现，建议家属关注患儿上述变化，在出现异常时及时就医治疗。Ⅰ型患者主要表现为有膜型玻璃体异常，有极高风险出现视网膜脱离与早发性关节炎，多数还存在有轻微感觉神经性听力丧失。而当突变位于2号外显子上时，患者仅存在眼部异常，且视网膜脱离风险高，这种仅存在眼部表现的情况主要由2号外显子的错义突变或无义突变导致，也可由COL2A1的2号外显子以外的突变导致。因此本例中患儿虽然暂未发现听力和骨骼异常等全身表现，但由于其存在特征性面部表现和Stickler综合征致病基因突变，且已发生视网膜脱离，所以仍诊断为Stickler综合征。

另有小部分AD型Stickler综合征由COL11A1（Ⅱ型）和COL11A2（Ⅲ型）杂合子突变导致。前者表现为念珠型的玻璃体异常，占所有Stickler患者比例为10%-20%，这类亚型的典型患者通常具有更严重的听力丧失；而后者由于COL11A2基因仅存在于关节、内耳和颅面部结构组织中，其突变使患者仅有全身表现而无眼部异常，被称为非眼部Stickler综合征。COL9A1、COL9A2、COL9A3引起的Ⅳ～Ⅵ型患者分别具有不同程度的听力丧失、近视、玻璃体异常和骨关节病变。另有一项病例报告中发现了一种由BMP4基因突变引起的非胶原型AD型Stickler综合征，导致小眼/无眼畸形、脑结构异常和并指畸形[4]。

病例23表2　Ⅰ型Stickler综合征的诊断标准

参考项目		特征性表现	分值
异常临床表现	口面部	唇腭裂 *（开裂，黏膜下裂或悬雍垂裂）	2分
		特征性面部表现（颧骨发育不全、宽或平的鼻梁和小颌/缩颌畸形）	1分
	眼	特征性玻璃体改变或视网膜异常 *（视网膜点阵变性、视网膜裂孔、视网膜脱离或视网膜撕裂）	2分
	听觉	高频神经感觉性听力丧失 *（在 4～8Hz 范围内，年龄＜20 岁，阈值≥ 20dB；年龄 20～40 岁，阈值≥ 30dB；年龄＞40 岁，阈值≥ 40dB）	2分
		鼓膜活动度增加	1分
	骨骼	股骨头破坏（股骨骺脱离或 Legg-Perthes 样疾病）	1分
		40 岁前骨关节炎（X 线提示）	1分
		脊柱侧弯、脊柱前移或 Scheuermann 样后凸畸形	1分
家族史及分子遗传学检测		独立受累的一级亲属需要符合常染色体显性遗传模式或在 COL2A1、COL11A1 和 COL11A2 上存在 Stickler 综合征相关的致病性突变（不符合 AD 型遗传）	1分

注：对于评分≥ 5 且无其他疾病诊断特征性提示的患者应考虑 Stickler 综合征，其中需至少包含一项重要表现 *（2 分）且每个大项最多两分。分子基因检测方法包括单基因测序、多基因检测、外显子组测序和基因组测序。

三、病例点评

Stickler综合征患者常出现玻璃体退行性改变和眼轴增长等异常表现，进而容易诱发出现视网膜劈裂甚至脱离这类严重威胁患者视觉功能的并发症。针对该病导致的孔源性视网膜脱离，目前仍无有效针对原发疾病的治疗手段，一般临床上应用内路玻璃体切割术、外路巩膜扣带术或者联合两者进行视网膜脱离复位手术治疗，治疗效果根据患者眼病变程度、其他并发症情况、手术方式等有较大差异，临床研究显示手术成功率仅50%～60%，视力预后较差，仅30%患者最佳矫正视力可达20/200或以上[5]。而对于暂未发生视网膜脱离的患者建议根据视网膜劈裂程度进行预防性激光光凝等手术以避免产生更严重的视网膜脱离，提高患者预后。案例中患儿已出现较为严重的孔源性视网膜脱离，因此行"巩膜扣带术"进行视网膜复位处理。

此外，Stickler综合征有一定继发青光眼的概率，且较难在早期得到诊断，一旦并发就需要多次的手术治疗，结合复杂的眼部病变情况，将给治疗带来更大的困难与挑战，一般患者预后欠佳。对于该患儿，一方面继续用药降低眼压，另一方面定时复查监测其视网膜复位情况和眼压，同时对视网膜神经纤维层、视野等青光眼视神经结构和功能进行定时检查，并根据随访情况及时调整降眼压治疗方案。

目前对Stickler综合征的发病机制阐述还不明确。目前研究认为可能是与各种Stickler综合征致病基因通过影响Ⅱ、Ⅸ和ⅩⅠ型胶原蛋白（玻璃体、骨骼、内耳内表达）的合成有关，其可破坏各组织内胶原纤维的正常生成，进而导致各组织因胶原蛋白发育不良出现相应并发症。其中COL2A1突变导致Ⅱ型胶原蛋白单倍剂量不足，影响了次发玻璃体的胚胎发育，仅有退化的玻璃体凝胶在晶状体后间隙形成，最终导致Ⅰ型膜型玻璃体表型的产生，牵引视网膜造成劈裂及脱离[6]。Stickler综合征另一常见临床表型轴性近视的成因暂不明确。Ⅰ型Stickler综合征患者常出现早发性、无进展的高度近视，另有早期研究发现出生两个月的疑似Stickler综合征患儿即出现长眼轴和近视表现，且未发现玻璃体异常，同时也有无近视表现的先天性大眼球在Stickler综合征病例中被报告[7]；2019年一项研究报告了一例因BMP4基因（p.Gly44Ter）突变致Stickler综合征的病例，BMP4基因作为一种生长因子对视杯在腹侧-背侧轴水平的胚胎发育至关重要，其突变被认为可能是造成患者先天性近视的原因。另外由于BMP4同一蛋白家族的BMP2被证实可与COL2A1相互作用影响人软骨细胞功能，因此可推测结构相似的BMP4也可能与COL2A1作用进而导致患者出现类Ⅰ型Stickler综合征的临床表型[8]。综上，Stickler综合征患者出现近视可能由基因突变导致的胚胎眼轴发育异常所致。此外，Ⅱ型胶原蛋白占玻璃体胶原成分总量的70%~80%，其分泌不足使玻璃体的胶原密度显著降低，破坏了玻璃体对支撑视网膜和维持眼压稳定的作用，使得眼轴更易伸长；而本例患者早年被诊断为高眼压症，直到本次就诊才进行药物治疗控制眼压；因此我们猜测其长期的高眼压和稀薄的玻璃体均可能使得其眼轴更易伸长[9]。

四、延伸阅读

Stickler综合征六种主要致病基因中最常见的是COL2A1基因，其可编码Ⅱ型前胶原蛋白的1链，是Ⅱ型胶原蛋白的整合蛋白，前体蛋白经处理后，成熟的Ⅱ型胶原蛋白会在软骨、玻璃体和椎间盘的细胞外基质中形成必需的纤维网络，保证组织的正常生理形态和功能。不同类型、不同位点的COL2A1基因突变会导致患者出现不同的临床表型，除Stickler综合征以外，COL2A1突变还与至少20种其他疾病相关，如遗传性孔源性视网膜脱离和小部分Wagner综合征[10]。另外COL2A1突变的临床表型分布也受不同年龄、性别和人种影响，其中以Stickler综合征最为常见。各种遗传性玻璃体视网膜疾病有着相似且互相重合的临床表型，而随着基因检测技术的进步，现可以对这些疾病更精准地诊断和分型以优化患者的治疗方案。Marfan综合征、Knobloch综合征、Goldmann-Favre综合征、遗传性玻璃体视网膜脉络膜病变、Wagner综合征和雪花样玻璃体视网膜变性的患者均可能出现不同程度的近视以及玻璃体和视网膜病变，分别由FBN1基因、COL18A1基因、NR2E3和LRP2基因、VMD2基因、VCAN基因和KCNJ13基因突变导致[11]。尽管目前针对这些疾病的治疗仍以对症治疗为主，在临床实践过程中多有重合，但诊疗过程中仍要求我们对患者的疾病做出准确的判断，以准确评估避免漏诊不显著病理改变而错过治疗时机，并为患者提供对应的预防性治疗措施以预防更严重并发症的出现。而目前对上述各疾病致病基因的功能、病理机制的研究尚不完善，同时对基因型与遗传表型关联性研究阐述也仍在进行中，由基因到疾病产生机制，到找到并将研究结果转化成为临床成果用于患者治疗，还需要更多的时间和研究去实现。

（病例提供者：孙珑彦　余晓伟　首都医科大学附属北京同仁医院）

（点评专家：范志刚　石　砚　首都医科大学附属北京同仁医院）

参考文献

[1]Printzlau A，Andersen M.Pierre robin sequence in denmark：a retrospective population-based epidemiological study[J].Cleft Palate-Craniofacial Journal，2004，41（1）：47-52.

[2]Spallone A.Stickler's syndrome：a study of 12 families[J].British Journal of Ophthalmology，1987，71（7）：504-509.

[3]Rose PS，Levy HP，Liberfarb RM，et al.Stickler syndrome：clinical characteristics and diagnostic criteria[J].American Journal of Medical Genetics Part A，2005，138A（3）：199-207.

[4]Robin NH，Moran RT，Ala-Kokko L.Stickler Syndrome[OL].2000 Jun 9 [Updated 2021 May 6].In：Adam MP，Mirzaa GM，Pagon RA，et al.editors.GeneReviews® [Internet][J].Seattle （WA）：University of Washington，Seattle；1993-2023.

[5]Alexander P，Snead MP.Prevention of Blindness in Stickler Syndrome[J].Genes，2022，13（7）：1150.

[6]Richards AJ，Baguley DM，Yates JR，et al.Variation in the vitreous phenotype of Stickler syndrome can be caused by different amino acid substitutions in the X position of the typeIIcollagen Gly-X-Y triple helix[J].The American Journal of Human Genetics，2000，67（5）：1083-1094.

[7]Snead MP.Hereditary vitreopathy[J].Eye （Lond），1996，10（Pt6）：653-663.

[8]Nixon TRW，Richards A，Towns LK，et al.Bone morphogenetic protein 4 （BMP4） loss-of-function variant associated with autosomal dominant Stickler syndrome and renal dysplasia[J].

European Journal of Human Genetics，2019，27（3）：369-377.

[9]Linnér E.The association of ocular hypertension with the exfoliation syndrome，the pigmentary dispersion syndrome and myopia[J].Survey of Ophthalmology，1980，25（3）：145-147.

[10]Zhang Boyan，Zhang Yue，Wu Naichao，et al.Integrated analysis of COL2A1 variant data and classification of type II collagenopathies[J].Clinical Genetics，2020，97（3）：383-395.

[11]Edwards AO.Clinical features of the congenital vitreoretinopathies[J].Eye （Lond），2008，22 （10）：1233-1242.

外伤性青光眼

一、病历摘要

（一）基本信息

患者女性，49岁，因"右眼羽毛球击伤后眼压升高2个月（右眼最高眼压59mmHg）"曾至当地医院予以"布林佐胺噻吗洛尔滴眼液、拉坦前列素滴眼液和酒石酸溴莫尼定滴眼液"治疗，现为寻求进一步诊治而至首都医科大学附属北京同仁医院青光眼科就诊。既往体健，无全身疾病史，个人史、家族史无殊。

（二）专科检查

①视力：右眼0.7，左眼1.0（矫正无提高）；②眼压：右眼42mmHg，左眼13mmHg；③裂隙灯检查：双眼角膜清，前房浅，双眼瞳孔欠圆，对光反射（+），晶状体轻度混浊。

（三）辅助检查

房角镜检查：右眼全周房角宽度分级为窄Ⅱ级，鼻上房角可疑后退，色素Ⅱ级；左眼全周房角开放。

超声生物显微镜检查（UBM）：右眼房角开放，睫状体在位，与左眼结果进行对比，右眼房角部分增宽圆钝，鼻侧明显，疑为房角后退（病例24图1）。

眼底立体像检查：右眼屈光间质混浊，隐约可见上方盘沿稍窄，视网膜神经纤维层（RNFL）窥不清，左眼视盘、视神经纤维层未见异常。

眼后节OCT检查：右眼黄斑区颞侧视网膜神经节细胞层与内丛状层萎缩薄变明显，视神经乳头周围RNFL四象限均显著变薄，盘沿明显缩小（病例24图2）。

Humphrey视野计检查：中央24°视野检测程序下右眼下方视野缺损，MD为−11.39dB；中央10°视野检查可见黄斑区颞下视野周边部缺损，MD为−8.38dB（病例24图3）。

眼部光学生物测量：眼轴右眼23.68mm，左眼23.63mm；前房深度右眼3.14mm，左眼2.73mm。

眼部B超：玻璃体混浊，可见内弱点状、条带状回声（病例24图4）。

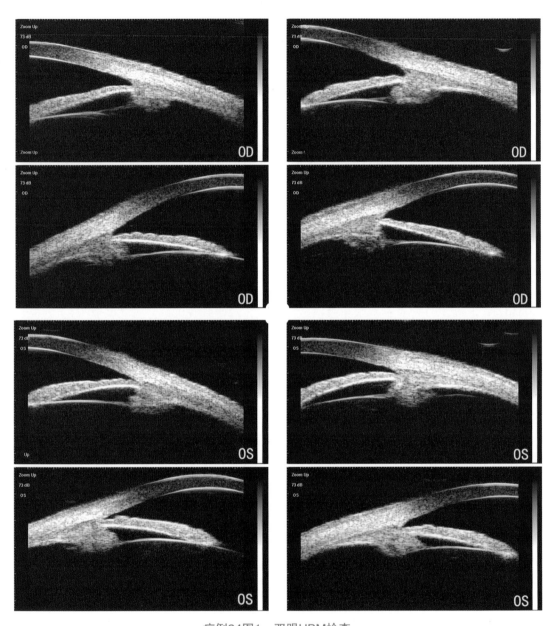

病例24图1　双眼UBM检查

与左眼（右上）相比，右眼部分虹膜根部后移位，房角增宽圆钝，房角开放，睫状体在位，周围玻璃体未见明显异常回声。

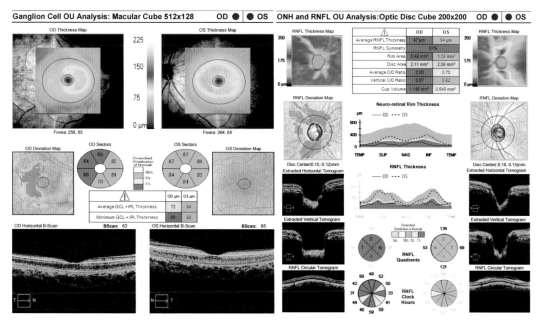

病例24图2　眼后节OCT检查

右眼黄斑区颞侧视网膜神经节细胞层与内丛状层萎缩薄变明显，视神经乳头周围RNFL四象限均显著变薄，盘沿明显缩小。

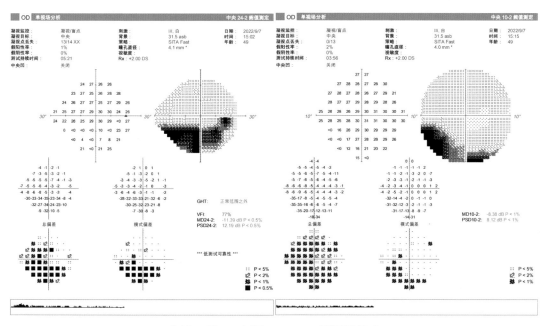

病例24图3　右眼Humphrey视野计检查

中央区24-2视野检测示右眼下方视野缺损，中央区10-2视野检查可见右眼黄斑区鼻下视野周边部缺损。

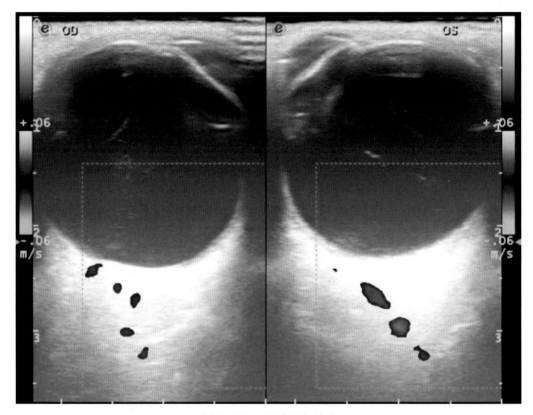

病例24图4   眼部B超检查

（四）诊断

1. 右眼外伤性青光眼（钝挫伤）。

2. 右眼房角后退。

（五）治疗经过

患者初次就诊我科时，右眼在联用"布林佐胺噻吗洛尔滴眼液、拉坦前列素滴眼液和酒石酸溴莫尼定滴眼液"治疗下眼压仍高达42mmHg，故予患者"20%甘露醇静脉滴注，口服乙酰唑胺"降眼压，5天后复诊右眼眼压降至20.3mmHg，继续采用口服乙酰唑胺联合"酒石酸溴莫尼定滴眼液＋布林佐胺噻吗洛尔滴眼液＋拉坦前列素滴眼液"控制眼压，2周后复诊右眼眼压33mmHg，左眼12mmHg，眼后节OCT和视野检查结果显示已出现明显的视神经病变，即于我科行右眼"Ahmed青光眼引流阀植入术"降眼压，术中、术后无严重并发症出现。术后10个月随访见右眼眼压14mmHg（未使用降眼压药物），手术降眼压效果显著且稳定，视力较术前无变化。

二、疾病介绍

眼外伤是世界范围内致盲的重要原因，若继发青光眼会严重威胁患者的视觉功能。

本例患者出现的房角后退是眼钝挫伤后最为常见和特征性的眼前节表现，是一种虹膜睫状体受外力冲击导致组织层间撕裂或从巩膜上离断，致使虹膜睫状体根部向后移位，房角增宽变钝的器质性改变。眼钝挫伤患者中出现房角后退的概率为20%～94%，在发生前房积血的病例群体中尤其高（71%～100%），同时还可伴有与虹膜根部完全和不完全离断、小梁组织损伤、虹膜括约肌撕裂、色素播散或堆积造成滤过障碍及凝积样血块或纤维素状渗出物浮于小梁睫状体带表面等改变[1]。

外伤继发青光眼的原因主要包括Schlemm管相关的单元和集液管相关的单元，以及晶状体相关、玻璃体相关、出血相关、炎症相关、用药相关等多种因素的损伤。钝挫伤后出现以下体征时更易发生青光眼：基线眼压升高、前房积血、小梁网色素增加、>180°房角后退和晶状体脱位。其中，最具破坏性的类型为房角后退性青光眼（ARG），单纯房角后退较少直接引起青光眼，但临床上ARG属于难治性青光眼的一种，小梁网局部变性和色素、血凝块附着破坏滤过，以及房角组织损伤后的瘢痕修复导致房水引流减少被认为是眼压升高的重要因素。

眼球受眼轴方向上外力冲击后，前后径缩小，眼球壁收到来自眼内无法被压缩的液态内容物的冲击在垂直眼轴方向上向外膨胀，同时虹膜睫状体因括约肌痉挛而收缩，进而发生内部肌纤维组织的撕裂甚至直接从眼球壁上撕脱，同时房水因眼球壁受挤压后产生强力的水流流向前房唯一外流通道房角，进而对周围组织造成破坏[2]。通过房角镜检查，需要时配合眼前节UBM影像学结果，可根据虹膜睫状体裂隙程度，将房角后退分为三型：Ⅰ型睫状体分离型，以睫状肌根部完全脱离于巩膜突为特征，最为严重；Ⅱ型睫状体不完全分离型，以睫状体纵形肌和环状肌分离为特征，睫状体仍附着于巩膜突，睫状体表面撕裂，房角镜下可见睫状体表面裂隙；Ⅲ型外伤性虹膜层间分离型（虹膜基质和色素上层分离），房角镜下可见单纯睫状体带增宽，无明显裂沟，是临床上最为常见类型[3]。

Ⅰ型房角后退中，房水经由睫状体和巩膜脱离后产生的间隙流入脉络膜上腔，同时睫状体因受损产生炎症反应导致房水生成能力下降两个原因常出现低眼压，可能因长期低眼压造成小梁网虹膜粘连继发出现青光眼；Ⅱ型和Ⅲ型眼压多正常，继发性高眼压往往是由于血细胞或色素阻塞小梁网所导致[4]。另外房角后退性青光眼在受伤后几个月内或数年后发生，早期高眼压被认为与外伤后小梁网损伤和眼前节组织结构变化阻碍房水经小梁网外流有关，而晚期发病常与纤维组织瘢痕修复过程中导致各种房水引流通道（如小梁网和虹膜表面隐窝）堵塞有关。在诊断过程中，晚期发作患者需要注意与原发性开角型青光眼鉴别，对单眼开角型青光眼患者需着重询问外伤史，并仔细在房角镜下双眼对比检查，避免误诊。

针对眼外伤发生房角后退的患者，一般建议房角后退超过180°的患者需要接受终身随访以监测迟发性青光眼（受伤后6个月以上由于房角后退造成的青光眼）[3]。而对于已经发生继发性青光眼的患者一般首先考虑药物治疗，一般眼压都可以得到有效控制，而对于出现药物难以控制的顽固性高眼压的部分患者，则需要考虑根据患者具体情况采取合理的手术治疗。

三、病例点评

眼外伤患者出现眼压升高后部分患者可以自行恢复，对于眼压持续升高者主要以前房冲洗，清除前房可能堵塞房水外流通道的积血或血凝块等并配合药物治疗为主，因这类患者往往眼部损伤病变情况较复杂，应避免过早开展手术治疗，以免因手术加重患者病情。

本例患者通过房角镜和UBM影像学检查未见明显虹膜睫状体撕裂或脱离，基本可以确定为Ⅲ型房角后退，初次就诊时右眼在联用"布林佐胺噻吗洛尔滴眼液、拉坦前列素滴眼液和酒石酸溴莫尼定滴眼液"治疗下眼压仍高达42mmHg，予"20%甘露醇静脉滴注，口服乙酰唑胺"后短暂降至20.3mmHg，在更改为口服乙酰唑胺联合"酒石酸溴莫尼定滴眼液＋布林佐胺噻吗洛尔滴眼液＋拉坦前列素滴眼液"三联用药方案后眼压回升且持续高于30mmHg，同时检查发现患者右眼已出现显著的视网膜视神经病变和视野缺损，尤其中央黄斑区边缘也出现明显视野缺损，视力下降明显，因此我们立刻调整为手术方式治疗该例眼钝挫伤导致的房角后退性青光眼。

房角后退是手术失败的危险因素之一，因为患者眼内由于外伤而处于更复杂且不稳定的生理状态。一项研究显示对比房角后退和原发性开角型青光眼患者小梁切除术的成功率分别为43%和74%[4]。传统治疗方法一般通过滤过性手术如小梁切除术治疗，因结膜成纤维细胞增生能力强，易形成滤过泡瘢痕，远期疗效不理想，而小梁变性、增生玻璃膜等因素也会增加再次手术失败率。Molteno前房引流物的出现为这些难治性青光眼提供了更理想的手术治疗手段，但对于房角后退青光眼患者，有研究证实联合抗代谢药物的小梁切除术的成功率大于Molteno引流阀植入，但是同时滤过泡相关感染发生率更高[5]。Ahmed引流阀是一种单向压力阀门，对Molteno这类非限制性青光眼引流植入物早期因引流过度而造成低眼压、浅前房等并发症的问题加以改进。引流阀植入术常因植入部位周围筋膜的增殖包裹而失败，于是我们对Ahmed植入术进一步改良，充分利用后部宽阔的巩膜上间隙，减少筋膜干扰，降低因筋膜增生包覆滤过泡的概率；对于眼外伤患者这类炎症反应较强烈的患者，围术期积极抗炎可避免炎症因子聚集在盘周影响滤过功能；术后结合按摩利用引流房水浸泡周围筋膜组织，尽可能形成范围相对较大的永久功能性过滤区域，长久稳定的控制眼压。该患者术后不再使用降眼压药物，10个月后随访右眼眼压稳定降低至14mmHg，视力无下降，显示我们手术治疗的初步成功。后续还需对其继续随访，监测患者眼压和视神经病变进展情况，评估手术长期疗效。

四、延伸阅读

视神经不可逆性病变是包括青光眼在内多种眼部疾病致盲的直接原因。眼外伤、各种类型青光眼或其他眼病常会导致眼底视神经，尤其是视神经节细胞的严重损伤萎缩，轴突病变退化常导致神经元细胞死亡，采取各种药物、手术治疗只能延缓视觉恶化进展，但无法挽救已经出现的视野缺损。2020年两项研究[6, 7]分别利用CRISPR/CasRx系统和shRNA或反义寡核苷酸（ASO）特异性下调了成年小鼠的穆勒胶质细胞中Ptbp1基因的表达，从而诱导胶质细胞转分化成神经元，其中前者成功诱导出了具有正常功能的视神经节细胞，但之后立刻被多项其他研究验证否定了Ptbp1对胶质细胞的诱导分化作用。外伤是导致出现神经轴突受损的重要原因，发生顿挫性外伤时，视神经是最易受损伤的周围神经元，现多利用外伤模型模拟视神经损伤，探究潜在神经损伤机制和保护机制。SARM1是一种重要的轴突蛋白，具有内源性的NAD酶活性，在分子级联下被激活，水解具有神经保护作用的NAD^+，导致视神经轴突的持续性损害。一项研究建立外伤性视神经损伤和硅油诱导青光眼小鼠模型，采取CRISPR系统或ASO特异性下调眼部SARM1，发现对于青光眼模型鼠的神经保护作用显著，且对轴突的保护作用大于对胞体的保护作用[8]。

神经再生与保护一直是整个医学领域内的热点和难点，关于视神经再生的各种可能内源、外源、表观调控信号通路，神经营养因子、胶质瘢痕、轴突生长导向分子的作用、干细胞等都在进行大量的研究，但想找到神经性病变治疗真正的靶点极为困难，仍需要科研工作者以及临床工作者的努力探索。

（病例提供者：孙珑彦　余晓伟　首都医科大学附属北京同仁医院）

（点评专家：范志刚　首都医科大学附属北京同仁医院）

参考文献

[1]Razeghinejad R，Lin MM，Lee D，et al.Pathophysiology and management of glaucoma and ocular hypertension related to trauma[J].Surv Ophthalmol，2020，65（5）：530-547.

[2]Pujari A，Selvan H，Behera AK，et al.The probable mechanism of traumatic angle recession and cyclodialysis[J].J Glaucoma，2020，29（1）：67-70.

[3]Mooney D.Angle recession and secondary glaucoma[J].Br J Ophthalmol，1973，57（8）：608-612.

[4]Mermoud A，Salmon JF，Straker C，et al.Post-traumatic angle recession glaucoma：a risk factor for bleb failure after trabeculectomy[J].Br J Ophthalmol，1993，77（10）：631-634.

[5]Mermoud A，Salmon JF，Barron A，et al.Surgical management of post-traumatic angle recession glaucoma[J].Ophthalmology，1993，100（5）：634-642.

[6]Zhou H，Su J，Hu X，et al.Glia-to-Neuron conversion by CRISPR-CasRx alleviates symptoms of neurological disease in Mice[J].Cell，2020，181（3）：590-603.e16.

[7]Qian H，Kang X，Hu J，et al.Reversing a model of Parkinson's disease with in situ converted nigral neurons[J].Nature，2020，582：550-556.

[8]Liu P，Chen W，Jiang H，et al.Differential effects of SARM1 inhibition in traumatic glaucoma and EAE optic neuropathies[J].Molecular Therapy-Nucleic Acids，2023，32：13-27.

青光眼鉴别诊断——高眼压症（OHT）

一、病历摘要

（一）基本信息

患者男性，30岁，体检发现双眼眼压升高半个月余，右眼最高眼压22mmHg，左眼最高眼压30mmHg。诊断为"双眼高眼压症"，建议暂予观察，并建议6个月后随访。既往双眼近视，约-6D。否认全身疾病及家族史。

（二）专科检查

①视力：双眼视力均为0.1，最佳矫正视力1.0；②眼压：右眼25mmHg，左眼29mmHg（未用药）；③裂隙灯检查：双眼结膜无充血，角膜透明，KP（-），中央前房深，周边前房深度约1/2CT，Tyn（-），虹膜纹理清，瞳孔圆，直径3mm，光反射（+），晶状体清。

（三）辅助检查

眼底立体像检查：双眼视盘界清色可，右眼杯盘比（C/D）约0.3，左眼杯盘比（C/D）约0.3，血管走形可，黄斑区反光可见，后极部视网膜平伏在位（病例25图1）。

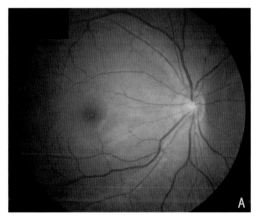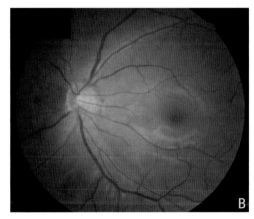

病例25图1　双眼眼底立体像检查
A. 右眼；B. 左眼

前房角镜检查：双眼全周房角宽、开放。

中央角膜厚度：右眼591μm，左眼591μm，角膜厚度与眼压偏差矫正后右眼及左眼眼压分别为22.5mmHg和26.1mmHg。

　　眼后节OCT检查：双眼黄斑区未见明显异常（病例25图2A），双眼视盘周围视网膜神经纤维层未见明显青光眼性损害（病例25图2B）。

　　视野（VF）检查：24-2模式（病例25图3A、病例25图3B）及10-2模式（病例25图3C、病例25图3D）模式均未见视野缺损。

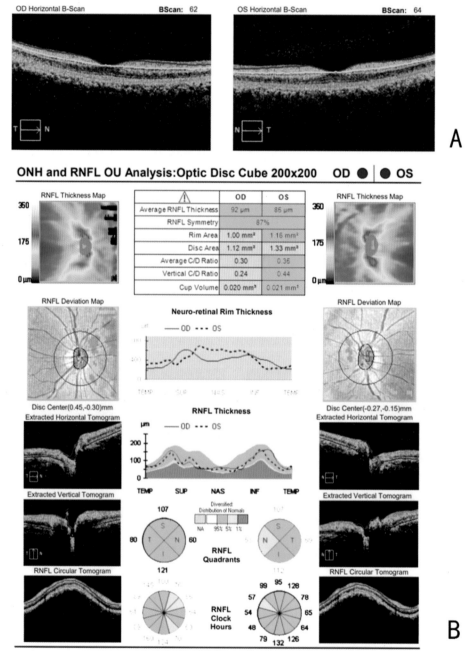

病例25图2　眼后节OCT检查

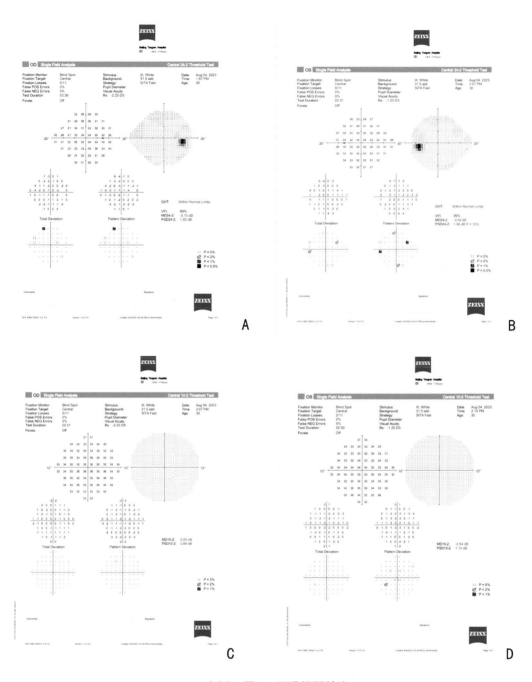

病例25图3　双眼视野检查

A、B：右眼及左眼视野24-2模式检查；C、D：右眼及左眼视野10-2模式检查

（三）诊断

1. 双眼高眼压症。

2. 双眼高度近视。

（四）治疗经过

对于本例患者，我们建议暂予观察，并建议4~6个月后随访，并复查视野及视盘变化情况。

二、疾病介绍

高眼压症（ocular hypertension，OHT）指的是眼压高于正常范围（21mmHg，1mmHg=0.133kPa），但未见青光眼性视神经损伤或视野损害的一种疾病[1]。早在1962年，Drance首先提出"高眼压症"这一概念[2]，并在1966年Perkins等进行完善[3]。目前学术界最为认可的定义来自指南制定委员会（guideline development group，GDG）指南[4]：①前房角镜下检查房角开放；②在未治疗情况下眼压高于21mmHg；③未出现典型的青光眼视盘改变，如青光眼视杯扩大、盘沿变窄等；④未出现可检测到的视神经纤维层缺损；⑤未出现视野缺损；⑥可合并色素播散或假性剥脱物；⑦除外继发性高眼压，如眼外伤、葡萄膜炎等。

在初诊时需详细询问病史，进行全面的检查，并注意与早期青光眼或继发性青光眼相鉴别。在询问病史时，应关注[5]：①既往眼病史（如眼痛、头痛、眼红等）；②既往眼部手术史（如屈光手术史）；③既往眼部及头部外伤史（如眼球顿挫伤等）；④用药史（如激素等）；⑤家族史。检查方面应着重完成以下检查[5-7]，①视力；②眼压：最好应用压平式眼压计进行测量，必要时行24小时眼压监测；③眼前节及眼底检查：可应用裂隙灯检查及光学相干层析成像检查；④房角镜检查；⑤基线眼底立体照片：以便随访时进行比较观察，着重观察并记录盘沿、杯盘比、视网膜神经纤维层的情况；⑥中央角膜厚度；⑦视野检查。

该病的诊断不难，但治疗方式的选择值得临床医生深思。美国高眼压症治疗研究（ocular hypertension treatment study，OHTS）和欧洲青光眼预防研究（European glaucoma prevention study，EGPS）总结出了5种基础性相关危险因素，即年龄、角膜厚度、眼压、模式标准差、垂直杯盘比值（C/D）[8]。通常认为，对于大多数无危险因素的OHT患者，需要定期随访观察，无需特殊治疗。而对于存在危险因素的患者，如较高眼压、高龄、近视、角膜薄和深肤色人种，则可能需要抗青光眼治疗[9]。通过大量的随机对照试验，2009年英国National Collaborating Center for Acute Care总结出版了高眼压症的诊疗流程图（病例25图4）[4]。

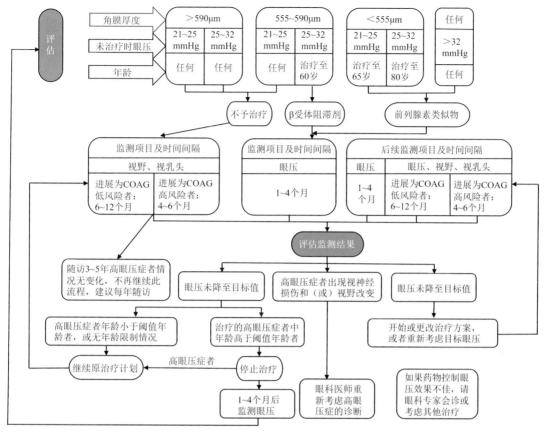

病例25图4　高眼压症的诊疗流程图

COAG：慢性开角型青光眼

三、病例点评

本患者既往发现双眼眼压升高半个月，未见视野缺损及视网膜神经纤维层缺损等青光眼性视神经损伤，故可诊断为高眼压症。因其角膜厚度大于590μm，双眼眼压均小于32mmHg，故不予以任何降眼压药物治疗。但由于其存在高度近视的危险因素，故建议其4～6个月后随访，并复查视野及视乳头变化情况，即行眼底立体像、OCT及视野检查。

四、延伸阅读

既往研究报道，人群中高眼压症的患病率为1.37%～5.40%，其中40岁以上人群中该病的患病率高达3%～10%[4, 10, 11]，这一数值甚至高于原发性开角型青光眼（primary open angle glaucoma，POAG）的患病率为1.0%～4.2%[12]。此外，有研究表明，眼压每升高1mmHg，青光眼发生的风险将增加12%[13]，而未治疗的高眼压症亦可进展为POAG，该比例为每年0.5%～2.0%[14, 15]。综上所述，由于青光眼性视神经损伤具有高致盲性和损伤不可逆性，因此临床一线医生必须对高眼压症者给予充分的重视[16]。

（病例提供者：张　烁　首都医科大学附属北京同仁医院）

（点评专家：范志刚　首都医科大学附属北京同仁医院）

参考文献

[1]杨培增，范先群. 眼科学[M]. 北京：人民卫生出版社，2018.

[2]Drance，SM.Some studies of the relationships of haemodynamics and ocular pressure in open-angle glaucoma[J].Trans Ophthalmol Soc U K（1962），1969，88：633-640.

[3]Perkins ES.Recent advances in the treatment of glaucoma[J].Trans Ophthalmol Soc U K（1962），1966，86：199-210.

[4]NCCFACare.Glaucoma：diagnosis and management of chronic open angle glaucoma and ocular hypertension[J].London：National Collaborating Center for Acute Care at The Royal College of Surgeons of England，2009，3.

[5]中华医学会眼科学分会青光眼学组.《中国青光眼临床工作指南》（2005）公布[J]. 中华眼科杂志，2005，41（12）：1140-1143.

[6]中华医学会眼科学分会青光眼学组. 中国青光眼指南（2020年）[J]. 中华眼科杂志，2020，56（08）：573-586.

[7]中华医学会眼科学分会青光眼学组. 中国原发性闭角型青光眼诊治方案专家共识（2019年）[J]. 中华眼科杂志，2019，55（5）：325-328.

[8]Ocular Hypertension Treatment Study Group，European Glaucoma Prevention Study Group，et al.Validated prediction model for the development of primary open-angle glaucoma in individuals with ocular hypertension[J].Ophthalmology，2007，114（1）：10-19.

[9]Hoffmann EM，Lamparter J.Differentiation of ocular hypertension[J].Ophthalmologe，2016，113（8）：715-728.

[10]方敏，余敏斌. 高眼压认识新进展[J]. 国外医学（眼科学分册），2004，28（5）：312-316.

[11]Varma R，Mei Ying-Lai，Francis BA，et al.Prevalence of open-angle glaucoma and ocular hypertension in Latinos：the Los Angeles Latino Eye Study[J].Ophthalmology，2004，111（8）：1439-1448.

[12]Tham YC，Li X，Wong TY，et al.Global prevalence of glaucoma and projections of glaucoma burden through 2040：a systematic review and meta-analysis[J].Ophthalmology，2014，121（11）：2081-2090.

[13]Nemesure B，Leske MC，Wu SY，et al.Incident open-angle glaucoma and intraocular pressure[J].Ophthalmology，2007，114（10）：1810-1815.

[14]Gordon MO.The ocular hypertension treatment study：baseline factors that predict the onset of primary open-angle glaucoma[J].Arch Ophthalmol，2002，120（6）：714-20；discussion 829-

830.

[15]Kass MA，Heuer DK，Higginbotham EJ，et al.The ocular hypertension treatment study：a randomized trial determines that topical ocular hypotensive medication delays or prevents the onset of primary open-angle glaucoma[J].Arch Ophthalmol，2002，120（6）：701-713；discussion 829-830.

[16]孙芸芸，陈伟伟，王宁利.高眼压症的诊断与治疗[M].中华眼科杂志，2016，52（7）：542-546.

青光眼鉴别诊断——高度近视

一、病历摘要

（一）基本信息

患者女性，24岁，4个月前因"眼痛、眼胀、头痛"于外院就诊，24小时眼压检查显示右眼眼压最高31mmHg，左眼眼压最高28mmHg，诊断为双眼"青光眼"，并予双眼降眼压滴眼液治疗。现为进一步明确诊断于我院青光眼科就诊。既往否认外伤史，无全身疾病病史，有高度近视病史（双眼-6D），3个月前曾因右眼周边视网膜变性行右眼视网膜激光凝固术。其余个人史、家族史无特殊。

（二）专科检查

①视力：双眼均为0.04，最佳矫正视力0.9；②眼压：右眼21mmHg，左眼18mmHg（双眼使用盐酸卡替洛尔滴眼液和拉坦前列素滴眼液）；③裂隙灯检查：双眼结膜无充血，角膜透明，KP（-），前房深，Tyn（-），虹膜纹理清晰，瞳孔圆，直径3mm，光反射（+），晶状体透明。

（三）辅助检查

眼底立体像检查：双眼眼底视盘边界清、垂直杯盘比正常（双眼0.3），双眼视盘斜入，视盘盘周萎缩弧（病例26图1）。

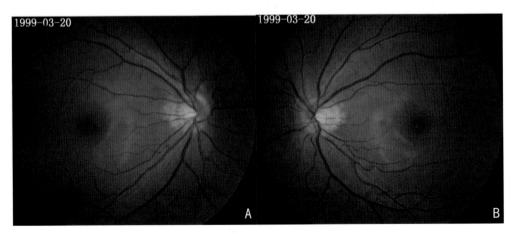

病例26图1　双眼眼底立体像检查
A. 右眼；B. 左眼

眼后节OCT检查：右眼视盘上、下方RNFL层变薄，左眼以视盘下方RNFL层薄变为主（病例26图2）；右眼下方黄斑区GCL＋IPL变薄，左眼全周黄斑区GCL＋IPL变薄（病例26图3）。

双眼Humphrey 24-2视野检查：示双眼未见明显异常（病例26图4）。

角膜厚度与眼压偏差矫正检查：示双眼角膜偏厚（右眼642μm，左眼654μm）；角膜硬度参数（SP-A1）：右眼148，左眼139；调整前眼压（NCT）：右眼25mmHg，左眼22.5mmHg；角膜生物力学校正后眼压（bIOP）：右眼21.2mmHg，左眼18.9mmHg。

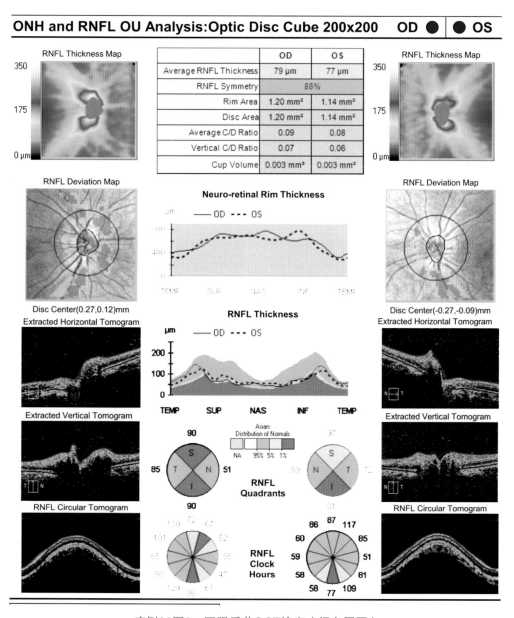

病例26图2　双眼后节OCT检查（视盘周围）

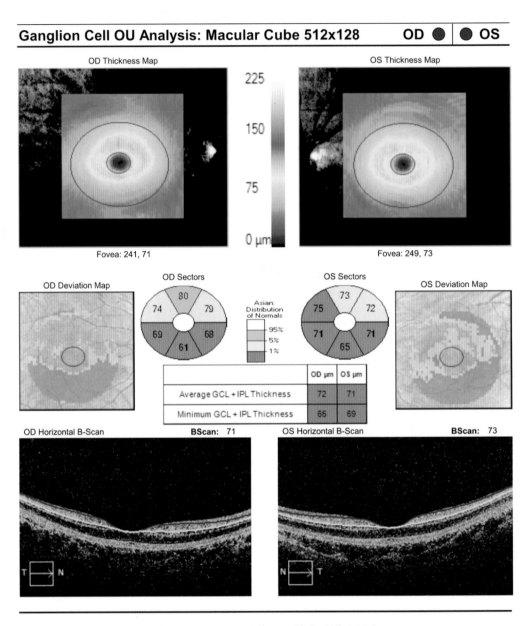

病例26图3　双眼后节OCT检查（黄斑区）

（四）诊断

1. 双眼高眼压症。

2. 双眼高度近视。

3. 右眼视网膜激光凝固术后。

（五）治疗经过

对于本例患者，我们建议暂停使用降眼压药物，予以观察，并建议3个月后随访，并复查视野及视乳头变化情况。

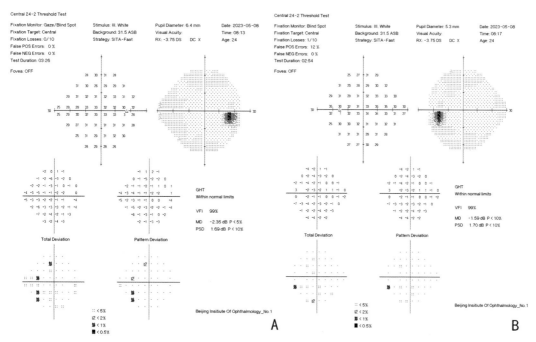

病例26图4　双眼Humphrey 24-2视野检查

A. 右眼；B. 左眼

二、疾病介绍

高度近视（high myopia，HM）指等效球镜≤-6.0D或眼轴＞26.5mm，常导致进行性、退行性眼底改变及视神经损伤，可伴多种眼底并发症，如青光眼、黄斑变性、视网膜脱离、后巩膜葡萄肿等。流行病学调查显示[1]，目前全球约有1.63亿人患有高度近视（占总人口的2.7%），至2050年预计高度近视人数将达9.38亿（占总人口的9.8%）。高度近视为我国最常见的眼病之一，患病率达6.98%，我国青少年的高度近视患病率高达6.69%～38.4%[2]，呈年轻化趋势。

青光眼是全球范围内最常见的一种不可逆致盲性眼病，原发性开角型青光眼（primary open-angle glaucoma，POAG）是最常见的青光眼类型，最典型的表现为视盘的凹陷性萎缩、视野的特征性缺损缩小、视网膜神经节细胞的进行性丢失。多项研究表明HM是POAG的独立危险因素，眼轴增长使POAG的患病风险增加，项勇刚等[3]表明国人HM人群较正常人患POAG的风险增加7.15倍。POAG的诊断常涉及特征性青光眼性视盘改变，即大的杯盘比、盘沿切迹等。而高度近视对视神经的外观有不同程度的影响，如视盘倾斜、扭转，颞侧视盘周围新月状萎缩弧，脉络膜萎缩和后巩膜葡萄肿等，以上异常结构使青光眼视盘改变难以准确检测。高度近视和POAG存在强相关性，可同时存在，而高度近视患者的眼底结构本身存在异常，因此要在没有典型的青光眼性视神经损伤的患者中，鉴别POAG和高度近视性视神经改变变得尤为困难。HM伴有的眼底病变可掩盖早期POAG，同时也易将HM造成的视神经损害误诊为POAG。

高度近视患者除了颞侧RNFL增厚外，其他象限均变薄，而HM如合并POAG则除颞侧象限外，各象限均变薄。这可能是由于近视度数的加深，视盘颞侧出现倾斜转位，导致颞侧的神经纤维出现重叠增厚。高度近视患者的黄斑神经节细胞复合体（ganglion cell complex，GCC）和RNFL平均厚度均变薄，但黄斑测量对青光眼检测的准确性更高，因为高度近视的视盘周围萎缩影响了结构和功能缺陷之间的关系，而黄斑区受视盘变异的影响较小，监测GC-IPL可用于检测伴有高度近视的青光眼患者的疾病进展。

三、病例点评

该高度近视患者因"眼痛、眼胀、头痛"首次就诊于当地医院，24小时眼压检查显示双眼眼压高，后节OCT显示双眼视盘RNFL、黄斑区GCL＋IPL变薄，综合以上信息极易误诊为早期POAG。然而，值得注意的是后节OCT、视野等检查设备的数据库均来自于正常人群，高度近视人群本身存在视网膜RNFL薄变及视觉灵敏度的下降，因此我们不能直接根据检查结果判定其是否存在青光眼性视神经病变。

由于HM眼底改变与早期POAG眼底改变容易混淆，因此对于高度近视患者需完善OCT、视野、角膜生物力学检测、眼轴测量等，需注意鉴别高度近视本身可对眼底视盘、视神经造成的损害，高度近视可导致RNFL变薄、视野不典型损害，但单纯高度近视者多表现为颞上方视野损害和生理盲点的扩大，而伴有POAG的患者，中心视野更容易受损，多表现为偏下方的中心暗点。此外，还需结合眼底检查综合分析，排除高度近视病理改变的干扰。综上，在鉴别高度近视患者是否合并POAG时，应当综合多项青光眼检查进行全面评估，且遇到难以判断的可疑病例时，不可通过单次检查结果下定论，需定期随访眼压、眼底OCT和视野的改变，动态观察、细心鉴别，以免误诊漏诊。

本例患者虽然眼压较高，但其双眼角膜较厚，实际眼压明显低于测量值。眼后节OCT显示患者双眼视盘RNFL层、黄斑区GCL＋IPL层均存在部分象限薄变，但是仔细观察可以发现视盘RNFL层、黄斑区GCL＋IPL层厚度分布相对对称，前置镜检查时也未发现其有青光眼性视盘改变，视野检查也未见明显暗点。因此，综合多项检查结果来看，该患者暂未出现青光眼性视神经改变，考虑为高眼压症患者，暂不予以降眼压药物治疗。由于高眼压症和HM均为POAG的危险因素，我们建议该患者长期随访复查，密切关注眼压、视神经结构功能变化，如若进展为POAG，应当及时予以干预。

四、延伸阅读

目前已有多项研究探索POAG和HM之间的关联及相关机制，但目前尚无明确结论。HM的眼轴增长伴随巩膜结构的改变，与青光眼患者的巩膜结构改变相似。根据目前研究，POAG和HM的关系可总结如下：由于高度近视导致巩膜变薄支撑力差，高度近视患者所能承受的眼压较实际值低；眼压的升高可使眼轴延长、巩膜变薄，巩膜变薄进一步降低筛板耐受性、增加青光眼风险，因此高度近视和青光眼的进展可互相影响。近年来随着基因学、分子学的研究进展，主要有用"升压基因学说"和"胶原基因学说"两个学说来阐述POAG和HM的关系。

升压基因学：HM患者与POAG患者相类似，对糖皮质激素呈高眼压反应，目前认为其主要机制是：小梁网细胞可能含有对糖皮质激素高反应性受体，因此糖皮质激素对小梁细胞有破坏作用。小梁网皮质激素诱导反应蛋白（trabecularmesh-work induced glucocorticoid response protein，TICR）基因与正常人相比，TIGR在POAG患者小梁网广泛表达。基因的缺陷和环境的变化都可影响TIGR基因的启动子，改变TICR 蛋白或TICR糖蛋白的表达，阻塞小梁网从而导致眼压升高[4]。研究发现，TIGR基因在青光眼人群中的发现率高达3.9%，而普通人群仅为0.3%，相关研究推测可能此类青光眼相关基因也会更频繁地出现在HM人群中。

胶原基因学说：研究发现在POAG和HM的小梁组织和巩膜结构中均存在胶原的病变。基质金属蛋白酶（matrix metalloproteinase，MMP）为一类蛋白水解酶，可广泛降解细胞外基质及基底膜，而基质金属蛋白酶抑制剂（tissue nhibitor of metalloproteinase，TIMP）是MMP的特异性抑制因子，通过阻止MMP酶原活化以特异性的抑制相应MMP的活性，TIMPS/MMPs比例失衡时，将出现由于细胞外基质代谢异常所导致的疾病。研究发现POAG患者小梁组织表达MMP-2降低，且随着青光眼的加重MMP-2进一步下降；Schlotzer等也检测到POAG房水中MMPs含量也降低，MMP-2含量降低显著，其抑制因子TIMP-2含量升高，因此TIMPS/MMPs比例失衡可能是POAG的发病机制[5, 6]。巩膜细胞外基质同样也与近视的发生发展密切相关，在动物近视模型中也同样发现了巩膜成纤维细胞内的TIMP-2/MMP-2比例失衡，且有研究发现HM患者房水中MMP-2、TIMP-1、TIMP-2TIMP-3的含量与眼轴长成正比[7]。因此学者认为TIMPs及MMPs尤其是TIMP-2/MMP-2，可能是发掘HM与POAG之间关系需进一步深入探索的因子。此外，HM和POAG还存在其它胶原相关分子的类似相关改变，如细胞黏附分子选择素中的E选择素（E-Sel），可控制肌动蛋白微丝骨架，使细胞的黏附性降低、细胞的丢失量增加，破坏内皮细胞的完整性，影响小梁网的结构和功能，从而使房水外流受阻，加重POAG[8]。E-sel与多种免疫性疾病密切相关，而自身免疫性反应在HM的发病中起到一定作用，从而导致巩膜胶原代谢紊乱，表现出病理性近视眼的巩膜异常。因此目前认为，E-Sel可能经自分泌影响小梁网功能加重POAG，同时也可通过胶原自身免疫反应影响HM的发生发展。

（病例提供者：张　妙　余晓伟　首都医科大学附属北京同仁医院）

（点评专家：范志刚　首都医科大学附属北京同仁医院）

参考文献

[1]Holden BA，Fricke TR，Wilson DA，et al.Global prevalence of myopia and high myopia and temporal trends from 2000 through 2050[J].Ophthalmology，2016，123（5）：1036-1042.

[2]Tedja MS，Haarman AEG，Meester-Smoor MA，et al.IMIMyopia genetics report[J].Invest Ophthalmol Vis Sci，2019，60（3）：M89-M105.

[3]项勇刚，夏凌云，张勇等.中国人近视与原发性开角型青光眼相关性的Meta分析[J].临床眼科杂志，2014（3）：259-262.

[4]Tang WC，Yip SP，Lo KK，et al.Linkage and association ofmyocilin（MYOC）polymorphisms with high myopia in a Chi-nese population[J].Molecular Vision，2007，13（57-61）：534-544.

[5]Rönkkö S，Rekonen P，Kaarniranta K，et al.Matrix metalloproteinases and their inhibitors in the chamber angle of normal eyes and patients with primary open-angle glaucoma and exfoliation glaucoma[J].Graefes Arch Clin Exp Ophthalmol，2007，245（5）：697-704.

[6]Wong TT，Sethi C，Daniels JT，et al.Matrix metalloproteinases in disease and repair processes in the anterior segment[J].Surv Ophthalmol，2002，47（3）：239-256.

[7]Jia Y，Hu DN，Zhu D，et al.MMP-2，MMP-3，TIMP-1，TIMP-2，and TIMP-3 protein levels in human aqueous humor：relationship with axial length[J].Invest Ophthalmol Vis Sci，2014，55（6）：3922-3928.

[8]Wang N，Chintala SK，Fini ME，et al.Activation of a tissue-specific stress response in the aqueous outflow pathway of the eye defines the glaucoma disease phenotype[J].Nat Med，2001，7（3）：304-309.

青光眼鉴别诊断——视盘玻璃膜疣

一、病历摘要

（一）基本信息

患者女性，36岁，1个月前自觉左眼视力下降伴有眼前遮挡，无伴眼痛、头痛，至当地医院就诊，查双眼最高眼压30mmHg，双眼视盘水肿，诊断为"双眼青光眼，双眼视神经疾病"，予双眼拉坦前列素滴眼液治疗，为求进一步明确诊断及治疗，遂来我院就诊。其余无特殊。

（二）专科检查

①视力：右眼1.0，矫正无提高；左眼0.8，矫正无提高；②眼压：右眼19.4mmHg，左眼17.1mmHg（双眼使用拉坦前列素滴眼液）；③裂隙灯检查：双眼结膜无充血，角膜透明，KP（－），前房深，Tyn（－），虹膜纹理清晰，瞳孔圆，直径3mm，光反射（＋），晶状体透明。

（三）辅助检查

眼底立体像检查：可见双眼视盘区结节样隆起，边界不清，杯凹消失（病例27图1）。

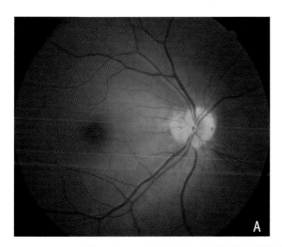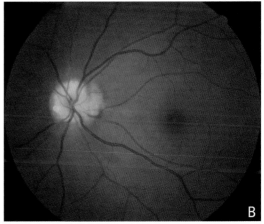

病例27图1　双眼眼底立体像检查见视盘区结节样隆起，边界不清，杯凹消失

A. 右眼；B. 左眼

眼后节OCT检查：右眼视盘上方RNFL层薄变，左眼视盘以颞下方RNFL层薄变为主；右眼颞侧黄斑区GCL＋IPL薄变，左眼全周黄斑区GCL＋IPL薄变（病例27图2）。

双眼Humphrey视野检查：均可见鼻侧阶梯样视野损害（病例27图3）。

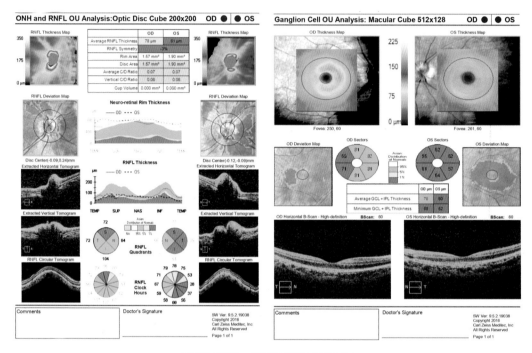

病例27图2 双眼后节OCT检查

右眼视盘上方RNFL层薄变，左眼视盘以颞下方RNFL层薄变为主；右眼颞侧黄斑区GCL＋IPL薄变，左眼全周黄斑区GCL＋IPL薄变。

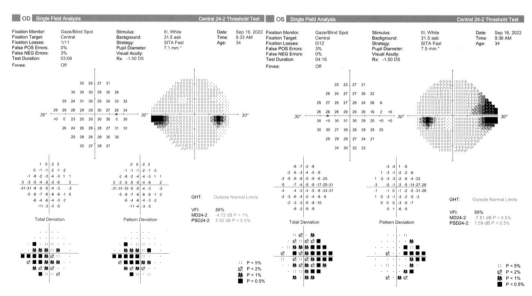

病例27图3 双眼humphrey视野检查见鼻侧阶梯样视野缺损

进一步行双眼SS-OCT检查可见视盘区低回声物质遮挡下方结构（病例27图4）。双眼B超可见视盘区高反光（病例27图5）。

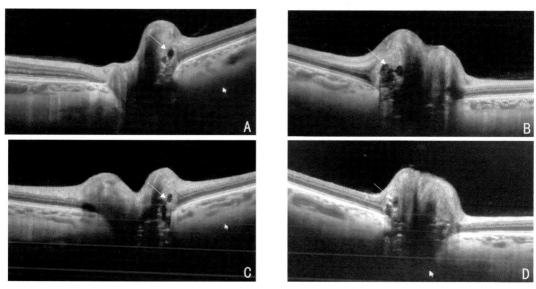

病例27图4　SS-OCT检查

双眼视盘区隆起（A、B为右眼，C、D为左眼），其中低回声物质（白色箭头所示）遮挡下方组织，生理性杯凹消失。

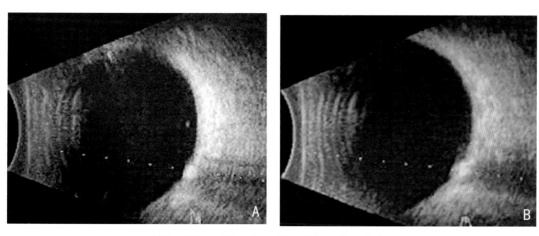

病例27图5　眼部B超可见双眼视盘高回声光团

A. 右眼；B. 左眼

（四）诊断

双眼视盘玻璃膜疣。

（五）治疗经过

给予患者拉坦前列素滴眼液滴双眼，每晚1次，3个月后随诊。

二、疾病介绍

视盘玻璃膜疣是一种罕见的疾病，主要表现为视神经盘内无细胞物质的沉积。这些物质会在视神经盘内形成颗粒状结构，称为玻璃膜疣。视盘玻璃膜疣通常是双侧性的，但也有单侧发生的情况。由于该疾病通常是无症状的，很难对其准确的发病率进行评估，其流行病学资料也相对有限。在一些研究中，发现视盘玻璃膜疣的患病率为0.3%～2.4%。该疾病可能发生在任何年龄，但以40岁以下的年轻人常见。大多数视盘玻璃膜疣患者为散发性病例，没有明显的家族史。然而，也有一些研究表明该疾病可能有遗传背景，与CYP1B1、ABCA1、ABCC5等基因的突变有关。此外，也有家族性视盘玻璃膜疣的报道，这种情况下可能存在明显的遗传倾向。

视盘玻璃膜疣可以根据其位置和数量进行分类。根据位置可分为表浅型和埋藏型，根据数量可分为散在型和聚集型。其确切病因和发病机制尚不完全清楚。目前研究认为，这种疾病可能与遗传因素、代谢异常及视神经盘内血液循环的改变有关。视盘玻璃膜疣形成的具体病理机制暂不清楚，可能是由于视神经盘内的神经胶质细胞发生代谢紊乱，导致蛋白质和脂类物质在其内沉积。

大多数视盘玻璃膜疣患者没有症状，病变通常是在眼底检查中无意间发现的。然而，部分患者可能出现以下症状：视力下降、视野缺损、色觉异常、眼前闪光或视物模糊等。此外，极少数病例也可出现眼底血管炎、视神经炎、视神经萎缩等改变。

辅助检查对于视盘玻璃膜疣的诊断和评估非常重要。常用的辅助检查方法包括眼底摄影、光学相干断层扫描（OCT）、超声和视野检查等。眼底照相可以清晰地显示视盘玻璃膜疣的位置和数量，OCT能够提供更详细的结构信息，超声可以帮助确定疣体的特征，视野检查有助于评估视野缺损的程度。

视盘玻璃膜疣的诊断主要基于临床表现和辅助检查结果。眼底检查时，医生观察到视神经盘上的玻璃膜疣是关键的诊断依据。辅助检查如眼底照相和OCT可以进一步确定诊断。视盘玻璃膜疣的鉴别诊断包括视神经炎、视神经脊髓炎、视神经病变、视网膜血管疾病等。这些疾病通常需要通过临床表现、眼底检查和辅助检查来加以区分。

视盘玻璃膜疣目前没有特效治疗方法。治疗的主要目标是缓解症状、保护视力和监测疾病的进展。一般建议患者进行定期眼底检查和视力监测。对于有症状的患者，可以考虑使用抗血小板药物、维生素补充、视力康复等方法。该病通常稳定，大多数患者的视力和眼底表现可以保持相对稳定。然而，少数患者可能会有视力下降或视野缺损的进展。

三、病例点评

视盘玻璃膜疣（optic disc drusen，ODD）容易在初诊时误诊为视乳头水肿，部分合并视野缺损的易误诊为视神经炎、视乳头炎或青光眼，11.2%～87%[1]的ODD患者并发视野缺损，缺损类型主要有生理盲点扩大、弓形缺损、环形缺损，通常以鼻下与颞下缺损为主。视盘玻璃膜疣可分为表浅型和埋藏型，只有40%的玻璃膜疣位于视乳头表面，并且可以通过常规检验检查识别为明亮的不规则沉积物，而埋藏的玻璃膜疣可能会导致视乳头抬高，造成假性视乳头水肿。视野缺损可能的原因有[2]：视神经轴突运输的先天异常、视网膜神经纤维的机械压迫导致神经节细胞死亡轴突变性、视网膜中央动脉收缩期流速降低导致视乳头灌注减少。这类患者也可出现视野进展性缺损，但速度较缓慢，视野损失率为每年1.6%[3]。ODD患者普遍存在RNFL层的变薄，与ODD的直径、数量以及位置有着显著的相关性，ODD大部分分布于视盘鼻侧且视盘鼻侧的周围神经纤维层厚度减少也较颞侧更常见，当OCT提示神经纤维层变薄时视野检查也可没有任何异常。

大约20%的ODD患者可出现眼压升高，但目前尚不清楚ODD患者伴有眼压升高的机制，其眼压升高与ODD的类型无明确相关性，而视野缺损往往在同时具有高眼压及ODD的患者中更加严重。在眼压状态相同时，埋藏型ODD的患者发生视野缺损的风险增加[4]。基于视盘的"双重打击"理论：即受损的视盘更容易受到其他可能不会伤害正常视盘的损伤机制的影响，有的观点认为ODD患者眼压降低可改善视网膜神经节细胞功能并延缓视神经病变的进展[5]。目前对于伴有眼压升高且出现RNFL层变薄、视野缺损等表现时是否应用降眼压药物存在争议，需要针对患者病情进展情况而定。该患者已有明显视野缺损且眼压高至30mmHg，我们考虑给予降眼压药物治疗，严密监测其视神经损害及视野缺损的进展。

四、延伸阅读

临床中患者出现视盘病变合并视野缺损时易误诊为青光眼而错误应用降眼压药物甚至耽误病情，以下为与本病例相似的其他视盘异常合并视野缺损的疾病，需与青光眼相鉴别。

1. 先天性视盘倾斜　通过眼底检查及动态观察眼底形态及视野缺损是否进展性变化有助于鉴别。

2. Leber遗传性视神经病变　母系遗传，患者多为青年男性，为mDNA点突变所致。在其病变萎缩阶段的视盘表现出类似青光眼的形态变化，整个视盘出现苍白提示病变为Leber视神经病变。基因检测、OCT可辅助诊断。

3. 视盘缺损　可见视杯扩大且可伴半侧视野缺损，采用眼底立体图像、OCT检查可鉴别诊断。

（病例提供者：梅　凤　首都医科大学附属北京同仁医院）
（点评专家：范志刚　石　砚　首都医科大学附属北京同仁医院）

参考文献

[1]Hamann S，Malmqvist L，Costello F.Optic disc drusen：understanding an old problem from a new perspective[J].Acta Ophthalmologica，2018，96（7）：673-684.

[2]Allegrini D，Pagano L，Ferrara M，et al.Optic disc drusen：a systematic review：up-to-date and future perspective[J].International Ophthalmology，2020，40（8）：2119-2127.

[3]Lee AG，Zimmerman MB.The rate of visual field loss in optic nerve head drusen[J].American journal of ophthalmology，2005，139（6）：1062-1066.

[4]Grippo TM，Shihadeh WA，Schargus M，et al.Optic nerve head drusen and visual field loss in normotensive and hypertensive eyes[J].Journal of glaucoma，2008，17（2）：100-104.

[5]Dorota Pojda-Wilczek，Patrycja Wycisło-Gawron.The effect of a decrease in intraocular pressure on optic nerve function in patients with optic nerve drusen[J].Ophthalmic Research，2019，61（3）：153-158.

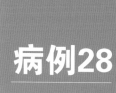

青光眼鉴别诊断——视盘小凹

一、病历摘要

（一）基本信息

患者女性，28岁，1个月前于外院体检发现右眼眼压27mmHg，左眼眼压最高23mmHg，遂来我院行青光眼排查。既往高度近视病史（双眼-6D）。家族中父亲双眼高度近视，其余无特殊。

（二）体格检查

①视力：双眼视力均为0.1，最佳矫正视力1.0；②眼压：右眼21mmHg，左眼21mmHg；③裂隙灯检查：双眼结膜无充血，角膜透明，KP（-），前房深，Tyn（-），虹膜纹理清晰，瞳孔圆，直径3mm，光反射（+），晶状体透明。

（三）辅助检查

双眼眼底立体像检查：可见双眼高度近视眼底改变（病例28图1），双眼视盘斜入，盘周萎缩弧及豹纹状眼底改变；左眼视盘颞侧可见一圆形病灶。

眼后节OCT检查：左眼黄斑下半部分GCL＋IPL层变薄（病例28图2）。

Humphrey视野检查：可见左眼上方中心区暗点（病例28图3）。

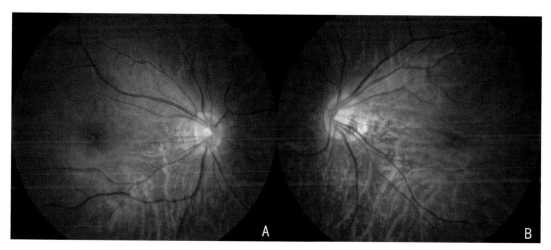

病例28图1　双眼眼底立体像检查

A. 右眼；B. 左眼

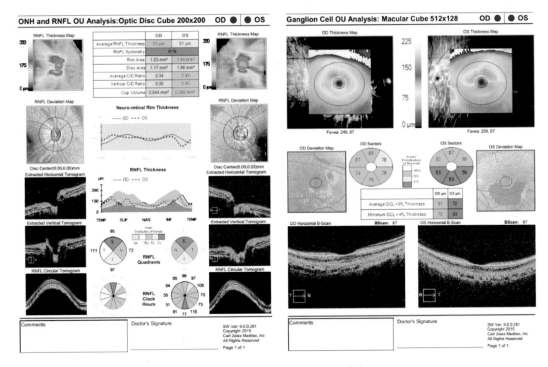

病例28图2　双眼眼后节OCT检查

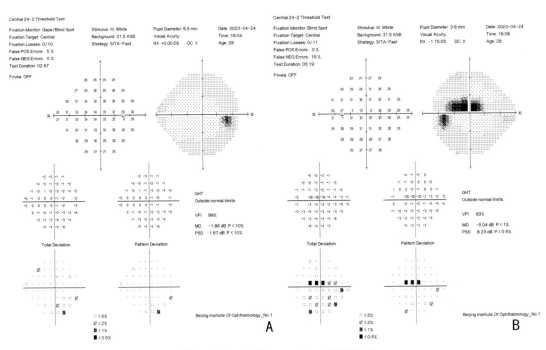

病例28图3　双眼humphrey视野检查

A. 右眼；B. 左眼

左眼扫频OCT（SS-OCT）检查：可见视盘颞侧局部小凹（病例28图4）。

角膜厚度测量仪测量：提示患者双眼角膜偏厚（右眼643μm；左眼629μm）

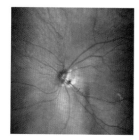
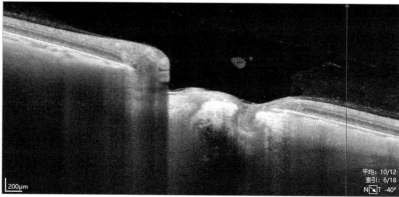

病例28图4　左眼SS-OCT检查可见视盘颞侧局部小凹

（四）诊断

左眼视盘小凹。

（五）治疗经过

目前无需治疗，3～6个月随诊复查视神经结构和功能，判断其视神经是否为进展性再考虑是否需要进一步治疗。

二、疾病介绍

视盘小凹（optic disc pit，ODP）是一种罕见的视盘实质内的先天性不典型缺损，其特征是在视神经盘上出现一种小的凹陷，这种凹陷通常位于视盘的下半部分，并与视盘的中央凹部相连。据相关报道，ODP发病率为0.02%～0.04%，无性别差异，多为单眼发病，15%的患者可能为双眼发病[1]。

多数ODP是散发性的，但也有一些家族性病例的报道，这表明遗传因素可能在一定程度上参与了疾病的发生。然而其确切病因和发病机制目前尚不完全清楚。一种主流的假说认为，ODP是胚胎发育过程中视神经盘形成的异常所致，这可能与视神经管闭合不全或胚胎期间视神经盘内液体聚集有关。而从组织学上分析，ODP是发育不良的视网膜所形成的"疝"，经筛板的缺损部位"疝入"蛛网膜下隙，其内充满胶质和玻璃体黏多糖。

由于胶质组织的存在，ODP眼底可表现为视盘内局部的多种颜色的圆形或椭圆形凹陷，包括灰色（60%）、白色/黄色（30%）或黑色（10%）。ODP最常见位于视盘的颞下方，20%位于中央，10%位于视盘的其他区域。凹陷一般为单发，小凹直径一般为

0.1～0.7PD，偶见多个小凹或合并其他类型视盘缺损，也有报道称其可能与其他眼部畸形或遗传性疾病有关。

ODP通常是无症状的，大多数患者在没有明显视觉问题的情况下被发现，但ODP有时会导致中心视野的缺损。继发性黄斑病变是引起先天性ODP患者视力下降的主要原因，约65%合并黄斑部病变，包括浆液性视网膜脱离、黄斑劈裂、黄斑水肿，其中浆液性视网膜脱离对患者的视力影响最为明显[2]。当合并黄斑部病变时，患者可能出现中心视力减退、视野缺损、视物扭曲等症状。

引起黄斑病变的网膜内和网膜下的积液来源并不明确，大多研究认为其来自于玻璃体或脑脊液[3]。当颅内压低时，玻璃体液或脑脊液被吸入小凹；当颅内压上升时，液体被推回眼内，由于视盘小凹处与神经视网膜劈裂腔可能直接相通，便流入网膜下或网膜内。也有学者认为液体来源于小凹内视网膜血管或邻近的脉络膜血管渗漏，但目前没有足够的证据支持。

三、病例点评

目前尚无研究证据表明视盘小凹会表现为高眼压并发展为青光眼，然而有研究报道在原发性开角型青光眼患者中视盘小凹的发生率高于正常人群，且与高眼压、视盘出血及年龄增大有关[4]，因此视盘小凹合并眼压高的患者仍需长期随访以警惕青光眼的发生。该患者因眼科体检发现眼压高来到我科进行青光眼筛查，由于其小凹位置与视盘位置相近，在眼底像中易混淆为杯盘比增大，然而OCT显示左眼下半黄斑区GCL＋IPL层变薄且视野表现为中心暗点，均与青光眼的典型视神经改变不符。对于该不典型视野缺损再次行SS-OCT详细检查时发现了视盘小凹的存在并确诊。这提醒我们在面对不典型的眼底视神经改变时应详细排查其是否存在其他可导致视神经异常的疾病，以免出现误诊漏诊。

四、延伸阅读

许多视神经病变与青光眼的眼部临床表现相似，若此时眼压不高易误诊为正常眼压性青光眼（normal tension glaucoma，NTG），因此在诊断前，须严格排除以下全身及眼部情况。

1. 视野缺损相关疾病

（1）先天性视神经异常：视盘倾斜、视神经玻璃膜疣等可伴随视野缺损，通过眼底检查及动态观察眼底形态及视野缺损是否进展性变化有助于鉴别。

（2）Leber遗传性视神经病变：母系遗传，患者多为青年男性，为mDNA点突变所致。在其病变萎缩阶段的视盘表现出类似青光眼的形态变化，出现杯盘比增大；而NTG

患者的视杯更深，且视盘常表现为神经视网膜边缘的局部或弥漫性丢失，整个视盘出现苍白提示病变为Leber视神经病变。基因检测、OCT可辅助诊断。

2．视盘异常相关疾病

（1）先天性异常：生理性大视杯、视盘缺损（可见视杯扩大且可伴半侧视野缺损，采用眼底立体像、OCT检查可鉴别诊断）。

（2）缺血性视神经病变：视网膜静脉阻塞、高度近视、前部缺血性视神经病变等，眼底检查、造影等可鉴别；高度近视作为NTG的危险因素之一，眼压波动大，可表现出和NTG相似的杯盘比增大、神经纤维层变薄、视野缺损改变，在难以排除其是否合并NTG时应长期随访其眼底视网膜神经纤维层厚度及视野的变化以免误诊、漏诊。

（4）压迫性视神经病变：颈动脉瘤、垂体瘤、空蝶鞍综合征、颈动脉延长扩张症等，以上可直接压迫视神经或压迫相关血管导致相应的视野及视网膜结构的变化，头颅MRI、血管造影等可辅助鉴别。

（5）营养性及中毒性视神经病变：维生素B_{12}缺乏、乙胺丁醇中毒等。

3．假性低眼压

特殊类型的开角型青光眼，如角膜厚度偏薄或角膜切削手术后的开角型青光眼；糖皮质激素性青光眼患者在停用糖皮质激素后，眼压恢复至正常水平，但残留青光眼性视神经损伤；高眼压性开角型青光眼（high-tension glaucoma，HTG）应用药物后眼压下降，使得眼压"正常"等。

（病例提供者：梅　凤　余晓伟　首都医科大学附属北京同仁医院）

（点评专家：范志刚　石　砚　首都医科大学附属北京同仁医院）

参考文献

[1]Jonathan H Tzu，Harry W Flynn Jr，Audina M Berrocal，et al.Clinical manifestations of optic pit maculopathy as demonstrated by spectral domain optical coherence tomography[J].Clinical Ophthalmology，2013，7：167-172.

[2]Kranenburg EW.Crater-like holes in the optic disc and central serous retinopathy[J].Archives of Ophthalmology，1960，64：912-924.

[3]Uzel MM，Karacorlu M.Optic disk pits and optic disk pit maculopathy：a review[J].Survey of Ophthalmology，2019，64（5）：595-607.

[4]Healey PR，Mitchell P.The prevalence of optic disc pits and their relationship to glaucoma[J].Journal of glaucoma，2008，17（1）：11-14.

从科学整体观认识青光眼的定义与内涵

一、青光眼定义和内涵的演变

伴随着对青光眼发病机制的探索与深化，青光眼的基本定义和内涵发生了演变。从1622年Richard Bannister医生首先提出"青光眼是眼压升高相关的一种疾病"[1]开始，数百年来眼科医生一直把青光眼与病理性高眼压等同。2016年版美国眼科临床指南（preferred practice pattern，PPP）对原发性开角型青光眼（primary open angle glaucoma，POAG）的定义是：成年人的一种慢性进行性视神经病变，其特征是视网膜神经节细胞（retinal ganglion cells，RGCs）及其轴突的丢失[2]。注意到眼压淡出了POAG核心定义，POAG的核心内涵由"病理性高眼压"转化为以RGCs/轴突损害为基础的"特征性视神经病变"。这一内涵不仅适用于POAG，也适用于新近的原发性闭角型青光眼临床指南中可疑原发性房角关闭、原发性房角关闭和原发性闭角型青光眼（primary angle closure suspect–primary angle closure–primary angle closure glaucoma，PACS–PAC–PACG）病程演变，其基本内涵还适用于各种继发性青光眼和发育性青光眼，它们的共同理念是："特征性视神经病变"才是青光眼。因此，青光眼发病机制的核心研究对象是RGCs及其轴突的损害，这是其临床和基础研究的枢纽，也是青光眼发病机制研究的基本科学问题。

二、青光眼与眼压的关系及"正常眼压性青光眼"

眼压淡出青光眼核心定义主要源于眼压升高不能解释所有青光眼的发病机制，但是这并不排除眼压与青光眼关系密切。从临床角度思考：眼压显著升高且维持一定时间一定可以导致特征性青光眼视神经病变，而发生青光眼视神经病变则不一定必须有眼压升高。因此，眼压不是所有临床青光眼的单纯病因。如果回归到青光眼发病机制的基本科学问题，即"RGCs及其轴突的损害机制"，根据眼压与RGCs/轴突原发性损害的关系可以对青光眼分为两种基本临床亚型，Ⅰ型：真实眼压显著升高（通常超过35mmHg），直接导致大量RGCs/轴突原发性损害，并在继发性神经免疫炎症参与下造成青光眼视神经病变（glaucomatous optic neuropathy，GON）[3]，在这种类型的青光眼中眼压是直接病因。

Ⅱ型：检测到的眼压不能或者不足以直接导致大量RGCs/轴突损害和GON。根据实际临床经验，例如眼外伤、玻璃体视网膜手术后、某些继发性高眼压情况下，如果眼压轻、中度升高处于20～30mmHg，绝大多数正常中青年人（个体对眼压的耐受性不同，老年人耐受性差）一般不会发生青光眼性视神经病变；通常只有眼压达到35mmHg甚至更高水平且维持比较长的时间时才会造成青光眼。因此，实际临床工作中针对每个青光眼患者首先需要分析并判断眼压升高的程度和时程是否与其青光眼视神经病变及严重程度呈因果关系。

眼压升高从病理生理学上分析是房水循环某个环节发生障碍，据此青光眼临床基本类型Ⅰ可以进一步细分为以下亚型，Ⅰa型：原发性闭角型青光眼临床指南中涉及的PACS-PAC-PACG，短眼轴/浅前房/窄房角等解剖学特征导致功能性或者粘连性房角关闭阻碍了房水进入房角[4]。这一亚型青光眼的发病机制还原为基本科学问题是眼轴和房角结构发育的调控，属于青光眼发病机制研究相对独立的分支。Ⅰb型：与眼前节胚胎发育相关的各种先天性青光眼和先天性青光眼综合征，眼前节发育异常导致房角解剖结构、小梁网或者远端组织结构发育异常，阻碍房水排出[5]。这一亚型青光眼的发病机制研究也属于目标清晰，相对独立的分支。Ⅰc型：各种原因造成房水循环障碍的继发性开角型青光眼，如炎症细胞/蛋白、激素性青光眼中异常蛋白沉积、血细胞、血影细胞、小梁网水肿阻塞小梁网内部引流；新生血管膜、虹膜角膜内皮（iris-coneal-endothelium，ICE）增生膜等遮盖影响房水进入小梁网等，或者巩膜上静脉压力增高等[6-8]。这一亚型青光眼只要临床上悉心检查，通常不难确诊，属于"临床病因"。Ⅰd型：各种类型的继发性闭角型青光眼，包括各种虹膜"前拉"和"后推"机制。该亚型青光眼的"临床病因"通常也不难确定。Ⅰe型："真正高眼压"的POAG，其中最重要的是TIGR基因突变，其基因产物异常导致小梁网结构/功能异常，阻碍房水外流导致眼压升高[9]。严格地讲，分子机制已阐明的例如典型TIGR基因突变造成的青光眼不属于POAG，"原发性"的内涵特指病因不明。

青光眼临床基本类型Ⅱ，即眼压正常或者轻度升高但不足以直接造成大量RGCs/轴突损害的POAG，即真正"骨子里"的POAG。不同年龄、不同全身情况和不同神经系统特质的患者对眼压升高程度的耐受能力不同，这取决于RGCs/轴突所处的特定神经生理学微环境对眼压耐受程度不同。一般而言，年龄越大对眼压耐受性越小。例如25mmHg眼压对于25岁正常年轻人一般不会造成视神经损害，但是对75岁的老年人则可能造成GON。因此，对于这种眼压不高或者轻度升高的青光眼临床基本类型Ⅱ可以进一步划分为两种临床亚型，Ⅱa型：眼压轻度升高，或者没有测量到但实际上存在眼压升高（例如睡眠中眼压升高、角膜/巩膜生物力学性质导致测量误差[10, 11]），或者虽然眼压测量在统计学分布意义上不高但是较患者个体基础眼压升高了（例如10年前基础眼压10mmHg，现在处于20mmHg）。Ⅱb型：完全不存在眼压绝对或者相对的升高，而是因为RGCs/轴突所存在的微环境中某些尚不知道的机制导致RGCs/轴突的原发性损害。Ⅱb型即为POAG中最经典意义上的"正常眼压性青光眼"。

临床Ⅱa型可以进一步分为两种情况，Ⅱa1型：眼压绝对或者相对升高（与基础眼压比值）以及维持的时间或者间断反复发作的频率足以直接造成部分RGCs/轴突原发损害，在此基础上的其他机制，包括继发性神经免疫性炎症，进一步造成级联扩大的RGCs/轴突损害并导致GON。这种情况实际上就是隐匿性的临床亚型Ⅰ，眼压升高仍然是重要的直接病因。Ⅱa2型：眼压绝对或者相对升高可能造成个别、少数RGCs/轴突原发损害但不足以直接造成特征性GON。但是眼压绝对或者相对升高可能已经造成视网膜/视神经内其他神经元/神经胶质细胞损害、血-视网膜屏障损害等神经生物学改变，即RGCs/轴突生存微环境的改变，进而通过级联扩大继发性神经免疫性炎症或者其他机制导致更大量的RGCs/轴突损害和GON。

值得重视的是，无论上述哪种青光眼临床亚型，在RGCs/轴突发生原发性损害，以及视网膜/视神经内其他神经元/神经胶质细胞/血-视网膜屏障等损伤后，均会继发视网膜内级联扩大的神经免疫-炎症反应，造成RGCs/轴突的继发性损害，进而导致或者加重特征性GON。此外，在RGCs/轴突损害的机制中，RGC轴突以及相关营养因子的轴浆流转运的结构和功能完整也是非常重要的，这是另外一个大主题。轴突破坏后2～4周RGCs胞体会发生继发性死亡，而营养因子的逆向轴浆流转运异常也会导致RGCs死亡或耐受性改变[12]。

三、非眼压因素造成的RGCs/轴突损伤以及特征性青光眼视神经病变

青光眼发病机制的细胞病理学基础是RGCs/轴突的丢失。剥离出眼压绝对/相对升高以及其导致的原发性/继发性RGCs/轴突损害，基本科学问题转化为经典正常眼压性青光眼（normal tension glaucoma，NTG）中非眼压因素如何导致RGCs/轴突损害？针对NTG的发病机制和基本科学问题的探索也需要首先对其进行临床剖析，思考的流程如下：

1. 排除貌似"正常眼压性青光眼"的其他疾病　临床上诊断NTG需要非常慎重并遵循严格的临床思考和检查流程，首先必须排除貌似NTG的其他疾病，此时需要谨记：青光眼具有特征性的结构［视盘凹陷扩大、盘沿缩窄、视盘周围/黄斑区神经纤维-节细胞-内丛状层（NFL/RGC-IPL）复合体变薄等］和视功能（视野）损害[13]，且两者具有解剖上的完全一致性对应关系。需要鉴别的其他主要疾病类型简要包括：①不典型/非急性

期缺血性视神经病变或者视神经炎；②视盘发育不良或者变性性疾病，包括视盘小凹、视盘隐匿性玻璃膜疣（Drusen）[14]、上部阶段性视盘发育不良（superior segmental optic hypoplasia，SSOH）[15]等；③Leber遗传性视神经病变；④视交叉后视路病变；⑤梅毒性视神经病变[16]：近年来不断发现，中青年男性多见、临床表现不典型却又可能和NTG相似，但在理想眼压控制下视神经病变快速进展，需要特别重视避免误诊漏诊，及时鉴别；⑥Flammer综合征：一种由于眼底动脉痉挛引起的局部血液供应异常的血管性疾病，临床上以低体重指数（body mass index，BMI）、四肢冷、低血压为特征，偶尔可见NTG等严重并发症[17]。在临床中可能因为并发青光眼后才入院治疗，可针对特征性的全身改变及家族史与普通的NTG相鉴别；⑦阿尔茨海默症（Alzheimer's disease，AD）、帕金森病（Parkinson's disease，PD）、多发性硬化症（multiple sclerosis，MS）等中枢神经系统（central nervous system，CNS）疾病。上述疾病与NTG密切相关，合并发生风险系数显著升高[18-21]。但上述疾病本身病因不清、复杂，很可能也是多种病因复合存在的临床综合征。是否某些不明原因的NTG实际上是AD/PD/MS的超早期表现，即其大脑病变/症状出现之前首先出现视网膜病理改变？这一问题有待相关学科发病机制研究深化才能解答，即使存在可能也只占相对很小比例的NTG患者。已知的临床资料显示AD早期的RGCs损害主要出现在视网膜周边部，这与特征性GON不完全相符。

2．各种明确病因合并青光眼视神经病变的临床综合征　这一类合并青光眼的临床综合征不同于前述的各种继发性开角型或者闭角型或者先天性青光眼，眼压通常正常。典型代表包括：①Stickler综合征即遗传性关节-眼病综合征，眼部常以高度近视合并视网膜脱离就诊，有眼部体征患者多存在COL2A1基因突变，导致多系统的结缔组织病变[22]；②OPTN和TBK1基因突变[23-24]；③WDR36（WD repeat domain 36）基因突变[23]；④ABCA1基因突变[25]；⑤各种罕见线粒体基因突变相关疾病。随着对上述基因相关临床体征和功能性分子机制认识的完善，这些亚型的POAG/NTG最终会成为"继发性青光眼"，按病因重新分类。

3．真正病因不明的"正常眼压性青光眼"　从视网膜神经生物学角度理解NTG的发病机制和基本科学问题，其核心环节依然是RGCs/轴突的丢失，即非眼压相关病因/机制如何作用于RGCs/轴突靶点并导致其原发性损害。RGCs/轴突存在于视网膜/视神经特定的神经生物学环境中，其自身缺陷或者周围神经元/神经胶质细胞/血-视网膜屏障等的破坏均可导致RGCs/轴突损伤，继而激发神经免疫-炎症反应级联扩大，发生特征性GON。据此分型如下：①RGCs自身的基因缺陷等个体差异导致其容易发生损伤或者加速衰老[26-27]；②RGCs/轴突微环境病变，即从更广阔的视网膜神经生物学视角审视RGCs/轴突损害。RGCs直接接触的组分包括各种特殊免疫细胞、小胶质细胞（其具有重要的激活与介导免疫炎症反应功能）、星形胶质细胞、Müller细胞、毛细血管与血-视网膜屏障（可能是最早期表现之一，也可能是肠道菌群与视网膜神经元变性直接偶联的桥梁）等；与RGCs轴突损害相关的环境组分除了上述成分，还包括脉络膜-后睫状血管系统、筛板结构（其发育与分子结构决定了生物力学特性以及对轴浆流转运的阻力）、眼颅压力梯度、脑源性神经营养/代谢因子逆向轴突转运异常等[28-31]。上述RGCs/轴突密切接触的任何组分发生病理改变均可以影响RGCs/轴突的生存环境从而导致临床青光眼。③RGCs生理性凋亡过程中发生的神经免疫级联反应。正常中老年人在生理性衰老过程中RGCs/轴突以每年1%~1.5%的速度减少。如果上述过程平静发生，一般没有进行性加强的神经免疫炎症。但是对应于部分患者，上述RGCs/轴突的生理凋亡过程可能伴随着免疫系统调控的异常（自身免疫）。本来生理性清除自然RGCs死亡的生理过程伴随了级联扩大的神经免疫炎症，即造成"病理性加速衰老"，这一主题相关分子机制的探索是当前和未来研究的热点之一，其中内源性免疫系统的激活和调控可能在上述病理过程的早期起重要作用[32]。④CNS或者身体内其他细胞抗原激活免疫系统，发生针对RGCs/轴突的自身免疫攻击，此时免疫-炎症机制是RGCs/轴突损害的原发性、始动机制。

四、青光眼神经免疫炎症反应的整体观

从解剖结构上来讲，视网膜实为CNS的外延，青光眼本质上属于CNS神经元退行性病变，与AD/PD/MS共享某些相似的神经生物学特征，但是在发病机制上受损起始神经核团解剖定位不同，始动机制也可能有独特差异。慢性神经免疫炎症性反应在很多中枢神经退行性病变中扮演了重要角色，这也许是寻找青光眼和AD、PD等其他中枢神经退行性疾病共同发病机制的一个突破点。神经元处于一个独特的微环境中，其与神经胶质细胞和微血管系统的紧密联系很大程度上保证了神经元的完整性。神经免疫炎症反应不应局限于传统意义上外周免疫细胞浸润，还应将神经胶质细胞固有免疫的作用考虑在内。小胶质细胞是CNS的固有免疫细胞，正常情况下其吞噬作用可以维持神经元所在微环境稳态。星形胶质细胞除了发挥着免疫细胞样的作用外，还参与了血-脑屏障（BBB）和血-视网膜屏障（BRB）的完整性构建[33, 34]。AD、PD等其他中枢神经退行性病变研究发现，小胶质细胞的长时间活化并释放一系列炎症因子会造成神经元的损伤[35, 36]。星形胶质细胞被有害刺激激活后，上调细胞因子、趋化因子和补体成分，表达大量蛋白质破坏屏障的完整性[34, 37]。外周免疫细胞可能通过被破坏的屏障进入CNS，参与神经免疫炎症过程，加速了神经元的丢失。同样作为中枢神经退行性变的青光眼，其发生发展过程中神经免疫炎症反应也参与其中。这一复杂过程中炎症的促发因素、始发部位及参与的免疫细胞谱都需要进一步的研究，在探索的过程中不仅要关注青光眼视网膜局部改变还要将

其与CNS相联系，借助神经科学和免疫学大学科的最新研究成果。

综上所述，青光眼不是单一疾病，而是临床综合征。既包括眼压绝对/相对升高直接RGCs/轴突损害，也包括各种非眼压因素造成的RGCs/轴突损害，而继发性神经免疫炎症有可能是RGCs进行性损害的共同机制。伴随着对青光眼临床分型和发病机制研究的不断深化，最终将逐一明确每个患者的个体化发病机制，最终青光眼很可能是几十种甚至数百种不同病因疾病的混合体，我们也将获得基于病因的疾病细分类体系。

五、"青光眼"定义与内涵的转变对临床诊疗的实践指导意义

理解了前述青光眼的定义与内涵的转变后，我们便可认识到当前青光眼临床诊疗的重心在于青光眼性视神经病变的结构/功能损害的检测，而不能局限于眼压升高的监测。尤其是在眼压正常或者轻度升高，或者青光眼性视神经病变的结构/功能损害不完全一致，损害不典型或者不确切的时候，定量追踪和进展分析视神经病变的进展成为青光眼确诊的关键。

我们实际临床工作中经常遇到以下几个场景，伴随着"青光眼"内涵理解的转变，我们临床诊疗的思维可能需要做出某些调整，避免误诊、误治。

1. 一个25岁年轻人，反复检查眼压最高25mmHg，视神经正常［盘沿完整、光学相干断层（OCT）和视野（VF）没有缺损］。这类患者可能被误诊为青光眼，开始药物治疗，部分患者药物治疗效果不好，甚至进行了滤过手术。单纯眼压升高没有视神经病变，需要查找眼压升高的测量原因或者病因，青光眼的确诊重点在于密切追踪青光眼性结构/功能的进展性损害，只有出现了进行性损害才能诊断"青光眼"，并开始治疗。

2. 一个25岁年轻人，双眼近视4D，眼压正常或者接近25mmHg，体检发现杯盘比（C/D）比值大，门诊检查OCT阳性结果（红色OCT），但是反复检查（24-2、10-2）视野正常，无赤光检查无神经纤维层（NFL）损害。这类患者可诊断为"青光眼待排"。青光眼性视神经损害一定是C/D比增大与局部盘缘变窄/缺失、对应部位视盘周围NFL或者黄斑区RGC-ICL复合体缺损、视野损害完全对应，因为上述检查结果彰显的是疾病涉及到的同一区域的RGCs/轴突损害。目前OCT的"正常数据库"并没有针对近视度数和视盘倾斜程度等重要因素进行分层，单纯一次的"红色OCT"不能轻易给出"青光眼"诊断，确诊关键仍在于连续性定量追踪，发现结构/功能损害进展。

3. 一个25岁年轻人，双眼近视4D，体检发现双眼杯盘比（C/D）0.8，反复多次检查眼压始终正常，但是盘沿、视野和OCT都有可疑损害表现，且对应视网膜损害部位完全一致。对于此类患者，应根据损害程度是否满足国际诊疗指南的标准，做出确诊或者高度怀疑青光眼的诊断。

4. 青光眼确诊后进行药物、激光或者滤过手术治疗后眼压18mmHg。青光眼确诊并开始治疗后是全新的起点。一方面要重视国内外指南对于"靶眼压"的经验性设定，治疗根据视神经病变程度达到靶眼压目标；另外更重要的一方面是在新的青光眼PPP背景下充分重视"青光眼视神经病变"的本质，治疗后眼压"正常"不是终点，将"特征性视神经损害"的结构改变（OCT）和功能改变（VF）连续性追踪和定量检测作为临床诊疗的核心。治疗是否充分，眼压是经验型参考，唯一可靠的指标是青光眼结构/功能损害没有进展，否则需要补充治疗。

5. 原发性开角型青光眼（POAG）是一个和衰老相关的神经元退行性疾病，绝大数患者在疾病早中期的时候完全没有临床症状。疾病隐匿进展，往往在患者发现视野损害或者视力下降而就诊时疾病已经存在10～20年。因为青光眼造成视网膜神经元损害不可逆，而且越晚期治疗疾病进展的控制越不理想，因此强调早期筛查、早期确诊和早期治疗的重要性。原发性闭角型青光眼（PACG）的发生与晶状体随年龄老化的逐渐增厚关系密切，在疾病早期患者可能有间断发作的眼胀/眼痛，尤其是在傍晚、灯光暗淡，瞳孔散大的情况下。建议40岁以上成年人每1～2年到眼科专科医院进行健康体检排除青光眼（POAG＋PACG）。

参考文献

[1]Realini T.A history of glaucoma pharmacology[J].Optom Vis Sci，2011，88（1）：36-38.

[2]Prum BE，Rosenberg LF，Gedde SJ，et al.Primary open-angle glaucoma Preferred Practice Pattern（®）Guidelines[J].Ophthalmology，2016，123（1）：41-111.

[3]Chen H，Cho KS，Vu THK，et al.Commensal microflora-induced T cell responses mediate progressive neurodegeneration in glaucoma[J].Nat Commun，2018，9（1）：3209.

[4]Prum BE，Herndon LW，Moroi SE，et al.Primary angle closure preferred practice Pattern（®）guidelines[J].Ophthalmology，2016，123（1）：P1-P40.

[5]Deluise VP，Anderson DR.Primary infantile glaucoma（congenital glaucoma）[J].Sury ophthalmology，1983，28（1）：1-19.

[6]Vranka JA，Kelley MJ，Acott TS，et al.Extracellular matrix in the trabecular meshwork：intraocular pressure regulation and dysregulation in glaucoma[J].Exp Eye Res，2015，133：112-125.

[7]Micera A，Quaranta L，Esposito G，et al.Differential protein expression profiles in glaucomatous trabecular meshwork：an evaluation study on a small primary open angle glaucoma population[J].Adv ther，2016，33（2）：252-267.

[8]Wallace DM，Wallace DM，Murphy-Ullrich JE，et al.The role of matricellular proteins in glaucoma[J]. Matrix Biol，2014，37：174-82.

[9]Johnson DH.Myocilin and glaucoma：A TIGR by the tail？[J]Arch Ophthalmol，2000，118（7）：

974-978.

[10]Beltran-Agulló L，Buys YM，Jahan F，et al.Twenty-four hour intraocular pressure monitoring with the SENSIMED triggerfish contact lens：effect of body posture during sleep[J].Br J Ophthalmol，2017，101（10）：1323-1328.

[11]Tranchina L，Lombardo M，Oddone F，et al.Influence of corneal biomechanical properties on intraocular pressure differences between an air-puff tonometer and the Goldmann applanation tonometer[J].J glaucoma，22（5）：416-421.

[12]Isenmann S，Kretz A，Cellerino A.Molecular determinants of retinal ganglion cell development，survival，and regeneration[J].Prog Retin Eye Res，2003，22（4）：483-543.

[13]Weinreb RN，Leung CK，Crowston JG，et al.Primary open-angle glaucoma[J].Nat Rev Dis Primers，2016，2：16067.

[14]Abegão Pinto L，Vandewalle E，Marques-Neves CA，et al.Visual field loss in optic disc drusen patients correlates with central retinal artery blood velocity patterns[J].Acta ophthalmol，2014，92（4）：e286-291.

[15]Lee EJ，Lee KM，Lee SH，et al.Comparison of the deep optic nerve structures in superior segmental optic nerve hypoplasia and primary Open-Angle glaucoma[J].J glaucoma，2016，25（8）：648-656.

[16]Apinyawasisuk S，Poonyathalang A，Preechawat P，et al.Syphilitic optic neuropathy：re-emerging cases over a 2-Year period[J].Neuro-ophthalmology（Aeolus Press），2016，40（2）：69-73.

[17]Konieczka K，Ritch R，Traverso CE，et al.Flammer syndrome[J].Epma j，2014，5（1）：11.

[18]Diniz-Filho A，Abe RY，Cho HJ，et al.Fast visual field progression is associated with depressive symptoms in patients with glaucoma[J].Ophthalmology，2016，123（4）：754-759.

[19]Mancin R，Martucci A，Cesareo M，et al.Glaucoma and alzheimer disease：one Age-Related neurodegenerative disease of the brain[J].Curr Neuropharmacol，2018，16（7）：971-977.

[20]Ekker MS，Janssen S，Seppi K，et al.Ocular and visual disorders in Parkinson's disease：common but frequently overlooked[J].Parkinsonism Relat Disord，2017，40：1-10.

[21]Konieczka K，Choi HJ，Koch S，et al.Relationship between normal tension glaucoma and Flammer syndrome[J].EPMA J，2017，8（2）：111-117.

[22]Richards AJ，Mcninch A，Martin H，et al.Stickler syndrome and the vitreous phenotype：mutations in COL2A1 and COL11A1[J].Hum Mutat，2010，31（6）：E1461-1471.

[23]Fingert JH.Primary open-angle glaucoma genes[J].Eye（Lond），2011，25（5）：587-595.

[24]Fingert JH，Robin AL，Scheetz TE，et al.Tank-Binding kinase 1（TBK1）gene and Open-Angle glaucomas（An American Ophthalmological Society Thesis）[J].Trans Am Ophthalmol Soc，2016，114：T6.

[25]Chen Y，Lin Y，Vithana EN，et al.Common variants near ABCA1 and in PMM2 are associated with primary open-angle glaucoma[J].Nat Genet，2014，46（10）：1115-1119.

[26]Ren R，Jonas JB，Tian G，et al.Cerebrospinal fluid pressure in glaucoma：a prospective study[J].Ophthalmology，2010，117（2）：259-266.

[27]Han JC，Cho SH，Sohn DY，et al.The characteristics of lamina cribrosa defects in myopic eyes with and without Open-Angle glaucoma[J].Optom Vis Sci，2016，57（2）：486-494.

[28]Yang Y，Wang J，Jiang H，et al.Retinal microvasculature alteration in high myopia[J].Optom Vis Sci，2016，57（14）：6020-6030.

[29]Ghaffariyeh A，Honarpisheh N，Heidari MH，et al.Brain-derived neurotrophic factor as a biomarker in primary open-angle glaucoma[J].Optom Vis Sci，2011，88（1）：80-85.

[30]Jakobs TC.Differential gene expression in glaucoma[J].Cold Spring Harb Perspect Med，2014，4（7）：a020636.

[31]Abu-Amero K，Kondkar A A，Chalam KV.An Updated review on the genetics of primary open angle glaucoma[J].Int J Mol Sci，2015，16（12）：28886-911.

[32]Tezel G.The immune response in glaucoma：a perspective on the roles of oxidative stress[J].Exp Eye Res，2011，93（2）：178-186.

[33]Sweeney MD，Sagare AP，Zlokovic BV.Blood-brain barrier breakdown in Alzheimer disease and other neurodegenerative disorders[J].Nat Rev Neurol，2018，14（3）：133-150.

[34]McMenamin PG，Saban DR，Dando SJ.Immune cells in the retina and choroid：two different tissue environments that require different defenses and surveillance[J].Prog Retin Eye Res，2019，70：85-98.

[35]Heneka MT，Carson MJ，EL Khoury J，et al.Neuroinflammation in Alzheimer's disease[J].Lancet Neurol，2015，14（4）：388-405.

[36]Ho MS.Microglia in Parkinson's Disease[J].Adv Exp Med and Biol，2019，1175：335-353.

[37]Almad A，Maragakis NJ.A stocked toolbox for understanding the role of astrocytes in disease[J].Nat Rev Neurol，2018，14（6）：351-362.